2009
DOBUNSHOIN
Printed in Japan

新 調理学実習

第二版

宮下朋子・村元美代

［編著］

■**執筆者紹介**

監修・編著者

宮下 朋子（会津大学短期大学部 教授：博士〈学術〉）
　　基本理論編／Ⅰ おいしさと健康，Ⅳ 調理器具と使用方法：
　　　　1 基本的な調理器具の名称と使い方
　　レシピ編／レシピ編の使い方，日本料理（正月料理，松花
　　　　堂弁当除く）

村元 美代（盛岡大学 教授：博士〈学術〉）
　　基本理論編／Ⅳ 調理器具と使用方法：2 業務（給食）用
　　　　調理（厨房）機具の名称
　　レシピ編／西洋料理：パン〜飲み物

著　者　＊執筆順

菊池 節子（郡山女子大学 教授）
　　基本理論編／Ⅱ 献立の立て方
　　レシピ編／日本料理：正月料理，松花堂弁当，一部煮物・
　　　　焼き物

津田 和加子（桜の聖母短期大学 教授）
　　レシピ編／西洋料理：スープ類〜肉料理

菊地 和美（藤女子大学 教授：博士〈農学〉）
　　基本理論編／Ⅲ 実習における安全と衛生管理
　　レシピ編／中国料理

新海 シズ（飯田女子短期大学 教授）
　　レシピ編／中国料理

（給食の展開のレシピ執筆は，日本料理，西洋料理，中国料理とも村元先生，宮下先生，津田先生が担当しました。）

改訂にあたって

　「調理学実習で学ぶ"おいしさ"を給食管理実習へ確実に手渡したい。」この考えを形にするため，両教科を有機的につなげる新しい試みとして，2009年に初版本『新　調理学実習　一般調理から大量調理　その基礎と展開』を発刊しました。発刊からすでに7年の年月が過ぎましたが，この間，本書の主旨にご賛同くださった多くの短大や四年制大学の先生方が継続して採用くださっております。ここに改めて，著者一同，深く感謝申し上げます。

　このたび，ほぼ1年半の準備期間を経て，改訂版を発刊致しました。改訂版では，初版本で不十分であった点を見直し，大幅に改良しています。まず，掲載レシピは，精査の上，155点から167点に増やし，テキスト内のレシピで調理学実習の実施内容を組みやすくしています。また，「基本調理」および「給食への展開」ともに，調理理論，重量・調味％を再度見直しました。同時に，学生が理解しやすいように文章表現についても再検討しています。

　また，「給食への展開」においては，洗浄処理やかわはぎ処理など，給食調理の冒頭で常に実施する下調理は，まとめて「レシピ編の使い方（p.21～24）」に示し，作り方において使用機器の種類を略記号で示すなど，余分な記述を省いてわかりやすくしました。したがって調理学実習，給食管理実習の授業でお使い頂く前に，必ず「レシピ編の使い方」をご覧いただきたいと思います。

　調理学実習は，管理栄養士・栄養士養成課程のカリキュラムにおいて位置づけは異なりますが，学生が卒業後に就職した給食施設において，対象者に"おいしい"食事を提供するために必要な知識や技術を学ぶ教科です。実際の給食では，栄養価の充足，食材費や大量の調理という様々な制限があり，なかなか苦労をする事とは思いますが，どのような場合であっても食事は"おいしい"ものでなければならないと考えます。本書で学んだことが，その一助となれば幸いに存じます。

　最後に，本書の改訂にあたり，並々ならぬご尽力を賜りました同文書院編集部の皆様に，この場をお借りして厚く御礼申し上げます。

2016年4月15日

編著者　宮下　朋子・村元　美代

はじめに

　現在，調理学および調理学実習は，栄養士養成カリキュラムの中で「給食の運営」の中に位置づけられています。このことは，これらの科目が「栄養士の養成」という目的の中で，「食卓」に最も近い位置で展開される学問であると同時に，ベースとなる食品学や栄養学などの理論を食事へと具現化し，さらには給食管理へと結び付けて行く役割を担う応用科目であるからと考えます。

　このように，調理学および調理学実習は，給食管理へと有機的に結びつかなければならないのですが，両科目間の隔たりはなかなか埋められていない感があります。その理由のひとつに，調理学では「おいしさ」に主眼をおき，栄養価の過不足には十分に目を向けられなかったことがあげられるだろうと思います。一方，給食管理では栄養価の過不足がない食事を作ることに重点が置かれるとともに，大量調理という実務上の制約も加わり，おいしい食事を作ることに苦労を強いられているのではないかと思います。

　しかしながら，食事は何よりおいしくあって欲しい。おいしい食事は喜びであり，生きる希望ともなります。人間にとって「おいしい」と感じる食事はQOLを上げ，ひいてはそれが入院患者であれば治療効果にも影響してくるでしょう。

　本書では，「おいしさ」と，そのために必要な理論や方法を，調理学から給食管理へと確実に手渡していけるように，調理学実習に必要な基本理論とレシピのほか，一般調理から大量調理へ展開するための具体的な方法や知識を加えました。また，たとえ調理担当者が代わっても味に普遍性を持たせられるように，調味は可能な限り重量％で示しました。さらに，食材料においても重量％や食材のアレンジ例などを示し，栄養面，コスト面で大量調理の献立作成に利用しやすくしました。加えて，一般調理，大量調理ともに，塩分，糖分，油脂は可能な範囲で控えめに設定しました。

　以上，本書は，調理で用いる調味料および食材料に重量と％の表記などをするほか，一般調理から大量調理へ展開するという新たな試みで記述しています。まだまだ改善の余地はあろうかと思いますが，今後，版を重ねるごとに，より良いものにして行きたいと考えています。

2009年4月15日

編著者　宮下　朋子

目　次

　改訂にあたって ……………………………………………………………… v
　はじめに …………………………………………………………………… vi
　目　次 ……………………………………………………………………… vii

基本理論編 ……………………………………………………………… 1

　Ⅰ　おいしさと健康 …………………………………………………… 3
　1　おいしさと健康を両立させる調味面での留意点 ……………… 3
　Ⅱ　献立の立て方 ……………………………………………………… 5
　1　献立作成上の留意点 ……………………………………………… 5
　2　献立作成の実際 …………………………………………………… 6
　3　献立構成パターンと組み合わせ例 ……………………………… 6
　4　給食における献立の立て方 ……………………………………… 7
　Ⅲ　実習における安全と衛生管理 …………………………………… 8
　1　調理学実習・給食実習の安全と衛生管理 ……………………… 8
　2　作業の安全と衛生管理のポイント ……………………………… 10
　Ⅳ　調理器具と使用方法 ……………………………………………… 13
　1　基本的な調理器具の名称と使い方 ……………………………… 13
　2　業務（給食）用調理（厨房）器具の名称と使い方 …………… 15

レシピ編 ………………………………………………………………… 19

　レシピ編の使い方 ……………………………………………………… 21

●日本料理　25

日本料理の特徴と構成 …………………………………………………… 25
　1）日本料理の特徴 …………………………………………………… 25
　2）日本料理の種類 …………………………………………………… 25
　3）日本料理の食事作法 ……………………………………………… 28

＜レシピ＞
　刺　身 …………………………………………………………………… 30
　あじの酢醤油かけ ……………………………………………………… 32
　吉野鶏のすまし汁 ……………………………………………………… 33
　菊花豆腐のすまし汁 …………………………………………………… 34
　若竹汁 …………………………………………………………………… 35
　かきたま汁 ……………………………………………………………… 36
　けんちん汁 ……………………………………………………………… 37
　はまぐりの潮汁 ………………………………………………………… 38
　みそ汁 …………………………………………………………………… 39
　白　飯 …………………………………………………………………… 41
　五目炊き込みご飯 ……………………………………………………… 42
　えだまめご飯 …………………………………………………………… 43
　たけのこご飯 …………………………………………………………… 44

そぼろご飯	45
親子どんぶり	46
強飯（赤飯）	47
おはぎ	48
巻き寿司（太巻き）	49
ちらし寿司	51
いなり寿司	53
冷やしそうめん	54
かれいの煮付け	55
さばのみそ煮	57
筑前煮	58
かぼちゃのそぼろあんかけ	59
ひじきの炒り煮	60
きんぴらごぼう	61
さといもの含め煮	62
ふきの青煮（含め煮）	63
梅花にんじん	64
手綱こんにゃく	65
亀甲しいたけ	66
さやえんどうの青煮	67
高野豆腐の含め煮	68
ふろふきだいこん	69
茶碗蒸し	70
にじます（あじ）の塩焼き	72
魚の照り焼き	74
松風	75
いかのうに焼き	76
魚の西京焼き	77
だし巻き卵	79
天ぷら（えび・いか・しいたけ・ししとう・かぼちゃ）	80
さんまの南蛮漬	82
鶏肉の竜田揚げ	83
ほうれん草のおひたし	84
きゅうりとわかめの酢の物	85
ほんれん草のごま和え	86
白和え	87
いかときゅうりの黄身酢和え	88
キャベツとしその即席漬	89
かぶの甘酢漬	90
菊花かぶの甘酢漬	91
蛇腹きゅうりの甘酢漬	92
水ようかん	93
淡雪かん	94
果汁かん	95
ゆずまんじゅう	96
柏餅	97

桜餅（関西風）･････････････････････････ 98
　　お茶（煎茶・玉露・番茶）････････････ 99
正月料理について･･･････････････････････････ 101
　　1．屠蘇酒･･････････････････････････････ 101
　　2．祝い肴，おせち･･････････････････････ 101
　　3．雑煮････････････････････････････････ 102
　　雑　煮（関東風）････････････････････････ 103
　　黒　豆････････････････････････････････ 104
　　田作り････････････････････････････････ 105
　　数の子････････････････････････････････ 106
　　昆布巻き･･････････････････････････････ 107
　　伊達巻き･･････････････････････････････ 108
　　くりきんとん･･････････････････････････ 109
　　紅白なます････････････････････････････ 110
　　豚肉の手綱巻き････････････････････････ 111
松花堂弁当について･････････････････････････ 112
　　1．飯･･････････････････････････････････ 112
　　2．主菜および副菜････････････････････ 112
　　3．汁･･････････････････････････････････ 112

●西洋料理　　115

西洋料理の特徴と構成･･････････････････････ 115
　　1）西洋料理の特徴････････････････････ 115
　　2）西洋料理の構成････････････････････ 115
　　3）西洋料理の食事作法（テーブルマナー）･･ 117

＜レシピ＞
　　コンソメ・オルディネール･･････････････ 119
　　コンソメ・ジュリエンヌ････････････････ 121
　　コーンクリームスープ･･････････････････ 122
　　トマトのクリームスープ････････････････ 124
　　ミネストローネ････････････････････････ 125
　　にんじんのグラッセ････････････････････ 126
　　野菜のソテー･･････････････････････････ 127
　　かぶのコンソメ蒸し煮･･････････････････ 129
　　粉ふきいも・マッシュポテト･･･････････ 130
　　フライドポテト・ポテトチップス･･････ 131
　　ゆで卵・ポーチドエッグ････････････････ 132
　　プレーンオムレツ･･････････････････････ 133
　　スペイン風オムレツ････････････････････ 134
　　さけのムニエル････････････････････････ 135
　　白身魚の紙包み焼き････････････････････ 136
　　スモークサーモンのマリネ･･････････････ 138
　　きすのエスカベーシュ･･････････････････ 139
　　ローストチキン････････････････････････ 140

ビーフステーキ	142
ハンバーグステーキ	143
ミートローフ	145
ポークソテー	146
ポークカツレツ	147
チキンクリームシチュー	149
ビーフシチュー	150
ロールキャベツ	151
サンドウィッチ	152
ピッツァ・マルゲリータ	154
バターライス・サフランライス	156
ピラフ	157
チキン・カレー	158
スパゲッティ・ミートソース	159
スパゲッティ・ボンゴレ	160
マカロニグラタン	161
グリーンサラダ	162
コールスローサラダ	164
マセドアンサラダ	165
トマトサラダ	166
花野菜のサラダ	167
デコレーションケーキ	168
カップケーキ	171
ロールケーキ	172
プレーンクッキー	173
アイスボックスクッキー	174
リーフパイ	175
シュークリーム	176
りんごのコンポート	177
カスタードプディング	178
ゼリー	179
ブラマンジェ	181
ババロア	182
フルーツパンチ	183
コーヒー	185
紅　茶	186

●中国料理　　189

中国料理の特徴と構成　　189
　1）中国料理の特徴　　189
　2）中国料理の構成　　190
　3）中国の酒　　191
　4）特殊材料および調味料　　191
　5）中国料理の調理器具　　193
　6）中国料理の食事作法　　193

＜レシピ＞
- 皮蛋　松花蛋 …… 194
- 涼拌海蜇（くらげの酢の物）・涼拌三絲 …… 195
- 涼拌茄子（蒸し茄子の和え物） …… 197
- 涼拌巻心菜（キャベツの辛味和え） …… 197
- 酸辣黄瓜（きゅうりの漬物） …… 199
- 棒棒鶏（鶏肉の唐辛子ごま和え） …… 200
- 白菜丸子湯（白菜と肉団子のスープ） …… 201
- 清川鶉蛋（鶉卵のスープ） …… 203
- 酸辣湯（酸味のくず汁） …… 204
- 桂花蟹羹（かにと卵の薄くず汁） …… 205
- 玉米羹（とうもろこしのスープ） …… 206
- 乾焼明蝦（殻つき海老の唐辛子煮込み） …… 207
- 麻婆豆腐（豆腐の辛味噌炒め煮） …… 208
- 東坡肉（肉のやわらか煮） …… 209
- 叉焼肉（焼き豚） …… 211
- 清蒸魚（中国風蒸し魚・姿蒸し） …… 212
- 如意巻（すり身魚の卵巻き） …… 213
- 珍珠丸子（豚肉団子のもち米蒸し） …… 215
- 咕咾肉（酢豚） …… 216
- 牛奶白菜（白菜の牛乳あんかけ） …… 218
- 芙蓉蟹（かに玉） …… 219
- 炒肉片（肉と野菜の炒め物） …… 220
- 八宝菜（五目野菜の炒め煮） …… 222
- 青椒牛肉絲（ピーマンと細切り牛肉の炒め物） …… 224
- 露筍炒魷魚（いかとアスパラの炒め物） …… 225
- 炸子鶏（骨付き若鶏のから揚げ） …… 226
- 蝦仁吐司（食パンのえびすり身揚げ） …… 228
- 什錦炒麺（五目焼きそば） …… 229
- 涼拌麺（冷やし中華） …… 230
- 什錦炒飯（五目炒飯） …… 232
- 鶏粥（鶏肉入り粥） …… 233
- 粽子（中華ちまき）／（中華おこわ） …… 235
- 鍋貼餃子（焼きぎょうざ） …… 237
- 餛飩（ワンタンスープ） …… 239
- 包子（肉包子・豆沙包子） …… 241
- 春捲（揚げ春巻き） …… 242
- 鶏蛋糕（蒸しカステラ） …… 243
- 炸菊花餅（菊花型揚げ） …… 244
- 奶豆腐 …… 245
- 芝麻元宵（ごま揚げ団子） …… 246
- 蜜汁元宵（白玉団子のシロップがけ） …… 247
- 抜絲地瓜（さつまいもの飴煮） …… 248
- 烏龍茶 …… 249

索　引 …… 251

基本理論編

I おいしさと健康

　食事は，たとえ，それがどんなに栄養的に優れていたとしてもおいしくなければ食べたくないし，食べ続けることはむずかしいだろう。人間にとって「おいしい」と感じられる食事はQOL（Quality of Life）を上げ，ひいてはそれが病人であれば，治療効果にも影響してくるのではないだろうか。

　しかし，おいしいからといって食べたい食物だけを欲求のままに食べ続けた場合，それが栄養的に不適正であれば，疾病の誘因に繋がる。糖尿病，脂質異常症，高血圧などの生活習慣病の大きな原因のひとつに，不規則で栄養の偏った食習慣が上げられることも，そのゆえんである。

　食事はおいしさと健康を提供できるものであってほしい。よって，食事の作り手には，これらを両立させながら食品を料理に仕上げる知識や技術が必要となってくる。

　ここでは，主に調味の面からおいしさと健康を両立させるための留意点について述べる。

1　おいしさと健康を両立させる調味面での留意点

1）本能的に求める味や集団固有の好む味を考慮する

　人間をはじめ動物は，油脂や甘味に対して，本能的に高い嗜好性をもっている[1)～3)]。さらに，同じ食生活を営む集団（家庭，地域，民族など）では，好みの味や匂いおよびテクスチャーなどの集団固有の嗜好も存在する。このような本能的に欲する味，集団の食文化の中で刷り込まれた味やテクスチャーなどを食事にとり入れることは，おいしさを維持する要件のひとつといえる。

2）うま味を料理にとり入れる

　うま味は，たんぱく質の所在を知らせるシグナルとなる味で，甘味同様に，すべての動物にとって好ましい味である[4)]。したがって，うま味を料理にとり入れることで満足度が増すものと考えられる。さらにうま味には，ほかの基本味を増強して食物の味を好ましくする[5)]効果もある。よって，醬油を出し割り醬油にしたり，汁物や料理に出し汁を用いることでうま味が増し，使用する塩分量を低く抑えることができると考えられる。ただし，グルタミン酸ナトリウム（MSG）やイノシン酸ナトリウム（IMP）を含むうま味調味料などは，多量に使用すると嗜好性を低下させる[6)]だけでなく，ナトリウム摂取量の増加を招き，体内の電解質バランスをくずすので，避けなければいけない。

3）塩味と甘味のバランスをととのえる

調味の際，とくに味の中心となる塩味と甘味においては，片方の味の濃度を下げたら，もう一方の味も同様に下げて調整すると，味のバランスがよくなる。

4）味の相互作用を利用する

多めの甘味に少量の塩味が加わると，対比効果により甘味を強く感じる。また，こんぶのうま味（MSG：グルタミン酸ナトリウム）とかつお節のうま味（IMP：イノシン酸ナトリウム）を混合させると，相乗効果によりうま味が強められる。このような味の相互作用を調味に利用すると，調味料の使用量を抑えることができる（表1を参照）。

5）食物をやわらかく仕上げる

食品の甘さは，同じ砂糖濃度であっても，砂糖水のような液体のものと羊かんのようなかたいゲル状の食品では，前者の方が甘さを強く感じる。したがって，食物をやわらかく仕上げると低濃度の糖分でも甘さを強く感じることができ，エネルギー摂取量を減らすことができる[7]。

6）食用精製加工油脂や合成甘味料を適切に活用する

油脂には一般の油脂のほか，分解が早くて体脂肪になりにくいとされる油脂ジアシルグリセロール，中鎖脂肪酸を含む油脂，コレステロールの吸収を抑制する効果がある植物ステロールを加えた油脂などがある。一方，砂糖に替わる低エネルギーの甘味料は，ショ糖誘導体のパラチノース，アルコールのマルチトール，アミノ酸系のアスパルテームなど，数多くのものが存在する。これらの油脂や調味料を利用すると摂取エネルギーや体脂肪の増加を抑えることができるので適切に活用すると良い。ただし，糖分に対する高い嗜好性は，分解・吸収された後，エネルギーが充分に得られたという体内からの情報に強く影響される。つまり，たとえそれが甘くてもエネルギー源として役立たないと脳が判断すると，やがて食べようとしなくなってしまう。このようにエネルギーを有さない甘味料を食べても，一時的には満足感がもたらされるものの，やがて嗜好性は低下する[7)8)]。したがって，こうした食品を継続的に使用することは避けることが望ましい。

表1 味の相互作用

分類	混合した味刺激	呈味の変動	例
対比効果	甘味（多）＋塩味（少） 酸味（多）＋苦味（少） 旨味（多）＋塩味（少）	甘味を強める 酸味を強める 旨味を強める	しるこ，スイカと塩 レモネード すまし汁
抑制効果	苦味（多）＋甘味（少） 酸味（多）＋塩味（少） 〃　　　＋甘味 塩味（多）＋旨味（少）	苦味を弱める 酸味を弱める 酸味を弱める 塩味を弱める	コーヒーと砂糖，苦い薬と飴，チョコレート すし酢，酢の物 醤油，塩辛
相乗効果	両者の和より味が強調される 旨味（*MSG＋**IMP） 甘味（ショ糖＋サッカリン）	旨味の増加が強まる 甘味が強まる	昆布だし＋鰹節だし ジュース
変調効果	先に味わった味の影響で，後で味わう食べ物の味が異なって感じられる現象		・濃厚な食塩水を味わった直後の水を甘く感じる。 ・スルメイカを食べた後にミカンを食べると，苦く感じる。
順応効果	同じ味を長時間味わっていると，その味に対する感じ方が弱くなる現象（閾値の上昇）		・甘い飴をなめた後に甘いジュースを飲むと，水っぽく感じる。 ・ケーキを食べ続けていると，甘味の感度が鈍る。

*L－グルタミン酸ナトリウム　**5'－イノシン酸ナトリウム
資料）畑　明美，川端晶子『調理学』建帛社，p.33，1990に加筆

Ⅱ 献立の立て方

　献立はいわゆる食事の設計図で，食事の目的に合わせて料理の種類や食材，調理法，食卓での供食順序などを定めたものである。

　日常食の献立は，主食と副食からなり，さらに副食は主菜と副菜2品，汁物1品を基本とする。このような食事パターンは，日本の伝統的な食事形態である一汁三菜（主食・汁・主菜・副菜・副々菜）の概念から発している（図1）。最近は，そこに食後の満足感を与えるデザートを加えることもある。

　このように，主食，主菜，副菜がそろった献立を考えると，日本型食生活が提唱する栄養的にバランスのよい食事形態となる。ただし，食事は心身ともに健康な生活を送るためのものであるので，栄養的バランスとおいしさが両輪となる献立作成が望まれる。

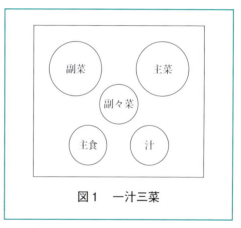

図1　一汁三菜

1　献立作成上の留意点

　献立作成にあたって，次の項目を考慮するとよい。
①安全性：食材，調理の安全・衛生面の確保。対象者の身体的機能（成長・発達度合い，体調など）の把握。たとえば，幼児や高齢者は小骨の多い魚は避けるなど。
②栄養性：食品の組み合わせと適切な栄養バランス。
③嗜好性：対象者の嗜好を考慮。偏食改善への工夫。
④調理性：食材，調味，調理法，テクスチャー，供食温度の重複を避ける。
⑤健康性：食物本来のおいしさを活かす（うま味，酸味，香味野菜，香辛料などを用いた減塩のための工夫など）。
⑥文化性：食文化に基づいた食事内容，調理法，配膳など。
⑦芸術性：美しい色彩，盛り付け。食卓，食具のコーディネート。季節感。
⑧経済性：適切な食費。調理時間・人数・設備を考慮。地場産物，旬の活用。
⑨環境性：エコクッキングの実践。
⑩社会性：食事を通した社会性の付与。

2　献立作成の実際

献立内容を決める際には，下記に示す順で考えるとよい。

①**主食を決める。**
　○ご飯，パン，めんなどの種類と量，調味，調理法を決める。

②**主菜を決める。**
　○魚，肉，卵，大豆などのたんぱく質食品（1～数種類）をメインに，ほかの食品を組み合わせる。
　○調理法は，生，煮る，焼く，揚げるなど，主食との調和で選択する。

③**副菜を決める。**
　○野菜類を中心に海藻，きのこ，豆，小魚，種実，いも，乳類など種々の食品を用いて，ビタミン，ミネラル，食物繊維などを補う。
　○煮物，炒め物，蒸し物，あえ物，酢の物，サラダ，漬け物など2～3品用意するが，調理法や味は，主菜との重複を避ける。
　○副菜のバリエーションにより，味，色，香り，形，歯ざわりなど五感で楽しむことができるものを考え，食事全体のバランスをとる。
　○食欲増進や水分補給，のどごしの改善（とくに嚥下困難な高齢者の場合，食物の通りをよくする）などを考えて汁物（飲み物）を，また，心理的・精神的な満足感を考えてデザートや果物を添えるとよい。ただし，これらは毎食でなくともよい。

④**献立の見直しと完成**

3　献立構成パターンと組み合わせ例

　献立作成時には，1日3食の適切な配分と献立構成パターンを考慮しながら，食品構成に基づいて献立を立てるとよい。なお献立構成パターンは，一汁三菜献立（p.5の図1）の基本パターンと，これを一部展開させた，主食（例：サンドウィッチ，混ぜご飯など）に若干の栄養強化を図った献立（パターンA）や，さらに主食にたんぱく源を加えた，主菜と主食を一皿にした（例：中華丼，カレーライスなど）献立（パターンB）がある。

　これらのパターンと食品構成，調味，調理法などを考慮した，ある日の女子学生の献立例を図2に示す。

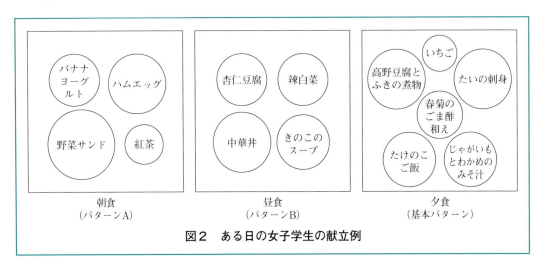

図2　ある日の女子学生の献立例

4　給食における献立の立て方

　献立の計画は，それぞれの施設の調理にたずさわる人数や設備，食事内容や食数，そして食事にかかる経費によって異なる。しかし，たとえ条件は異なっていても，献立作成にあたって留意する点は一般の献立作成と同じであり，給食としての基本的事項も一緒である。

<献立作成上の基本的事項>

①喫食者（対象者）の状況を把握し，3食の栄養配分を適正にする。
②行事食の実施計画を決定する。
③食材料費の予算額を検討し，決定する。
④厨房の状況（作業動線，調理機器など），調理従事者の配置人数および技術水準などの適正度を把握し，検討する。
⑤実際の調理作業時間を検討し，無理，無駄のない適正な作業時間を決定する。
⑥地場産品（地産地消）を念頭に入れ，旬を生かし，かつ嗜好も満足させられるよう努める。
⑦郷土食（郷土料理）などを取り入れ，快く摂取できるように配慮する。
⑧食材，調理機器，厨房の環境などを含め，食品衛生上安全であること。
⑨献立計画は，年，月，週，日単位で検討する。
⑩栄養の指導に役立つ献立を計画する。

資料）赤羽正之他『給食施設のための献立作成マニュアル』医歯薬出版，2006 より抜粋して一部改変

<献立作成の実際>

　以下の内容を参考に，PDCAサイクル（plan-do-check-act cycle）を基本とした手順で考えるとよい。

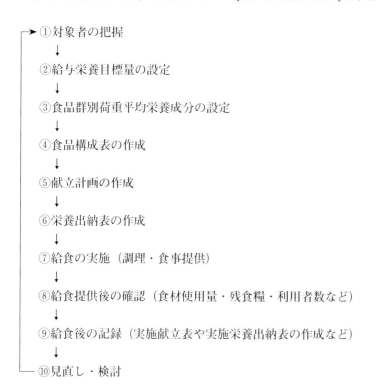

①対象者の把握
　↓
②給与栄養目標量の設定
　↓
③食品群別荷重平均栄養成分の設定
　↓
④食品構成表の作成
　↓
⑤献立計画の作成
　↓
⑥栄養出納表の作成
　↓
⑦給食の実施（調理・食事提供）
　↓
⑧給食提供後の確認（食材使用量・残食量・利用者数など）
　↓
⑨給食後の記録（実施献立表や実施栄養出納表の作成など）
　↓
⑩見直し・検討

Ⅲ 実習における安全と衛生管理

1　調理学実習・給食実習の安全と衛生管理

　調理学実習・給食実習では，安全かつ衛生的に食事や給食を準備，配膳，片づけができるように配慮した衛生管理が求められ，さらに使用する食材から調理過程を通して各自の健康管理までも含まれている。したがって，実習の衛生管理は，「人」「食材」「施設」すべてを対象として把握することが必要である。

　一方，給食実習においては，HACCP（Hazard Analysis and Critical Control Point：危害分析・重要管理点）[8]の考え方に基づき，作業分担に応じた役割を理解するとともに，各自が衛生管理によって安全性を確保する協力体制が求められている。

　HACCP[9]とは，食品の安全性を保障する衛生管理の手法のひとつで，原材料の生産から調理されて口に入るまでの各段階で発生すると考えられる危害要因（HA）を科学的に分析し，危害発生が防止できる点を重点的に管理（CCP）することによって，安全性を確保しようとする食品衛生・安全管理システムである。HACCPシステムを構築するための7原則には，先程も述べた危害発生の可能性が高い箇所について危害要因を分析し，重要管理点を設定するとともに，モニタリング，検証の方法を決め，これらの手順や判断結果を記録することが盛り込まれている。

　調理学実習・給食実習の安全と衛生管理の手順は，1. 身だしなみ・準備作業，2. 検品・下処理から非加熱調理，3. 加熱調理，4. 盛り付け作業，5. 器具の洗浄・清掃作業，6. そのほかの流れにそって，表2のとおりにまとめられる。

表2　調理学実習・給食実習の安全と衛生管理

	調理学実習	給食実習	そのほか注意点・法的根拠など
1．身だしなみ・準備作業	1　清潔な調理衣（白衣），帽子，履物などを着用する（毛髪は帽子からはみ出さないようにする）。 2　健康状態や体調に異常がある場合は必ず申し出て，指示にしたがう（下痢をしている者，発熱，嘔吐の症状のある者はいないかを確認する）。 3　爪は短く切る。手指や顔面の化膿傷について有無を確認する。 4　調理場内ではマニキュア，指輪，ネックレス，イヤリング，ヘアピン，時計や香水はつけない。 5　調理場内では専用の履物を履く。調理衣（白衣）のままで調理場の外に出ない。 6　手指を十分に洗う。		従事者等の衛生管理点検表[8] 「大量調理施設衛生管理マニュアル」[8]参照

2. 検品・下処理から非加熱調理	1 食材の検品では，品質，鮮度，品温，数量，異物混入，消費期限などを確認する。 2 検品後，食材は調理時まで適切に保管する。 3 下処理において，食材は必ず，十分洗浄して用いる。 4 非加熱調理操作では，食材を衛生的に取り扱う。 5 冷凍・冷蔵庫温度を確認する。			「食品をより安全にするための5つの鍵マニュアル」[11] 参照 原材料の取扱い等点検表[8] 参照 検収の記録簿[8] 参照 調理器具等及び使用水の点検表[8] 参照 調理等における点検表[8] 参照
	1 調理台の上は常に清潔にしておくこと。 2 食材の納入から調理にいたる過程の中で，起こりうる危害発生が極力少なくなるよう配慮する。	1 調理前の使用水の水質を確認する。 2 下処理では，食材の洗浄や消毒（食品添加物系の洗剤で洗浄・次亜塩素酸ナトリウムで消毒）し，三槽式シンクの使い分けをする。 3 調理中は食材の相互汚染を防ぐため，汚染作業と非汚染作業の交錯を避ける。		
3. 加熱調理	・十分に加熱を行う。			調理等における点検表[8] 参照 食品の加熱加工の記録簿[8] 参照
	・加熱調理状態を確認する。	1 加熱調理では，各調理作業中に食品の中心温度を測定し，75℃以上に達したら，そこから1分以上加熱する（ノロウイルス対策には85〜90℃で90秒間以上の加熱が必要）。 2 開始時刻から終了時刻までの中心温度を把握し，各調理において記録する。 3 加熱調理では食材を衛生的にとり扱い，細菌や汚染物質に汚染されることなく調理を時間内に終了させる。 4 調理済みの保存食を確保する。		
4. 盛り付け作業	・洗浄・乾燥された食器類に，清潔な器具類で盛り付ける。			調理等における点検表[8] 参照 食品保管時の記録簿[8] 参照
	・盛り付け作業時を確認する。	1 盛り付け作業の際には調理衣（白衣）や履物の交換をしたり，使い捨て手袋を使用することもある。着用前には，もちろんよく手を洗う。 2 二次汚染の防止（消毒した器具を用いる）。 3 提供までの温度管理を行う。温かく食べる料理は常に温かく（65℃以上），冷やして食べる料理は常に冷たくする（10℃以下）。 4 調理済み食品を室温に放置しないように，加熱調理後は2時間以内の喫食を徹底する。		

5. 器具の洗浄・清掃作業	・ガス台，戸棚，床，換気扇など，次回の調理学実習・給食実習に備えてきれいに清掃しておく。		調理器具等及び使用水の点検表[8]参照
	1 包丁，食器，まな板，布巾，たわし，スポンジなどは，使った後すぐに，洗剤と流水でよく洗う。 2 食器の洗浄では，過度の力によって傷を付けないよう十分配慮する。	1 包丁やまな板，ボウル，ザル，バット，食器などは殺菌・消毒保管庫を使用する。スポンジやたわしは塩素系消毒剤で殺菌する。 2 調理機器をきれいに清掃した後は次亜塩素酸ナトリウム溶液やアルコールで消毒しておく。	
6. そのほか	1 火災やけが，やけどなどのアクシデントに対する注意を徹底する。適切な換気に配慮する。 2 個人の衛生管理としては，トイレを使用する前に必ず調理衣（白衣）・帽子をはずすこと。 3 実習室の清掃は，清掃マニュアルにそって行い，清掃点検表を用いて確認する。		調理施設の点検表[8]参照

2 作業の安全と衛生管理のポイント

1）身だしなみ・準備作業

　実習にあたっては，各自，体調を整え，清潔な服装・身だしなみなどに留意する。
　給食実習においては，給食を介した感染症や食中毒予防のため，各自の健康状態について従事者等の衛生管理点検表[8]の点検項目に基づいた確認（下痢，嘔吐，発熱などの症状の有無など）・記録が必要である。

①手洗いの方法

　調理室に入るときには，手洗いを実施する。「手洗いマニュアル」においては，洗い残しがないように手のひら・甲，指の間，指先，手首をよく洗うようにすることが示されている（図3）。洗った手は，再度汚さないようにする。給食実習では，手洗い設備を衛生的に管理するとともに，石けんや消毒用アルコール，使い捨てペーパータオル，爪ブラシなどを常備する。

②事故を防ぐために

　作業の安全と事故防止対策では，実習中は包丁の持ち運びの際の声がけや火元の確認など，連携し，協力できるように日頃から心がけるようにする。

③衛生面の配慮

　調理学実習・給食実習では，包丁やまな板を食肉類や魚介類，野菜類や果実類などと区別するために，用途別に包丁やまな板の色を変えるように衛生面の配慮をする（図4）。
　さらに，給食実習では，作業工程により，エプロンの交換や靴の履き替えが必要になるため，用途別，食品別にエプロンの色を変えるように配慮する。

2）検品・下処理から非加熱調理

　調理学実習・給食実習では，わずかな衛生上の不注意が，食中毒など健康に大きな影響を及ぼす場合もあるため，検品・下処理中の衛生管理に対する配慮を怠ってはならない。

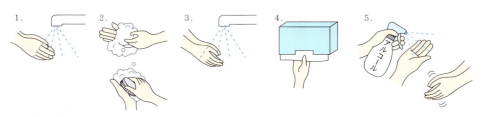

1. 水で手をぬらす。
2. 石けんをつけて指，腕を洗う。とくに，指の間，指先をよく洗う（30秒程度）。
3. 石けんをよく洗い流す（20秒程度）。
4. 使い捨てペーパータオルなどでふく（タオルなどの共有はしないこと）。
5. 消毒用のアルコールをかけて手指によくすりこむ。アルコールは，爪の間もよく消毒できるように，指先からふりかけるようにするとよい。

注）調理従事者（食品の盛りつけ・配膳など，食品に接触する可能性のある者および臨時職員を含む）の場合，1.～3.までの手順は2回実施する。

図3　手洗いマニュアル

資料）厚生労働省「大量調理施設衛生管理マニュアル」一部改変

検品には立ち合い，①品質，②鮮度，③品温，④数量，⑤異物混入，⑥消費期限など，発注書や点検表を用いて確認し，食材は専用の衛生的な容器で保管する（食材を保管する冷凍・冷蔵庫内の温度管理にも配慮する）。

下処理から非加熱調理操作においては，食材の計量，切断，洗浄（野菜および果物を加熱せずに用いる場合は，流水で十分なすすぎ洗いを行う）および器具類（包丁，まな板，布巾の区別など）の衛生管理を徹底する。

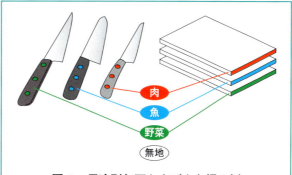

図4　用途別包丁およびまな板の例

（赤：食肉類，青：魚介類，緑：野菜類，無地：その他など色別にシールやラベルを包丁の柄やまな板の側面に貼り付ける）

3）加熱調理

加熱調理では，中心部まで十分に火を通すとともに，加熱調理後の冷却など温度管理に配慮する。また，加熱後の料理への食材，容器，調理者の手などによる交差汚染や二次汚染の防止を確認する。一方，調理作業時に腕・手指が鍋に触れる，また，湯気，熱湯や油はねなどによるけがや火傷には注意する。万が一，けがや火傷を負ったときは作業を中断して，速やかに救急処置を行う。

4）盛り付け作業

盛り付け作業は，洗浄・乾燥された食器類に清潔な器具類で行い，二次汚染の防止を確認する（料理の盛り付け，適時・適温提供，配膳などの最終確認をする）。盛り付けは，でき上がった料理の価値を左右する重要な役割があり，盛り付け重量と目安量の把握をあらかじめ確認しておく。

また，衛生面の配慮から，調理学実習では，提供後に残った食材・残食などを持ち帰らないように指導する。給食実習では，加熱調理後は2時間以内の喫食を徹底し，2時間以内に提供しない場合は，T・T（時間と温度）管理として加熱後に急速冷蔵することで危害発生を回避する。

5）器具の洗浄・清掃作業

　清掃作業では，調理時に使用した汚染された食器や器具類をきれいに洗浄する。調理器具の点検では，包丁は調理の見た目だけでなく，作業効率にも関連するため，「研ぐ」ことを忘れずに行い，点検業務も怠らないようにする。実習室の清掃は，清掃マニュアルに基づいて行い，終了時にはガスの元栓，電気，コンセント，電灯など，清掃点検表を用いた点検を行うとともに，安全の確認をする。

6）そのほか

　調理学実習・給食実習における作業の安全性では，調理中の緊張や連続作業による疲労もみられるものである。そのため，コミュニケーションとチームワークを大切にして，火災やけが，火傷などを予防する安全管理にも配慮する。また，調理時に起きやすい切り傷，刺し傷，すり傷，転倒，人や機材との接触などにも気をつける。

　また，火災の予防策として，ガス，電気などの調理機器を使用する場合には，使用前後の点検をしっかり行うとともに，加熱調理中の器具の取り扱いには十分注意をする。とくに，加熱油への引火は大火災へのリスクが高く，危機管理が必要である。

　食事および給食は，人の健康を支えるうえで大切な役割を果たすため，栄養のバランスがとれているだけでなく，おいしく，安全で安心でなければならないことからも，衛生管理体制の整備はとても重要である。

　調理学実習・給食実習では，食材の納入から調理まで，安全管理・衛生管理に留意できたかどうかを各自分担して点検・検討（check），評価・是正（Action）して，大事にいたらなかったが重大な事故につながる可能性があった事柄（インシデント）などを記録し，改善策を講じるなど，実習に対する総合的な評価が必要である。

Ⅳ 調理器具と使用方法

　計量を正確に行うことや調理に適した器具を用いることは，味の再現性，均一性，さらに料理をおいしく仕上げる上で重要である。ここでは，一般調理に用いる主な調理器具について述べる。

1　基本的な調理器具の名称と使い方

1）計量器具
①**キッチンスケール**（秤量および最小表示は異なる。例：0.1〜100g，1g〜2kgなど）
②**上皿はかり**（1g〜1kg・2kg・5kgなど）
③**計量カップ**（200ml，500ml，1Lなど）
④**計量スプーン**（1ml，5ml，15ml）とすり切り

2）成形器具
①**包丁**：用途により刃の長さや幅，角度が異なる。

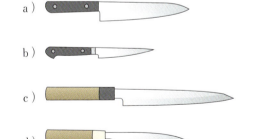

a）　牛　刀：肉類をはじめ，野菜やパンなど，さまざまな用途で用いられる。

b）　ペティナイフ：果物やいもの皮むき，芽やへたとり，飾り切りなど細かい作業に適する。

c）　柳刃包丁：細長く先がとがっている。刺身，三枚おろしに用いる。

d）　出刃包丁：魚をおろしたり，鶏のぶつ切りのときに用いる。

e）　薄刃包丁：葉菜類の刻みや，かつらむきなどに用いられる。

f）　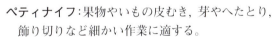パン切り包丁：食パンやサンドウィッチを切る際に用いる。刃がウェーブ状。

②**まな板**：衛生的観点から野菜・果物用，肉用，魚用に分ける。

③ピューラー（皮むき器）・スライサー
④フードプロセッサー・ミキサー：切る，混ぜる，砕く，刻む，おろすの作業が短時間で可能となる。
⑤泡立て器・ハンドミキサー：主に卵白やクリームの泡立てなどに用いる。
⑥のし板・めん棒：ドウを伸ばす際（餃子やワンタンの皮，パイ生地など）に用いる。
⑦ポテトマッシャー：ゆでたいも類などをつぶす際に用いる。
⑧すり鉢・すりこぎ：ごまやクルミなどをする際に用いる。すった後，すり鉢の中で調味して和え衣に仕上げた後，ゆでた食材を入れてあえる。

3）加熱用器具

① 鍋：食材に火を通すために用いる比較的底の深い加熱用器具で，さまざまな種類がある。材質や厚さ，深さによって特徴が異なるので，調理によって使い分ける（表3）。
② 蒸し器：中敷のある鍋の下部に水を入れ，蓋をして加熱することで，中敷の上に置かれた食品が水蒸気の潜熱（1g当たり539cal）で加熱される。液体のものでも容器に入れれば加熱でき，加熱温度は100℃以下であるので焦げる心配がない。蓋をずらすことで100℃以下の温度も保持できる。下部に水の補給をする。

4）主な小道具

①木じゃくし：角しゃもじともいう。混ぜる，炒める，裏ごすなど，いろいろな作業に用いられる。
②玉しゃもじ：液体のものをすくう際に用いる。
③穴あきしゃもじ：湯切りなど，液体の中から食材などをすくいとるときなどに用いる。
④ゴムべら：混ぜる，こねるなどに使う。幅，長さ，かたさが異なるので用途に適したものを選ぶ。
⑤泡立て器：泡立てたり，混ぜたりするのに用いる。金属製のボウルや鍋の中で用いる際は金属

表3 一般調理に用いる主な鍋の種類と特徴

名称	特徴	主な材質	適する調理	備考
片手鍋	取っ手が1本。比較的少量の食材を加熱するのに適する。汎用性が高い。	アルミニウム，ステンレス，ホーローなど	ゆで物，煮物など	両手鍋に比べ持ち運びの際の安定性に欠く。
両手鍋	取っ手が鍋の両側につく。大きなものは大量の調理にも適する。	アルミニウム，ステンレスなど	ゆで物，煮物など	調理や持ち運びに対する安定性が高い。
雪平鍋	軽いので使いやすい。底が浅く口径が広いので，材料に火が通りやすい。	主にアルミニウム	煮物，ゆで物など	白と打ち出しの2種がある。
土鍋	熱伝導性が低いので，長時間加熱に向く。保温力が高い。	粘土	煮物，鍋物，おかゆなど	冷めにくいので，卓上で使う場合にも適する。空焚きは厳禁。
フライパン	熱伝導性が高いため，高温，短時間の加熱に向く。	ステンレス，鉄など	炒め物，焼き物など	テフロン加工など，少量の油で加熱可能なものもある。
中華鍋	揚げ物，ゆで物，炒め物など，非常に広範性が高い。	ステンレス，鉄など	ほとんどの加熱料理	主に中華料理に使用。蒸す場合は蒸籠とともに使う。
卵焼き器	正方形または長方形。	銅，ステンレス，鉄など	厚焼き卵や薄焼き卵	銅製は熱伝導性が高く，均一に熱が伝わる。

同士の摩擦で削れた金属が食品に混入する恐れがあるため，強く接触しないように注意する。
⑥裏ごし器：万能タイプは広範に使える。材質が馬毛のものは，網目に対して対角線にこすようにして裏ごしする。使用後は中性洗剤で洗い，陰干しで乾燥させるなど，十分な手入れが必要。
⑦すし桶，巻きす：形状に歪みが生ずるため長時間水につけたり，日光に当てたりしない。使用後，洗うときは水か湯を用い，合成洗剤は使わない。十分乾かした後に収納する。
⑧型：流し箱，プリン型，ゼリー型などがある。主にゼリー類を固めたり，焼き菓子の型として用いる。流し箱は卵豆腐を作るときにも使用される。
⑨レモンしぼり器：レモンやグレープフルーツなど柑橘類の汁をしぼる際に用いる。
⑩鉄弓・金串：鉄弓は，魚を遠火の強火で焼くときに使用する。金串は魚の串打ちに用いる。ガス火で魚を焼くときなどには，魚焼き器に鉄弓を置いてから焼くと熱の放射範囲が広がる。

2　業務（給食）用調理（厨房）器具の名称と使い方

　給食施設における調理器具は，食数，施設の規模など，目的に合った大きさや種類を設置する。以下に，主な業務（給食）用調理（厨房）器具を調理操作別に示す。なお，詳しくは給食管理に関する教科書を参考にしていただきたい。

1）下調理室における機器類
（1）**包丁およびまな板用殺菌庫**（下調理室・本調理室）
　洗浄後の包丁やまな板を熱風により乾燥させ，同時に紫外線による殺菌も行う。
（2）**洗米機**
　水圧により強制的に米を循環させて洗米する。洗米時間は3分前後がよく，5分以上行うと吸水した米がもろくなり砕けるので注意する。
（3）**球根皮剥機**（ポテトピューラー）
　大量の球根野菜（じゃがいも・さといも・たまねぎなど）の洗浄と皮むき用である。短時間で処理できるが，じゃがいもの芽は除去できないので，包丁などでとり除く必要がある（p.22参照）。

2）下調理室と調理室の間の機器類
（1）**パススルー冷蔵庫**（図5）
　下調理が終了した食品を調理室内にスムーズに移動することができ，衛生的でもある。食品の保存も可能ではあるが，先入れ先出しが容易なので作業効率がよい。

3）本調理室における機器類
（1）非加熱機器類
①**フードスライサー・フードプロセッサー**
　フードスライサーは，大量の野菜をスライス（せん切りや輪切りなど）やおろし（だいこんおろしなど）に，フードプロセッサーはみじん切りに使用される。
②**真空冷却機・急速冷却機**（ブラストチラー）（p.16の図6）・**冷水冷却機**（タンブルチラー）（p.16の図7）
　加熱した食品を30分以内に20℃以下（60分以内に10℃以下）まで急速に冷却する機器類。真空冷却機は，

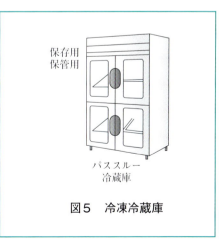

図5　冷凍冷蔵庫

文字通り真空状態で冷却するため，減圧による再沸騰や水分の蒸発などによる食品への影響があるため，使用する際にはマニュアルの確認が必要である。急速冷却機は，強制冷風により食品を冷却する。風が直接当たるため，軽い食品（生の野菜など）は飛ばされることもあるので注意が必要である。冷水冷却機は氷水で急冷する機器であるが，真空調理のように水の影響を受けない状態でなければ使用することができない。

③冷凍冷蔵庫（業務用大型・テーブル型）

食品の保存や冷却に用いられる。テーブル型（コールドテーブル）は配膳用として使用されることが多い。

④製氷機

氷を作り，同時に保存するための専用の機器。一度にキロ単位の製氷と保存が可能。

⑤器具消毒保管機・食品消毒保管庫（本調理室・洗浄室）

熱風（85～90℃）を利用して強制的に消毒と乾燥を行い，そのまま保管することができる。

⑥真空調理機（図8）

クックチルには必要不可欠な機器。専用の袋の中に食品と調味液を入れて真空包装にする。味の浸透が速い，煮くずれを起こさない，などの特長がある。

（2）加熱機器類

①ガステーブル

一般のガスコンロよりバーナー部や五徳が大きく，火力も強い。しかし，大量調理用としては作る量（汁物で100食分）に限界がある。

②大型炊飯器・立体型炊飯器（図9）

大型炊飯器は独立した釜で炊飯するが，立体型炊飯器は釜を2～3段収納でき，一度に多量炊飯が可能である。

③回転釜（図10）

煮る，ゆでる，炒める，炊飯などが可能である。ハンドルの操作で釜本体を傾斜させることができ，調理済みの食品がとり出しやすくなっている。

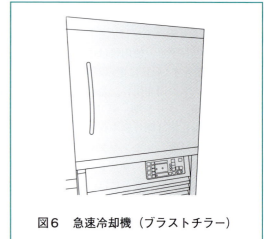

図6　急速冷却機（ブラストチラー）

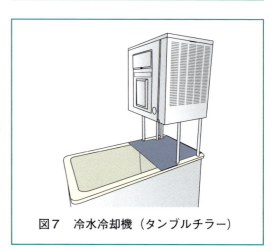

図7　冷水冷却機（タンブルチラー）

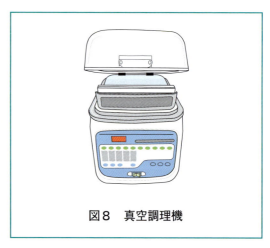

図8　真空調理機

④コンベクションオーブン・スチームコンベクションオーブン（図11）

スチーム加熱，ホット（熱風）加熱，コンビネーション加熱を駆使することで，蒸す，焼く，煮る，炒める，炊飯が可能である。煮物では煮くずれを防止することができ，中心温度計を使用することで肉質をやわらかく仕上げ，焦げ付きを防止することが可能である。クックチルには必需品と

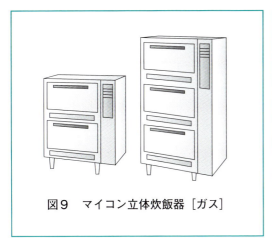

図9 マイコン立体炊飯器［ガス］

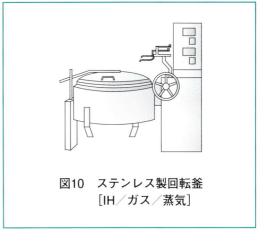

図10 ステンレス製回転釜
［IH／ガス／蒸気］

なっている。
⑤フライヤー
　大量の揚げ物を、サーモスタットの働きにより一定温度で揚げることができる。
⑥ティルティングパン（図12）
　炒める、煮る、焼く、蒸す、揚げることが可能。ハンバーグなどは大量に並べて焼くことができる。ハンドル操作で回転するので、調理済みの食品がとり出しやすい。
⑦電磁（IH）調理器
　IH調理機は加熱が速く、衛生面（調理室の環境）においては火を使うよりも優れていることから、給食施設で使用されるようになったが、使用する鍋の素材を選ぶことや、停電時に使用不可となることが欠点となっている。
（3）配膳用（パントリー）
①ウォーマーテーブル
　お湯の温度を調節することで、調理時の温度そのままに料理提供することが可能となる。
②ホットワゴン・コールドワゴン
　温かいものは温かいまま、冷たいものは冷たいまま配膳室まで運ぶことが可能な機器。
③温冷配膳車
　一人分の食事を、専用のトレーの上で温かいものと冷たいものを左右に分けて置き、配膳車の中に入れる。中は仕切られており、左右でそれぞれ温冷の温度を保ちながら食堂まで運ぶことが可能。
（4）洗浄室
①容器洗浄機
　コンベアー式の大型のものとコンパクトタイプのものがある。ノズルから出される水流で洗浄とすすぎを行う。

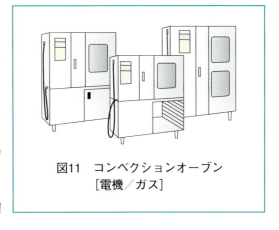

図11 コンベクションオーブン
［電機／ガス］

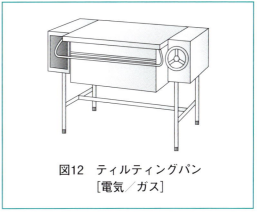

図12 ティルティングパン
［電気／ガス］

※給食への展開におけるスチームコンベクションオーブンの加熱条件について

　本書に記載されているスチームコンベクションオーブン加熱の諸条件については，機種・メーカーによって異なるので，実際に使用する機種・メーカーのマニュアルにしたがい，事前に試作し，独自のマニュアルを作成することをお勧めする。

　給食への展開のレシピ（作り方）の見方としては，p.21の「レシピ編の使い方」にも記載されているので再読願いたい。スチームコンベクションオーブンを使用する場合には，調理操作の冒頭部分にⓈと記し，どの機能（スチーム・ホット・コンビ）で加熱するのか記載している。

【引用文献】

1) 伏木亨「油脂とおいしさ」FFI Jounal, Vol.210, No.2, p.130-134, 2005
2) 松村康生「ヒトはなぜ甘いものや脂肪分に富む食べ物を好むのか」『日本調理科学会誌』Vol.28, No.3, pp.185-190, 1995
3) Blass,E.,E.Fitzgerrald and P.Kehoe. *Interactions between sucrose, pain and isolation distress*：Pharmacol.Biochem.Behav., Vol.26, p.483-489, 1987
4) 栗原堅三，小野武年，渡辺明治，林祐造『グルタミン酸の科学ーうま味から神経伝達までー』講談社サイエンティフィク, p.5, 2001
5) 中嶋加代子編『調理学の基本—おいしさと健康を科学する—』同文書院, p.41, p.43, 2007
6) 古川秀子『おいしさを測る－官能検査の実際－』幸書房, p.92, 2001
7) 佐藤昌康，小川尚「味覚の科学」朝倉書店, p.213, 1997
8) 厚生労働省「大量調理施設衛生管理マニュアル」（生食発0616第1号）, 2017
9) 北海道教育委員庁「第3次改訂版学校給食衛生管理マニュアル」p.9-11, 2012
10) 藤澤良知『栄養・健康データハンドブック2020／2021』同文書院, p.490, 2020
11) 世界保健機関，国立保健医療科学院「食品をより安全にするための5つの鍵マニュアル」p.12-15, 2007

【参考文献】

1) 西川孝子著『Plan-Do-Seeにそった給食運営・経営管理実習の手引き　第4版』医歯薬出版, 2006
2) 小川宣子編『基礎調理実習　食品・栄養・大量調理へのアプローチ』化学同人, 2007
3) 大谷貴美子・饗庭輝美編『栄養科学シリーズNEXT　調理学実習』講談社サイエンティフィク, 2005
4) 南出隆久・大谷貴美子編『栄養科学シリーズNEXT　調理学』講談社サイエンティフィク, 2006
5) 厚生労働省「大量調理施設衛生管理マニュアル」（生食発0616第1号）, 2017
6) 全国調理師養成施設協会「調理の基本技術と実習（プロが教えるコツ）」調理栄養教育公社, 2003

レシピ編

レシピ編の使い方

1. レシピの見方・考え方

1) 料理レシピは，調理学実習で実施する「**基本調理**」と，これを給食施設で実施できるように展開した「**給食への展開**」のふたつを併記している。材料の分量は，献立作成に役立つように，例外を除いて1人分で示した。なお，調理操作または食品衛生面から給食に向かない料理は，「**給食への展開**」レシピ欄を除いている。
2) 調味%は，可能な限り<u>食材重量に対する重量%</u>で示し，この範囲で増減可能なようにしてほしい。なお塩分と糖分は，一方を下げたらもう一方も下げるなどして"味のバランス"を考慮する。
3) 備考欄には，調理する上で必要な説明事項を記載した。その際，文頭に，「**基本調理**」は㊤，「**給食への展開**」は㊦，共通する事項については㊤㊦と記載した。
4) 各料理における出し汁のとり方は，市販のうま味調味料を使用する場合も含めて汁物の冒頭箇所に記載し，レシピ内の記載を省いた（日本料理 p.33，西洋料理 p.120，中国料理 p.202）。

2.「基本調理」におけるレシピの見方・考え方

1) 基本調理に示す材料，調味料の分量は，献立作成に役立つよう基本的に重量（g）で表記し，とくに使用頻度が高い調味料については重量（g）と体積（ml）の両方を併記した。
2) 牛乳の場合，重量210gが体積200mlであり，少量であれば大きな差がない。そこで，調理学実習時の班構成人数を4～5人と想定して，1人使用量が少量（40g未満）であれば重量と体積を同じとし，40g以上の場合には体積を併記した。

3.「給食への展開」におけるレシピの見方・考え方

1) 「給食への展開」レシピは，"給食管理学内実習"または"小規模な給食施設"での給食を想定して，**100～120人分**で実施する場合を示している。ここで示す操作や使用する機材はあくまで一例であり，各施設の実状に応じてアレンジしてほしい。なお，衛生管理については，各施設や委託業者により独自のマニュアルが存在する。本書におけるレシピの活用時には，その都度，その内容を確認するようにしていただきたい。
2) 使用する材料は，すべて重量（g）で記載した。
3) レシピ作成において使用する大型の機材は以下の表のとおりとし，機材名は略表記を用いて記載した。

機材名	略表記
回転釜	㊙
スチームコンベクションオーブン	㋜
オーブンレンジ	㋔
ブラストチラー	㋮

4) 本書では，「給食への展開」レシピにおける共通する基本的調理操作（下処理および下調理の一部）については，次の表のとおりに一括し，レシピ内では記載を割愛した。

【洗浄処理】

野菜類（加熱野菜）	①1回洗浄後，廃棄部をとり除き，ため水の流水状態で3回以上，別シンクで洗浄する。なお，きのこ類は石づきをとり除いた後，2回以上洗浄する。
（非加熱野菜）	②非加熱食材専用のシンクを使用。廃棄部をとり除き，1回洗浄後，ため水の流水状態で3回以上洗浄する。次亜塩素酸ナトリウム溶液を使用する場合には，塩素が残らないように流水で3回以上，別シンクで洗い流す。
果物類（非加熱）	非加熱食材専用のシンクを使用。流水状態で3回以上，別シンクで洗い流す。

※別シンクの例：洗浄を3回行う場合は，3槽のシンクで順に行う。
※非加熱調理の場合では，下処理室で1回下洗いする（下処理室がある場合）。

【皮はぎ処理】

ポテトピューラー（球根皮剥機）	機械で皮はぎした後，手作業で芽をとり除きながら1回洗浄し，さらに2回以上洗浄する。
手むき	1回洗浄後，廃棄部をとり除き，さらに2回以上洗浄する。

【卵・乾物の扱い方】

卵	別容器に1個ずつ割りながら，不良なもの（鮮度が悪い・血液の混入）がないか確認する。
乾　物	乾燥している状態でほこりや砂などの汚れをとり除き，洗浄後にぬるま湯で戻す。

4．基本調理における調味料の計算方法

　調味料の計算は以下のようにするとよい。ただし，調理学実習では，主に秤ではなく計量スプーンを用いて計量するので，基本的な調味料のmlとgを対応させて覚えてほしい。

（例）出し汁150gを，薄口醤油と食塩（塩分比＝1：1）で0.6％塩分に調味する場合
①出し汁150g×食塩0.6％　→　食塩にして0.9g

②塩分比は，薄口醤油と食塩で1：1であるから，0.9gの塩分は
　　食塩　　　　0.45g
　　薄口醤油　　0.45g　　に分けられる。

③薄口醤油の食塩相当量は，100g中16.0gであり，塩の食塩相当量は100g中100gである。よって，塩と同じ塩分を薄口醤油で得るには，100g/16.0g＝6.25，つまり②で算出した塩0.45gの重量を6.25倍した薄口醤油を加えればよいことになる。
　同じように濃口醤油（食塩相当量100g中に14.5g含む）の場合は，100g/14.5g＝6.896‥，つまり算出した塩の重量を6.9倍すればよい。醤油以外の塩分を含む調味料なども同様に考える。
　なお，同様の考え方で算出した主な調味料・食品の塩分換算倍率は，次ページ表1に記載した。

④②と③の結果より，実際の調味料の分量を算出すると，
　　食塩　　　　0.45g　　（0.38ml：ミニスプーン（1ml）1/3強）
　　薄口醤油　　2.8g　　　（2.3ml：小さじ1/2弱）

で調味すればよいことがわかる。

なお，g を ml に対応させて考える際の主な標準計量カップスプーンによる重量表を表2に示したので参照のこと。

注）本書内における調味の塩分計算は，食塩類の食塩相当量を 100 として計算している。

表1　基本調理で用いる主な調味料・食品の塩分換算倍率

調味料名	100g 中 食塩相当量 (g)	塩*に対する 重量倍率	備考
濃口醤油[1]	14.5	6.9	
薄口醤油[1]	16.0	6.25	
甘みそ[1]	6.1	16.4	
淡色辛みそ[1]	12.4	8.1	
赤色辛みそ[1]	13.0	7.7	
有塩バター[1]	1.9	52.6	
マーガリン（ソフトタイプ）[1]	1.3	76.9	
マーガリン（ファットスプレット）[1]	1.1	90.9	
ブイヨン[2]	57.2	1.75	固形：4g/個
コンソメ[2]	44.1	2.3	固形：5.3g/個，顆粒：5.3g/小さじ2
チキンコンソメ[2]	34.0	2.9	固形：7.1g/個
鶏がらスープの素[2]	48.1	2.1	顆粒：5.0g/小さじ2
減塩タイプコンソメ[2]	25.1	4.0	固形：5.3g/個
減塩タイプ鶏がらスープの素[2]	26.8	3.7	顆粒：5.0g/小さじ2

*塩の食塩相当量を 100 として算出
資料1）文部科学省『日本食品標準成分表 2020 年版（八訂）』より作成
資料2）香川明夫『調理のためのベーシックデータ』女子栄養大学出版部（2018）などより作成

表2　標準計量カップ・スプーンによる重量表（g）

食品名	小さじ (5ml)	大さじ (15ml)	カップ (200ml)	食品名	小さじ (5ml)	大さじ (15ml)	カップ (200ml)
水	5	15	200	重曹	4	12	190
酒	5	15	200	生パン粉	1	3	40
酢	5	15	200	パン粉	1	3	40
醤油	6	18	230	粉チーズ	2	6	90
みりん	6	18	230	ごま	3	9	120
みそ	6	18	230	マヨネーズ	4	12	190
天然塩	5	15	180	牛乳	5	15	210
食塩	6	18	240	生クリーム	5	15	200
精製塩	6	18	240	ねりごま	5	15	210
上白糖	3	9	130	トマトピューレ	5	15	210
グラニュー糖	4	12	180	トマトケチャップ	5	15	230
はちみつ	7	21	280	ウスターソース	6	18	240
ジャム	7	21	250	わさび粉	2	6	70
油	4	12	180	カレー粉	2	6	80
バター	4	12	180	からし粉	2	6	90
ラード	4	12	170	こしょう	2	6	100
コーンスターチ	2	6	100	粉ゼラチン	3	9	130
小麦粉	3	9	110	紅茶	2	6	60
かたくり粉	3	9	130	レギュラーコーヒー	2	6	60
上新粉	3	9	130	緑茶	2	6	90
ベーキングパウダー	4	12	150	抹茶	2	6	110

資料）香川芳子監修『五訂増補　食品成分表 2010』女子栄養大学出版部（2009）より抜粋

5. 主な切り方と名称

切り方の名称は、上から日本料理、西洋料理、中国料理の順で示した。

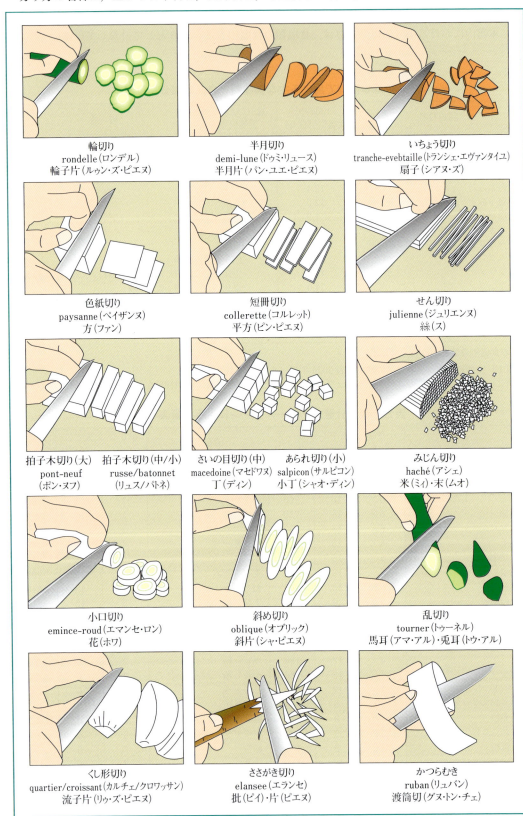

I 日本料理

日本料理の特徴と構成

　四方を海に囲まれる日本には，四季が存在し，古くから新鮮かつ季節に応じたさまざまな海産物や農産物を手に入れることができた。こうした背景から，日本料理には，これらの食材の持ち味を生かしたものが多い。現在の日本の料理は，食材，種類や調理法など，海外からの料理や調理法の影響を受け，それらと折衷，混合しているものが増えてきているが，ここでは，本来の日本料理について述べる。

1）日本料理の特徴
①素材の持ち味（味・色・香り・形など）を生かす。
②器や盛り付けに気を配った，視覚的な美しさを重視する。
③醤油，みそ，酒，みりん，酢などの発酵調味料を用いる。
④ほかの料理に比べて淡泊な味付けである。
⑤繊細な味や香り，食感などを重視する。
⑥うま味の材料に，かつお節，こんぶ，煮干し，しいたけなどを用いる。
⑦食事に箸を用いる。
⑧食器は，陶磁器や漆器が用いられる。

2）日本料理の種類
　日本料理の主な供応食には，本膳料理，懐石料理，会席料理などがあり，料理の内容や構成はそれぞれの目的に沿って異なっている。

（1）本膳料理
　本膳料理の原型は平安時代の『延喜式』に見られるが，その後，室町時代から江戸時代にかけて武士の饗応料理として次第に完成されていった。江戸時代末から昭和初期ごろまでは，冠婚葬祭の席に供されていたが，現代の日本では，日本料理における客膳料理の原型として，葬式や婚礼などの儀式料理において略式化された形で残っている程度である。
　基本は一汁三菜で，本膳（一の膳）と焼物膳で構成されている。このほかに一汁五菜，二汁五菜，三汁七菜などもあるが，菜の数は奇数が縁起がよいとされているため，いずれの場合も飯と香の物は数えず，すべて奇数とする。高さ20cm前後の高足膳を用いて，その上に料理が置かれ

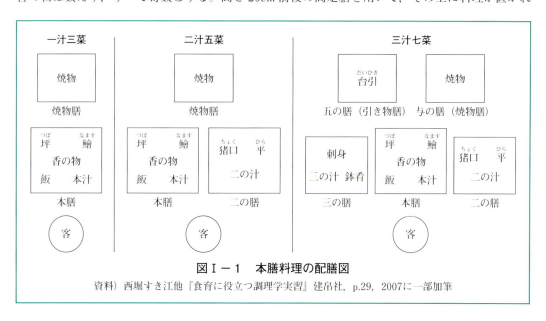

図Ⅰ－1　本膳料理の配膳図
資料）西堀すき江他『食育に役立つ調理学実習』建帛社，p.29，2007に一部加筆

表 I−1　本膳料理の献立構成例（三汁七菜の場合）

膳の種類	料理	内容	備考
本膳	本汁	味噌仕立て	
	鱠（なます）	魚や貝類の酢の物または和え物	野菜を主に使うときは「膾」と書く。
	坪（つぼ）	汁の少ない煮物	野菜の煮物やしんじょのあんかけ。
	飯		
	香の物（こうのもの）	2～3種の漬け物	
二の膳	二の汁	すまし汁仕立て	
	平（ひら）	浅い器に入れた汁の多い煮物	3・5種の食材を彩りよく用いる。
	猪口（ちょく）	和え物や浸し物	
三の膳	三の汁	潮（うしお）仕立て	
	鉢肴（はちざかな）	鉢に盛った酒の肴	酒の飲む際に使う陶器の盃が原点。
	刺身	2～3種盛り	
与の膳	焼物	鯛（尾頭付き）の姿焼き	土産として持ち帰る。
五の膳	台引　引き物	菓子や鰹節	土産として持ち帰る。

資料）早坂千枝子編『新版調理学実習　おいしさと健康』アイ・ケイコーポレーション，p.14，2008に一部加筆

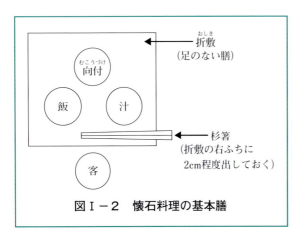

図 I−2　懐石料理の基本膳

た形で供される。なお，止め椀と飯以外の料理は，はじめから膳に置かれている。

(2) 懐石料理

　禅宗の修行僧が，修行中に寒さと空腹を癒すため，温石（おんじゃく）を帯の上に置いて懐を温めた故事より懐石料理といい，本来，茶会に先立って食べる一時しのぎの軽い食事を意味するものである。

　料理は高度に洗練されたものでありながら，華美や技巧，いきに走らず簡素で，季節感を重要視して素材の持ち味を生かす一方，食材の種類や切り方，量，味付け，食器，

表 I−2　懐石料理の献立構成例

膳の種類	料理	内容	備考
基本膳	汁	みそ仕立て	夏は赤みそ，冬は白みそ。季節に応じて配合する場合もある。
	向付（むこうづけ）	魚介類の酢の物，浸し物，あえ物	
	飯	炊きたての飯	少量を一文字に盛る。
矢印の方向で進行する	椀盛（わんもり）	汁の多い煮物	鶏肉，魚介類に野菜や乾物をあしらう。
	焼物	焼き物，揚げ物，蒸し物のいずれか1種類	ひとつの器に盛り，青竹箸を添えて正客からとり分ける。
	強肴（しいざかな）	酢の物，浸し物など	主人の心づかいで出す料理。酒の肴をひとつの器に盛り，正客からとり分ける。
	箸洗い（はしあらい）	少量のごく薄い汁物	次に出される八寸を味わうために，口の中をととのえ，箸を洗うのが目的。
	八寸（はっすん）	動物性，植物性の山海の珍味	八寸（約24cm四方）の杉製の折敷に調和よく盛り，青竹箸が添えられ，とり回す。
	香の物	2～3種の漬物	たくあんは必ず使われる。箸が添えられ，とり回す。
	湯桶（ゆとう）	薄い塩味を付けた湯	飯を炊いた釜に湯を入れ，塩味を付けたもの。これは口清めと食器を洗う意味がある。
	菓子		縁高（ふちだか）という重箱に入れ，黒文字（木製の楊枝）が添えられる。

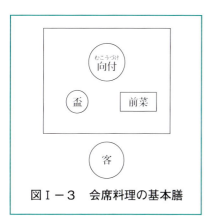

図Ⅰ-3　会席料理の基本膳

盛り付けや給仕の間（ま）にいたるまで，随所に主人のもてなしの心が駆使されている。懐石料理は，本膳料理と同様，ふる舞う側，ふる舞われる側の双方ともに作法に沿って食事は進行するが，懐石料理の場合は，折敷の上に配された基本膳（図Ⅰ-2を参照）をもとに，料理が供される。

(3) 会席料理

江戸時代に俳句の会に出された茶懐石料理から変化した，酒宴を目的とする饗応料理である。現在の客膳料理に用いられる一般的な形式で，本膳料理や懐石料理に比べてきまりが少ない。はじめに膳に盃，前菜，向付が置かれ（図Ⅰ-3を参照），その後，料理が一品ずつ運ばれてくる。最後に止め椀があり，その前まで酒がすすめられる。

表Ⅰ-3　会席料理の献立構成例

料　理	内　容	備　考
前菜	2〜3品を酒の肴として出す	お通しともいう。
向付（むこうづけ）	魚介類の刺身や酢の物	器を向こう側に置く。
吸い物	主にすまし汁	
口取り	3〜7種くらいの山海のとり合わせ	
鉢肴（はちざかな）	肉や魚の焼き物が多い。ほかに揚げ物や蒸し物も用いられる	
煮物	野菜や魚の炊き合わせ	
茶碗	蒸し物，寄せ物	
小鉢（こばち）	和え物，浸し物，酢の物	小どんぶりともいう。
止め椀	みそ汁　飯，香の物を一緒に出す	

（この順で供される）

(4) 精進料理

精進料理は，大乗仏教の戒律において肉食を禁じたため，野菜や豆類などの植物性食品のみを用いて作られるようになった料理である。食材には，大豆をはじめ，これを加工した豆腐や高野豆腐，湯葉，豆乳などが多く用いられ，菜食に不足しがちなたんぱく質をおぎなっている。ほかに，こんにゃくやごまも多く使用される。寺院で食され，その後，一般にも広がっていった。食事の形態は，本膳料理，会席料理とほぼ同様である。

(5) 普茶（ふちゃ）料理

江戸時代初期に，中国から禅宗のひとつである黄檗（おうばく）宗とともに日本に伝来した中国式の精進料理で，一般にも広がった。この中には，精進料理には使えない魚介に似せて作る，擬（もど）き料理がある（例：のりや豆腐を使ったうなぎの蒲焼き擬き）。

(6) 卓袱料理

江戸時代に，中国から長崎を経て広がった中国料理である。その後，日本料理やオランダ料理と混然一体となり，独特の形に変化していく。4人で座卓を囲み，大皿料理をとり分けて食べるなど，中国の饗応形態がとり入れられている。

3）日本料理の食事作法

食事作法は，面倒で堅苦しく思われがちであるが，作法を大切にした食事はきわめて美しく，理にかなっており，自分だけでなく周囲の人をも心地よくさせるものである。

(1) 座席

和室の場合は床の間の床の前が最上席であり，ここに正客が座る。ついで床の間の飾り棚の側が次席となり，以降，座席は左右に交互する。床の間よりもっとも遠い出入り口が末席となり，主人はここに座る（図Ⅰ－4を参照）。

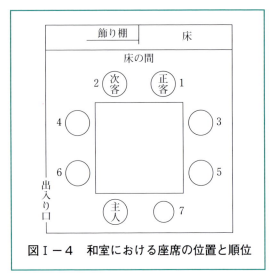

図Ⅰ－4　和室における座席の位置と順位

(2) 箸の使い方

箸が袋に入っているときは，とり出して箸置きの上に置く。箸置きがない場合は，袋を小さく山形に折って箸置きの代わりにする。箸の持ち方やとり方は，図Ⅰ－5に示すとおりである。迷い箸，移り箸，さぐり箸，突き箸，合わせ箸などのような作法に反する箸の使い方は，ほかの人に不快感を与えるので注意する。

(3) 食事の仕方

①椀の蓋のとり方

ａ．器が右にある場合

椀に左手を添えて右手で蓋をとり，蓋の内側を上に向けて左手に渡す。再び右手に持ち替えて，蓋のふちをもって，膳の右側に置く。食事が終わり蓋をするときは，蓋を右手でとり，左手に受け取った後，右手で蓋をする。

ｂ．器が左にある場合

椀に右手を添えて左手で蓋をとり，蓋の内側を上に向けて右手に渡す。再び左手に持ち替えて膳の左側に置く。椀に蓋をするときは，蓋を左手でとり，左手に受け取った後，右手で蓋をする。

②椀の持ち方

椀に左右から両手を添えたら，左手の親指を椀の縁にかけ，ほかの左手の4本の指に椀の底（糸底）をのせるようにして椀を持ち上げる。このとき，椀の底を支えている4本の指をまっすぐにそろえると，所作が美しく見える。

③汁・飯のいただき方

汁椀の蓋をとった後，一口いただいてから箸を持ち，椀の実をいただく。次に，汁椀と箸を置いて飯碗をとったら，図Ⅰ－5のように箸をとり，同様に一口いただく。このように，汁と飯を交互にいただくと，見た目に美しくなる。

④焼き魚（尾頭付き）のいただき方

はじめに魚の上身をいただいてから，頭と骨をはずして皿の向こう側に置く。ついで，下身をいただく。

⑤食事が終わったとき

蓋のある食器は，蓋をして，元に戻す。箸は，袋に入れて膳の手前に置く。

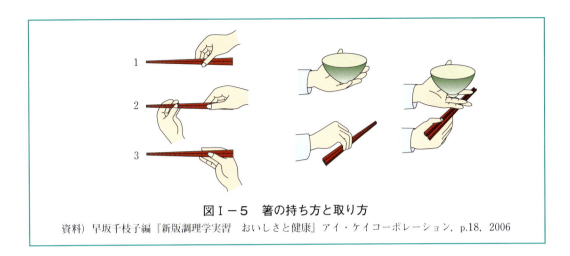

図Ⅰ-5　箸の持ち方と取り方

資料）早坂千枝子編『新版調理学実習　おいしさと健康』アイ・ケイコーポレーション，p.18，2006

生もの　主菜

刺　身

刺身は「造(つく)り」ともいう。素材のうま味や食感を味わう料理である。基本的に加熱をしないため，衛生面には十分な配慮が必要である。衛生面・嗜好面からも，手早く冷たいうちに調理するように心がける。

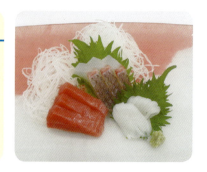

基本調理（1人分）	分量・調味%ほか		作り方
A まぐろの平造り 　　まぐろ	60g		①まぐろは，柵(さく)取(ど)りしたものを用いる。まな板の上に身の高い方を向こう側，低い方を手前にして置き，包丁を倒さず刺身に直角になるように刃をあて，平造りにする（図Ⅰ－6参照）。
B たいの皮霜造り 　　たい	50g	三枚おろし	①たいは三枚おろしにしてから柵取りし，皮目を上にしてバットに置いたら，ペーパータオルをのせて，上から熱湯をさっとかけて湯引きにする。手早く氷水で冷やした後，水分を拭きとって冷蔵庫で1時間ほど冷やし*，平造りにする。
C いかの細造り 　　生いか	25g	1/4はい	①いかは，さばいて皮をむき，柵取りにする。 ②①のいかを，体軸に対して直角方向に包丁の刃先をあて，そのまま手前に引くようにして5～8mm幅の細造りにする**（図Ⅰ－6参照）。
つま 　だいこん 　青じそ 　わさび	20g 1g 適量	かつらむき 2枚 生の根茎	①だいこんはかつらむきにし，ごく狭い幅の小口切りに切って細いせん切りにした後，水を入れたボウルに放ってしゃきっとさせ，水気をきっておく。 ②青じそは洗って水気をきっておく。 ③わさびは，よく洗ってからゆっくりと回すようにすりおろしておく。

*冷やすと皮目がしまってかたくなり，切りやすくなる。
**身の厚いものは，切る幅を細くすると食べやすくなる。

刺身の扱い方と留意点

　刺身は，加熱料理にはない素材の食感や味を楽しむ料理である。しかし，病原菌の汚染を受けやすいため，衛生的な取り扱いが重要である。
①刺身に用いる魚は鮮度のよいものを選ぶ。魚をおろす際には，魚の表面を流水で，たわしを使ってよく洗う。また，表皮やえら，内臓はもっとも汚染されているため，使用するまな板は，おろすときと切り身を作るときとで使い分けをする。
②切り身は，冷蔵保管とし，鮮度を保つために食べる直前に切るようにする。切るときは，室温や手の温度で魚肉温度が上がらないように手早く調理を行う。このことは，おいしさの維持の面からも重要である。

皮霜造り：皮がかたい魚を刺身にする場合に用いる方法である。魚の皮目に熱湯をかけることで，組織が軟化し食べやすくなるとともに，余分な脂肪や臭みがとれ，食味が向上する。

"つま"の役割と種類：刺身に添える"つま"は，魚の生臭さを除いて刺身の味を引き立てるとともに，見た目の美しさを付加する役割をもつ。"つま"には，ごく細いせん切りだいこん，飾り切りのにんじん，花穂じそ，紅たで，はまぼうふう，海藻などが用いられる。

【参考】かつおの土佐造り

材 料	分量	調味％ ほか	作 り 方
かつお	80g	三枚おろし・半身	①かつおの皮目側から金串を扇状に打ち、強火で皮目を20秒程度焼く。身は表面が白く色が変わるまでさっと加熱する。
塩	0.8g	かつおの1％塩分	②①を直ちに冷水で冷やし、水分をふきとった後、塩とレモン汁をかけ、食品用ラップフィルムで包んで冷蔵庫で冷やしておく。
レモン汁	5g		
だいこん	40g	〃　50％	③だいこんはすり下ろし、ザルに入れて水気をとり除いておく。しょうがはすり下ろし、こねぎは小口切り、にんにくは薄切りにしておく。
こねぎ	5g		
しょうが	10g		
にんにく	5g	1/2 かけ	④かつおは平造りにし、大皿に盛り付けた後、③のだいこん、こねぎ、しょうが、にんにくをバランスよく盛り付ける。

平造り

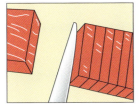

身の低い方を手前にして置き、包丁を直角に身にあてて、手前へ引くように切る。

そぎ切り

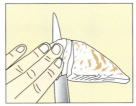

身の薄い方を手前にして置き、包丁を斜めに傾けて、そのまま手前に、削ぐように切る。

いかの細造り

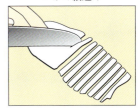

いか、さよりなど、身が薄くて平造りにできないものに用いる。包丁を立てるようにして身にあて、刃先で引くように細く切る。

図Ⅰ-6　主な刺身の切り方

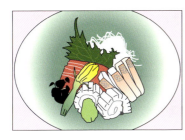

【刺身の盛り方の注意点】
1．つまは、山高にして盛り付ける。青じそを添えると色彩が美しくなる。
2．刺身は、皿の中央に来るように、切ったままの形で盛る。
3．わさびは皿の手前側に置く。

図Ⅰ-7　三種盛り（1人分）の例

生もの　主菜・副菜
あじの酢醤油かけ

酢の酸によるトリメチルアミンの不揮発化と，香味野菜によるマスキング効果で，魚特有の生臭さが抑制される。魚ぎらいの人でもおいしくいただける一品である。

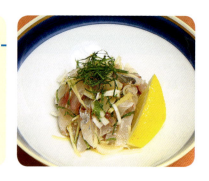

材　料	基本調理（1人分）	調味％ ほか	作　り　方
あじ	35g（正味）	1/2匹	①あじ*は三枚おろしにし（図Ⅰ-8参照），皮と小骨をとり除く。
青じそ	0.5g	1枚	②青じそは縦1/2に切ってから横方向のせん切り，長ねぎは半月切り，しょうがはごく細いせん切りにする。レモンはくし形切りにし，包丁で両端と中央の白い房部分をとり除いておく。
長ねぎ	8g		
しょうが	5g		
酢醤油			③酢醤油は，調味料を合わせて，砂糖をよくとかしておく。
米酢	4g	材料の8％	④①のあじを5mm幅に切ってボウルに入れ，箸で②と合わせておく。
濃口醤油	4.4g（3.7ml）	〃　1.3％塩分	⑤④を器に盛り，レモンを添えて供する。いただく直前に酢醤油をかけ，レモンをしぼる。
砂糖	0.5g（0.8ml）	〃　1％糖分	
レモン	4g		

＊あじの正味量：あじ1匹（体長23cm，150g）を三枚おろしにすると，正味70gになる（松本仲子『調理のためのベーシックデータ4版』女子栄養大学出版部，p.110，2014）。

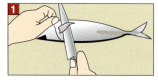

背を手前側にして置き，胸びれの下に包丁を入れて頭を切り落とす。皮を残して調理する場合は，ぜいごをとり除く。

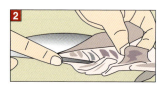

腹側を手前に置き，頭の方から肛門よりさらに1.5cmほど下の位置まで切る。内臓をとり出し，ボウルの中で水を流しながらよく洗う。魚の内側と外側の水分をよく拭きとる。

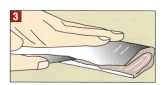

腹側を手前に向け，腹側の頭の方から包丁を入れ，背骨に沿って尾のつけ根まで切る。

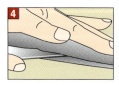

背側を手前側に向けて置き直し，背骨の上に包丁をのせ，骨に沿って頭の方から尾のつけ根まで切る。

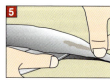

背骨から身を離すため，尾の方に包丁を入れ，尾を持ちながら頭の方向へ切る。

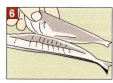

この状態が二枚おろし。三枚おろしにするには，裏返して皮目を上にし，⑤と同じように切る。

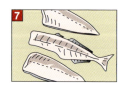

三枚おろし（大名おろし）の完成。

図Ⅰ-8　あじの三枚おろし（大名おろし）の手順

汁物　汁
吉野鶏のすまし汁

本来は葛粉(くず)を用いて作ることから，葛の産地である奈良県吉野地方にちなんで，この名称がつけられた。鶏肉を包む糊化でんぷんの滑らかな食感が特徴で，この汁物のおいしさである。

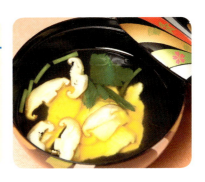

材料	基本調理（1人分）調味% ほか		材料	給食への展開（1人分）調味% ほか	
鶏肉（ささみ）	30g		鶏肉（むね）	10g	
酒	1g		かたくり粉	1g	
薄口醤油	1g (0.8ml)	鶏肉の0.5％塩分	生しいたけ	15g	
かたくり粉	3g		みつば	2g	
生しいたけ	15g	中1個	出し汁*	150g	
みつば	2g		塩	0.45g	出し汁の0.6〜0.7％塩分
出し汁*	150g		薄口醤油	2.8g	〔塩分比〕塩：醤油＝1：1
塩	0.45g (0.38ml)	出し汁の0.6〜0.7％塩分			
薄口醤油	2.8g (2.3ml)	〔塩分比〕塩：醤油＝1：1			

* p.33，表Ⅰ－4 参照

基本調理の作り方	給食への展開・作り方
①生しいたけはうす切り*，みつばはさっとゆで，2cm 長さに切っておく。 ②鶏肉は一口大のそぎ切りにし，すりこぎで軽く叩いて薄く伸ばし，酒と薄口醤油をふりかけて下味をつけておく。 ③②にかたくり粉をまぶしてから余分な粉を払い，熱湯の中でゆでて，水気をきる。 ④鍋に出し汁を入れ火にかける。ここに①の生しいたけを入れて火を通した後，調味する。 ⑤汁椀に③の鶏肉と①のみつばを入れ，④の汁を椀に注ぎ，供する。	調理手順：鶏肉をそぎ切りにし，かたくり粉をまぶしてゆでる。みつばは，2cmの長さに切り，ゆでて急冷し，水気をきっておく。鶏とみつばを，汁椀に盛りつけておく。生しいたけは薄切りにし，出し汁中で煮て調味する（p.103，雑煮参照）。 応用：鶏肉にかたくり粉をまぶさず，汁の方にかたくり粉(0.8％)でとろみをつける方法もある。

*生しいたけは，日常の食事では薄切り，おもてなしなどの食事では飾り切り（p.71，図Ⅰ－21 参照）にするとよい。

表Ⅰ－4　出し汁の種類と取り方*

		かつお節	こんぶ	混合（かつお節＋こんぶ）	煮干し
基本調理	出し汁に対する分量	2〜4％	2〜3％	かつお節1〜2％　＋　こんぶ1〜2％	3〜4％
	水は出し汁の15〜20％増	沸騰させた湯に入れて火を弱め，蓋をせず，30秒〜1分程度煮る。火を消し，かつお節が沈んだらこす。	乾いた布巾で表面のゴミや砂を拭いて水に30分浸漬した後，火にかける。沸騰直前にとり出す。	こんぶを水に30分浸漬した後，火にかけ，沸騰直前にとり出す。かつお節を入れ，沸騰したら火を弱めて30秒〜1分程度煮る。火を消し，かつお節が沈んだらこす。	頭と内臓をとり除き，身を2つに割る。30分浸水後，火にかけてアクをとりながら煮る。沸騰後2〜3分煮て火を消し，こす。
給食	出し汁に対する分量	1〜2％	1〜2％	かつお節1〜2％　＋　こんぶ1〜2％	2〜4％
	水は出し汁の15％増	かつお節はさらしの袋に入れる。沸騰した湯に入れて1分煮てから火を止め，3分後にとり出す。	前処理などは同上。沸騰後，5分煮る。	左記の通り，こんぶで出しをとった後で，かつお出しをとる。	前処理などは同上。沸騰後15分煮て火を消し，こす。粉末にした煮干しを使用すると，分量，煮る時間ともに抑えられる。

*レシピ内に記載している出し汁は，指定している場合を除き，料理に合わせて出し材料を選択する。

汁物　汁
菊花豆腐のすまし汁

豆腐で表現した菊の花に，花芯に見立てたゆずの黄色と葉に見立てたしゅんぎくの香りが秋を感じさせる上品なすまし汁。法事などの仏事にも利用できる。

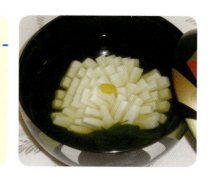

材　料	基本調理（1人分） 調味% ほか		作　り　方
豆腐（絹ごし）	50g	1人1/8丁	①出し汁*をとり，調味する。
しゅんぎく（葉）	8g		②豆腐は菊花型に切る**。
出し汁*（混合）	150g		③しゅんぎくはさっとゆで，水で冷ました後，先の葉の部分を菊の葉に見立てて椀に盛る。
塩	0.5g (0.4ml)	出し汁の0.7〜0.8%塩分	④菊花豆腐を作る。鍋に湯（記載外）を沸かして0.8%の塩を入れ，②の豆腐がくずれないように静かにゆでる。
薄口醤油	3.3g (2.8ml)	〔塩分比〕塩：醤油＝1：1	⑤④が十分にあたたまったら穴あきお玉ですくい出し，③の上に盛る。円形に小さく薄くそいだゆず皮を，豆腐の中央に花芯に見立てて置き，吸い口とする。
ゆず（皮）	適量		⑥盛り付けがくずれないように，椀に静かに熱い汁をはり，供する。

*p.33，表Ⅰ-4参照
**p.34，図Ⅰ-9参照

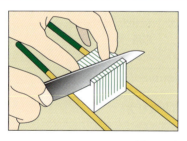

豆腐1人分1/8丁の向こう側と手前側に菜箸（または割り箸）を挟むようにして置き，包丁で縦の切り目を数本入れる。菜箸の位置を豆腐の左右側に置き変えて，包丁で格子状になるように切り目を入れる。

図Ⅰ-9　菊花豆腐の切り方

汁物 汁

若竹汁

やわらかな春のたけのこの穂先に，これと相性のよい新わかめを合わせた春を告げる汁物。鮮やかなわかめとやわらかなたけのこの味と色のコントラストが美しい。

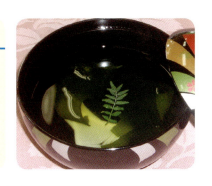

材料	基本調理（1人分）調味％ほか		材料	給食への展開（1人分）調味％ほか	
たけのこ（穂先）	10g		たけのこ	10g	
生わかめ	4g		生わかめ	4g	
出し汁*（混合）	150g		出し汁*	150g	
塩	0.45g（0.4ml）	出し汁の0.6〜0.7％塩分	塩	0.45g	出し汁の0.6〜0.7％塩分
薄口醤油	2.8g（2.3ml）	〔塩分比〕塩：醤油＝1：1	薄口醤油	2.8g	〔塩分比〕塩：醤油＝1：1
木の芽	0.3g	1枚	木の芽	0.3g	1枚

* p.33，表Ⅰ-4参照

基本調理の作り方	給食への展開・作り方
①たけのこの穂先は姫皮を残して5〜6cmの縦の薄切りにする。②生わかめは，出し汁に入れる直前に洗い，さっと熱湯を通して鮮やかな色が出たら水にとる。茎の部分があればとり除き，一口大に切っておく。③②の出し汁を調味し，①のたけのこを入れて2〜3分煮た後，②のわかめを入れ，あたためる程度にさっと火を通す。④③を椀に注ぎ，叩いた木の芽を置き，吸い口とする。	下調理：①たけのこは，3cmの短冊切りにする。②生わかめは流水で洗い，小さめの一口大に切り，熱湯を通し，すぐに流水で冷まして汁椀に盛り付けておく。調理手順：①たけのこを調味した出し汁に入れ，火を通しておく。②わかめの入った椀に①と木の芽を盛り，提供する。

たけのこのアク抜きとその原理

①たけのこは，図Ⅰ-10のように先端部を斜めに切り落とし，縦に浅く切れ目を入れる。
②鍋に皮がついたままのたけのこを入れ，十分にかぶる量の水と，水の体積に対して15％程度のぬかを加えて煮沸させる（沸騰から40〜50分程度）。この間に，えぐみ成分であるシュウ酸がゆで水に移行するとともに，ぬかのでんぷん粒子が空気との接触を防ぎ，酸化を防止するため，色よく仕上がる。また，皮に含まれる亜硫酸塩によって，たけのこの繊維が軟化するといわれる。

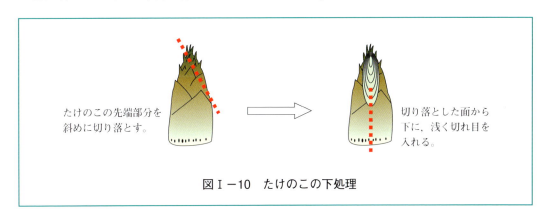

図Ⅰ-10　たけのこの下処理

汁物　汁

かきたま汁

とき卵を細く流し込んだ汁物。かたくり粉でとろみを付けているので，卵が細長く，沈まずに，ふわっと均一に分散しているのが特徴であり，この料理の条件でもある。

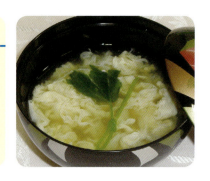

材　料	基本調理（1人分）調味％ ほか		材　料	給食への展開（1人分）調味％ ほか	
卵	20g		卵	20g	
出し汁*	150g		出し汁*	150g	
塩	0.45g（0.4ml）	出し汁の0.6～0.7％塩分	塩	0.45g	出し汁の0.6～0.7％塩分
薄口醤油	2.8g（2.3ml）	〔塩分比〕塩：醤油＝1：1	薄口醤油	2.8g	〔塩分比〕塩：醤油＝1：1
かたくり粉	1.2g	〃　　0.8％	かたくり粉	1.5g	〃　　1％
水	2.0g	かたくり粉と同体積	水	2.5g	かたくり粉と同体積
みつば	2g	1本	みつば	2g	

*p.33，表Ⅰ-4参照

基本調理の作り方	給食への展開・作り方
①みつばをさっとゆでて，結びみつばにしておく。卵は，割りほぐしておく。 ②鍋に出し汁を煮立てて塩と醤油を入れ，水でといたかたくり粉を手早くかき混ぜながら加えてとろみを付ける。 ③②を沸騰させ，とき卵を細く回しながら少しずつ流し入れる。 ④③火を止めて椀に注ぎ，①の結びみつばを汁のうえに吸い口としてのせる。	下調理：卵の扱いはp.22参照。みつばは2cmほどに切る。 調理手順：①みつばは，ゆでて急冷し水気を切り，汁椀に盛り付ける。②出し汁を調味し，沸騰したら水ときかたくり粉を加え，かき混ぜながらとろみを付ける。再沸騰したら，卵液を流し入れ，静かにかき混ぜ，ひと煮立ちさせて卵に火を通し，椀に注ぐ。

かたくり粉によるとろみの役割

　かたくり粉で汁物にとろみを付けると，①なめらかになる，②汁に入る実が沈みにくく，分散しやすくなる，③冷めにくい，などの利点がある。

吸い口について

　汁物に添える薬味のことをいう。味をひきしめたり，香りや季節感を添える役割があり，みつば，ねぎ，あさつき，おろししょうが，木の芽，ゆず，みょうがやわさび，辛子などが用いられる。入れすぎないように注意する。

表Ⅰ-5　調理に用いるでんぷんの種類と濃度

	料理名	でんぷんの種類	液体材料に対する濃度（％）
固める	くず桜	くず・かたくり粉	15～20％
	ブラマンジェ	コーンスターチ	8～10％
とろみを付ける	くず湯	くず・かたくり粉	5～8％
	あんかけ	かたくり粉	3～6％
	甘酢あんかけ	かたくり粉	3～5％
	くず汁 かきたま汁	かたくり粉	1～1.5％

汁物　汁

けんちん汁

禅宗寺院の建長寺で生まれた汁物で，「建長汁」と書く。特徴であるくずした豆腐は，料理を作っていた修行僧が誤って落とした豆腐を，開山和尚様が拾い集め，洗って汁に入れたことによるものとされている。

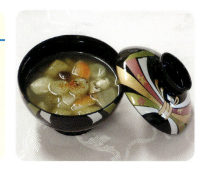

材　料	基本調理（1人分）調味％ ほか		材　料	給食への展開（1人分）調味％ ほか	
木綿豆腐	15g		木綿豆腐	15g	
だいこん	8g		だいこん	8g	
ごぼう	5g	材料は，出し汁の50％程度が目安	ごぼう	5g	材料は，出し汁の50％が目安
にんじん	5g		にんじん	5g	
生しいたけ	8g		生しいたけ	8g	
長ねぎ	5g		長ねぎ	5g	
油揚げ	5g		油揚げ	5g	
出し汁*	150g		出し汁*	150g	
塩	0.5g（0.4ml）	出し汁の 0.7～0.8％塩分〔塩分比〕塩：醤油＝1：1	塩	0.5g	出し汁の 0.7～0.8％塩分〔塩分比〕塩：醤油＝1：1
薄口醤油	3.3g（2.8ml）		薄口醤油	3.3g	
サラダ油	適量		サラダ油	2g	
七味唐辛子	少々	吸い口	七味唐辛子	0.01g	

*p.33，表Ⅰ−4 参照

基本調理の作り方	給食への展開・作り方
①豆腐は下ゆでする。鍋に湯を沸かし，豆腐を大きくくずして鍋に入れる。鍋の周囲が再沸騰しはじめたら布巾を敷いたザルにあけ，布巾で包んで水気をきって粗くほぐしておく。 ②だいこんは 2mm 厚さのいちょう切り，にんじんは 2mm 厚さのいちょう切りまたは半月切り，生しいたけは 4～6つのいちょう切り，長ねぎは 5～8mm の厚さの小口切りか斜め切りにする。ごぼうは皮をこそげた後，2mm 厚さの小口切りか半月切りにして酢水につけてアク抜きをしておく。油揚げは，熱湯をさっとかけて油抜きをし，水気をきってほかの材料と同じくらいの大きさに切る。 ③油ならしをした鍋にサラダ油を入れ，②のごぼう，にんじん，だいこん，①の豆腐，②の生しいたけの順に炒める。ここに出し汁を入れ，途中で油揚げと長ねぎを加え，アクをとり除きながら，全体に火を通す。 ④③を味をととのえて椀に盛り，吸い口に七味唐辛子をふって供する。	**下調理**：㉔使用。①豆腐の水切りは，穴あきパンに並べて，スチームモード 100℃，5分加熱。②材料の切り方は㉖と同じ。 **調理手順**：油を熱し，長ねぎ以外の野菜と豆腐を炒め，出し汁と油揚げを入れる。途中でアクをすくいとる。野菜がやわらかくなったら調味する。長ねぎを加えて火を止める。好みで七味唐辛子を供する。

実だくさんの汁物の調味

　汁物の塩味は，実の多いものでは，食材から出る水分で味が薄くなるが，貝類を使用する場合では内部に含まれる塩分で濃くなりやすい。したがって，適する塩味の汁物になるように，最後に塩味の調整をすることが必要である。

汁物　汁

はまぐりの潮汁

潮の名のとおり，新鮮な魚介類を水から煮て，食材の味を引き出した汁物である。調味に醤油は使わず，塩のみで味と香りを引き立てる。

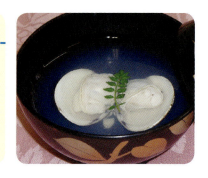

材　料	基本調理（1人分）	調味％ ほか	材　料	給食への展開（1人分）	調味％ ほか
水	180g	できあがり汁の15〜20％増	水	180g	できあがり汁の15〜20％増
はまぐり	160g	2個（正味50g）	はまぐり	160g	2個（正味50g）
こんぶ	3g	できあがり汁の2％	こんぶ	3g	できあがり汁の2％
酒	1.5g	〃　　1〜2％	酒	1.5g	〃　　1〜2％
塩	0.8g（0.7ml）	〃　　0.5〜0.6％塩分	塩	0.8g	〃　　0.5〜0.6％塩分
木の芽	0.3g	1枚	みつば	1g	

基本調理の作り方	給食への展開・作り方
①はまぐりは，3％程度の塩水に一晩つけて砂を吐かせたのち，清潔なタワシでこすって殻の汚れをとる。 ②鍋に分量の水，こんぶ，はまぐりを入れ，強火にかける。沸騰直前にこんぶをとり出す。沸騰して貝の口が開いてきたらアクをとり，酒を加えて1分ほど加熱する。 ③②の火を止め，はまぐりをとり出す。このとき，汁に砂が混ざっているようならキッチンペーパーなどでこす。吸い地に塩を加えて調味し，火を止める。 ④③でとり出したはまぐりは，熱いうちに殻と身をはずし，ひとつの殻の左右それぞれに身を入れて椀に盛る。ここに③の汁をはり，木の芽を叩いて吸い口にして供する。	**下調理**：①はまぐりは，砂を吐かせておく。②みつばは2cmに切り，ゆでて椀に盛っておく。 **調味手順**：㊤の②〜③の通りに調理するが，はまぐりの中心温度85〜90℃90秒以上加熱する。④はまぐりとみつばを椀に盛り，熱い汁をはる。

コハク酸

琥珀から発見されたことからこの名がある。動植物に広く含まれる有機酸の一種でうま味を呈する。とくに，はまぐりやあさり，しじみなどの貝類に多く含まれている。

汁物 汁

みそ汁

日本の食卓でもっともなじみのある汁物。加える椀種により、さまざまなバリエーションがある。実だくさんの汁物にすると味の深みが増すうえ、塩分摂取量を減らし、微量栄養素の摂取量を上げることができる。

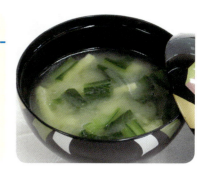

材料	基本調理（1人分）	調味％ ほか	材料	給食への展開（1人分）	調味％ ほか
油揚げ	3g		油揚げ	3g	
こまつな	12g		こまつな	12g	
だいこん	15g		だいこん	15g	
出し汁（煮干し）*	150g		出し汁（煮干し）*	150g	
みそ（淡色辛）	8g	出し汁の0.6～0.7％塩分	みそ（淡色辛）	7g	出し汁の0.6％塩分

*p.33, 表Ⅰ-4参照

基本調理の作り方	給食への展開・作り方
①煮干しで出し汁をとる。 ②油揚げは熱湯をかけて油抜きをし、縦ふたつに切った後、幅5mmに切る。だいこんは長さ4cmの細めの拍子木切りにする。 ③こまつなは下ゆでし、水気をしぼって2cm長さに切る。 ④出し汁を煮立て、だいこんを入れて火を通す。ついで、油揚げを入れてさっと煮てからみそをとき入れる。 ⑤④の火を切ってこまつなを散らし、椀に盛って供する。	下調理：油揚げは短冊に切り、熱湯で油抜きする。こまつなは、2cm長さに切り洗浄する。だいこんは短冊切りにする。 調理手順：①煮干しで出し汁をとる。②こまつなをゆでて冷却し、水気をきる。③油揚げと②を汁椀に盛り付けておく。④①でだいこんを煮て、火が通ったらみそをとく。⑤③に④を盛り付けて供する。

●赤だし

材料	基本調理（1人分）	調味％ ほか	材料	給食への展開（1人分）	調味％ ほか
豆腐	15g		豆腐	15g	
なめこ	10g		なめこ	10g	
出し汁（かつお節）*	150g		出し汁（かつお節）*	150g	
赤だしみそ	8.3g	出し汁の0.5～0.6％塩分	赤だしみそ	8.3g	出し汁の0.5～0.6％塩分
みつば	2g		みつば	2g	
練り辛子	少々	またはへぎゆず			

*p.33, 表Ⅰ-4参照

基本調理の作り方	給食への展開・作り方
①豆腐は1cmのさいの目に切り、形をくずれにくくするためにぬるま湯に放った後、ザルにあげる。なめこは湯で洗ってザルにあげておく。みつばは1.5cm程度の長さに切る。 ②鍋に出し汁を入れ、あたたまったら、豆腐となめこを入れる。軽く煮立ったら中火にしてみそをとき入れる。さっと煮てからみつばを入れて火を止め、椀に盛る。 ③吸い口として、練り辛子またはへぎゆずを添える。	下調理：①豆腐はさいの目に切り、熱湯を通しておく。②なめこは出し汁で煮て、とり出しておく。③みつばは1cmほどの長さに切り、ゆでておく。 調理手順：下調理の①～③の具を椀に盛り付けておく。出し汁にみそをとき入れ椀にはる。

表Ⅰ-6 主なみその分類と塩分濃度

原料による分類	色調による分類	味	主な銘柄もしくは産地	塩分量（%）
米みそ	クリーム色	甘口	白みそ（近畿各府県，岡山，広島，香川）	5～6
	赤褐色	甘口	江戸甘みそ（東京）	7
	淡黄色	甘口	相白みそ（静岡）	8～10
	赤褐色	甘辛口	御膳みそ（徳島）	11
	淡黄色	辛口	信州みそ（長野），（関東地方　他）	11～13
	赤褐色	辛口	津軽みそ（青森），仙台みそ（宮城），越後みそ（新潟），佐渡みそ（佐渡），北海道みそ（北海道），（東北，関東，北陸　他）	12
麦みそ	淡黄色	甘口	（九州，愛媛）	9～11
	赤褐色	辛口	（九州，広島，関東北部）	10～11
豆みそ	赤褐色	辛口	八丁みそ（愛知，三重，岐阜）	10～11
			ねさしみそ（徳島）	11

資料）全国調理師養成施設協会『改訂調理用語辞典』p.1156, 1998 に一部加筆

みそ汁の具と組み合わせ

　みそ汁の具やその組み合わせにはとくにきまりがなく，時期に応じて手に入る相性のよい食材を組み合わせるとよい。実だくさんにすれば，微量栄養素の補給になるとともに，全体的にうま味が増すことや，汁が少なくなることで減塩にもつながる。いずれも上手にとった出し汁で調理することがポイントである。

表Ⅰ-7 季節に合うみそ汁の具の組み合わせ例

春	夏	秋	冬
たけのこ・生わかめ・木の芽（吸い口）	焼きなす・油揚げ・みょうが（吸い口）	豆腐・しめじ・しゅんぎく	だいこん・にんじん・青ねぎ（吸い口）
うど・なのはな	なす・そうめん・青ねぎ（吸い口）	さつまいも・青ねぎ（吸い口）	豆腐・なめこ・みつば（吸い口）
揚げ豆腐・キャベツ	厚揚げ・そら豆・青ねぎ（吸い口）	焼き豆腐・オクラ	ひじき・ちくわ・こまつな
白玉団子・しいたけ・みつば	豚肉・夏だいこん・青ねぎ（吸い口）	高野豆腐・なめこ・さやいんげん	豆腐・ささがきごぼう
わらび・豆腐	はも・じゅんさい・粉山椒（吸い口）	ずいき・さといも・ゆず（吸い口）	しじみ・ごぼう
いわし（つみれ）・もやし・ねぎ	粟麩・きゅうり・針しょうが（吸い口）	揚げじゃがいも・しろ菜・とき辛子（吸い口）	だいこん・うす揚げ・青ねぎ（吸い口）
甘鯛・うど	ちりめんじゃこ・青ねぎ（吸い口）	こかぶ・にんじん・かぶの葉	切干だいこん・天かす・青ねぎ（吸い口）
いか団子・木の芽（吸い口）	ごぼう・ピーマン・にんじん	豚肉・はくさい・青ねぎ（吸い口）	魚のあら・白髪ねぎ（吸い口）
白魚・ふき	きしめん・青じそ（吸い口）	えびいも・鶏肉・みつば（吸い口）	キャベツ・ソーセージ・黒胡椒（吸い口）

飯　主食

白　飯

白飯は，でんぷんが十分に糊化し，適度なかたさと粘り，でんぷんの低分子化による甘さが加わるように炊き上げることが，おいしさの条件となる。

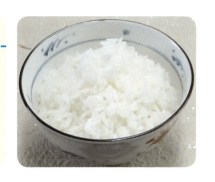

材料	基本調理（1人分）調味% ほか		材料	給食への展開（1人分）調味% ほか		備　考
米 水	80g 120g（1.5倍）	米の1.5倍（80g×1.5）* 電気炊飯器で炊く場合，米の1.3～1.4倍が適当（電気炊飯器の場合，火力が弱く，蒸発量が少ないため）。	米 水	80g 104g（1.3倍）	米の1.2～1.4倍 洗米後の付着水＋吸水量を，米の0.1～0.3倍（10～30%）とする	釜 炊飯釜の状況により，加水量は増減する。

*洗米により，米には付着水および吸水によって米重量の10%前後の水が加わる。加水の簡便な方法として，洗米後に米をザルに上げ，ザルをたたいて余分な水をとり除いてから2～3分放置した後，洗米前の米重量の1.35～1.4倍の水を加えてもよい。

基本調理の作り方	給食への展開・作り方
①米をボウルに入れて洗米したら手早く水を捨て，白濁がなくなるまで数回洗米する。洗い終わったらザルにあけ，水をきり，3～5分程おく。 ②①を定量の水に30分以上浸漬する。強火で8分程度加熱する（温度上昇期）。続いて中火で5分加熱する（沸騰期）。その後，さらに弱火で15分加熱（蒸し煮期）を行い，火を止めてそのまま10～15分蒸らす（蒸らし期）（図Ⅰ－11参照）。 ③炊飯鍋の蓋裏に付着した水分が飯に落ちないように気を付けて蓋をとり，飯しゃもじで鍋底から上下を返すようにほぐし，余分な水分を飛ばす。	米も水も，計量は重量で行う。洗米は，砕米防止のため短時間で行う。浸漬は，30分以上行う。

炊飯の手順と要点

　米をおいしく炊くためには，米の75%を占めるでんぷんを完全に糊化させることが重要であり，そのための調理操作が調理要領となる。

水洗い：米表面に付着しているぬかやほこりをとり除く操作。米に水を入れて数回軽く混ぜて洗う。ぬか分の再吸収を避けるため，1回目の洗い水は手早く捨てる。

加水：米重量の1.5倍，体積の1.2倍を加水する。

浸漬時間：浸漬時間は水温により異なるため，通常は30分以上，冬は1時間以上を目安とする。

炊飯：加熱温度と加熱時間は図Ⅰ－11を参照。米でんぷんの糊化には98～100℃で20～30分の加熱が必要であり，白飯をおいしく炊くには加熱温度と加熱時間の維持が重要である。

湯炊き：沸騰までの時間を短縮するための炊飯方法。大量の米や急いで炊飯するときに用いる。十分に吸水させた米を湯に入れ，上下をかき混ぜた後，常法で炊飯する。

米の重量と体積：米1cup（200ml）は160g，1合（180ml）は144g。ただし，米の精米歩合や形状などにより異なってくる。

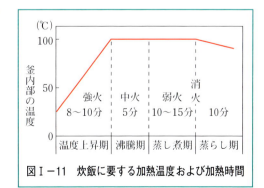

図Ⅰ－11　炊飯に要する加熱温度および加熱時間

飯　主食
五目炊き込みご飯

季節や地域，場面に応じた，さまざまなバリエーションが楽しめる。野菜や肉，魚など，いろいろな食材が入ることで栄養価が上がるとともに，白飯とは違ったおいしさがある。加水量から液体調味料の体積を差し引いて水加減をする。

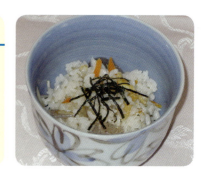

材料	基本調理（1人分）調味％ ほか		材料	給食への展開（1人分）調味％ ほか		備考
米	80g		米	80g		飯釜の状況により，加水量は増減する。
水*	109g	米の1.5倍−（醤油＋酒＋みりんの体積）	水	95g	米の1.3倍−（醤油＋酒の体積）	
塩	0.4g(0.3ml)	〃 1.5％塩分	塩	0.5g	〃 1.1％塩分	
薄口醤油	5g(4.2ml)	〔塩分比〕塩：醤油＝1：2	濃口醤油	3g	〔塩分比〕塩：醤油＝1：2	
酒	5g		酒	2g		
みりん	4g(3.3ml)		にんじん	5g		
にんじん	5g		こんにゃく	10g		
こんにゃく	10g		ごぼう	5g	具は米の40〜50％	
ごぼう	5g	具は米の40〜50％	鶏肉（むね）	10g		
鶏肉（むね）	10g		油揚げ	3g		
油揚げ	3g		出し汁**	10g		
焼きのり	0.1g		濃口醤油	2.5g	具の1.1％塩分	
			酒	1g		
			きざみのり	0.3g		

*水の一部を出し汁に置き換えてもよい。
** p.33，表Ⅰ−4参照

基本調理の作り方	給食への展開・作り方
①米は洗って定量の水に浸しておく（夏は30分，冬は60分以上）。 ②にんじんは皮をむき，ごぼうは皮をこそげた後，それぞれささがきにする。ごぼうは薄い酢水にしばらくつけた後，ザルに上げて水をきっておく。 ③こんにゃくは幅1cm，長さ2.5cm程度の薄切りにし，ゆでておく。油揚げは熱湯をかけて油抜きをし，水気をしぼってこんにゃくと同様の大きさに切る。鶏肉は小さめのそぎ切りにする。 ④炊く直前に，米に具と調味料を加える。炊き方はほぼ常法にしたがうが，沸騰期を3分にし，蒸し煮期をその分長くして，焦げ付きを防止する。 ⑤碗にご飯を盛り，上にせん切りにした焼きのりを散らす。	**下調理**：こんにゃくは短冊切りにし，塩（記載外）でもみ，下ゆでしておく。にんじんはせん切り，ごぼうはささがきにし，水につけてアク抜きする。油揚げは油抜きした後，短冊切り。鶏肉の下調理は㊩と同じ。 **調理手順**：①米は洗米後，分量の水に30分以上浸漬し，炊く直前に調味料を加え炊飯する。②具は，調味料と出し汁で煮ておく。③仕上がった飯と具を混ぜて器に盛り，きざみのりを散らす。

飯 主食

えだまめご飯

えだまめの緑と白飯の白のコントラストがさわやかな，初夏にふさわしい炊き込み飯である。塩味は塩のみで付け，えだまめの香りと食感を楽しむ。冷凍えだまめを使えば，簡便に作ることができる。

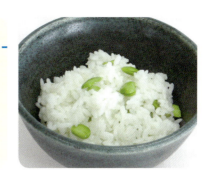

材　料	基本調理（1人分）調味% ほか		材　料	給食への展開（1人分）調味% ほか	
米	80g		米	80g	
水	110g	米の1.5倍－酒の体積	水	102g	米の1.3倍－酒の体積
塩	1.2g	〃 1.5％塩分	塩	1g	〃 1.3％塩分
酒	10g	または，みりん	酒	2g	
えだまめ	20g	米の20〜30％	えだまめ（冷凍）	20g	〃 20〜30％

基本調理の作り方	給食への展開・作り方
①米は洗い，定量の水につけておく。火にかける直前に酒と塩を入れる。 ②えだまめは1％塩水（記載外）でゆでた後，さやから出して薄皮をむいておく。 ③①を火にかけ，沸騰したら②のえだまめを入れ，常法で炊き上げる*。 ※冷凍のえだまめの場合は，蒸らし期のはじめに入れる。	下調理：えだまめは1％塩水（記載外）でゆでた後，水冷し，さやから出しておく。 調理手順：①米を洗米して水気をきり，定量の水に30分以上浸漬する。炊く直前に酒と塩を入れて炊飯する。②①の蒸らし期のはじめにえだまめを加える。

*炊飯器で炊く場合は，炊き上がり5〜10分前くらいにえだまめを入れる。

表Ⅰ－8　炊き込み飯の具の割合と味付け

飯の種類	米の重量に対する割合（％）	加水量	調味量	調味塩分量（％）
いもご飯	50〜70	米の重量の1.5倍 米の体積の1.2倍 醤油や酒などの液体調味料を入れる場合は，その体積を加水量から差し引く。	塩	水の重量の1％ 米の重量の1〜1.5％
えんどう豆ご飯	30〜40			
えだまめご飯	30〜40			
くりご飯	30〜40			
あずき飯	10〜15			
きのこ飯	10〜30			
たけのこご飯	40〜60	塩 ＋ 醤油*	塩のみの場合と同じ 〔塩分比〕塩：醤油＝1〜2：1〜2
五目鶏飯	50〜60			

*醤油を加えるときは，でき上がりの飯の色や加える食材の色，味および香りを考慮して量を増減する。

飯 主食
たけのこご飯

春が旬の食材であるたけのこを使った炊き込みご飯。新物のたけのこだけがもつ繊細な香りと食感は，初春を感じさせる。ほんのり残るえぐ味も，この料理のおいしさである。

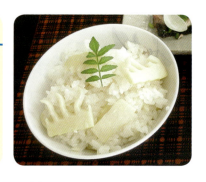

材 料	基本調理（1人分）	調味% ほか	材 料	給食への展開（1人分）	調味% ほか
米	80g		米	80g	
水	109g	米の1.5倍−（醤油＋酒＋みりんの体積）	水	98g	米の1.3倍−（醤油＋酒＋みりんの体積）
薄口醤油	3.3g(2.8ml)	〃 1.3％塩分*	薄口醤油	3g	〃 1.3％塩分
塩	0.5g(0.4ml)	〔塩分比〕塩：醤油＝1：1	塩	0.5g	〔塩分比〕塩：醤油＝1：1
酒	3g		酒	2g	
みりん	6g(5ml)		みりん	3g	
たけのこ	30g		たけのこ	30g	ゆでたけのこ
出し汁**	20g		油揚げ	5g	
薄口醤油	1.5g(1.3ml)	たけのこの0.8％塩分	出し汁**	15g	
みりん	4g(3.3ml)	〃 4～5％糖分	薄口醤油	1.7g	たけのこの0.7～0.8％塩分
木の芽	0.3g	1枚	みりん	3g	〃 2～3％糖分
			木の芽	0.3g	1枚

*加えるたけのこに味を付けるため，通常の味付け飯の1.5％塩分よりも塩分を低くしている。
** p.33，表Ⅰ−4参照

基本調理の作り方	給食への展開・作り方
①たけのこは，長さ3～3.5 cm程度の薄切りにする。 ②たけのこを煮る。たけのこに出し汁，薄口醤油とみりんを加え，汁がなくなるまで煮る。 ③米を炊く。洗った米に定量の水，薄口醤油，塩，酒，みりんを加える。最後に②のたけのこを入れ，五目炊き込みご飯*と同様に常法で炊く。 ④炊き上がったら，よく混ぜて余分な水分を飛ばし，碗に盛る。たたいた木の芽を天にのせ，供する。	下調理：たけのこは，小さめの薄切りにする。油揚げは油抜きし，細い短冊切りにする。木の芽は，生食用の洗浄・消毒をする（p.22参照）。 調理手順：①米は洗米後，分量の水に少なくとも30分以上浸漬し，炊く直前に調味料を加え，炊飯する。②具は，出し汁と調味料で煮汁がなくなるまで煮ておく。③①の飯と②の具を混ぜて器に盛り，木の芽をのせる。

*五目炊き込みご飯，p.42参照

たけのこのアク抜き

掘り立ての若いものはえぐ味がないため，そのまま用いることができる。それ以外であればアク抜きする。→たけのこの下処理，p.35参照

たけのこを加える時期

たけのこをアク抜き後，下味を付けずにそのまま炊き込みご飯に用いる場合，収穫してから時間がたっているかためのたけのこは，炊飯のはじめから加え，掘り立てのやわらかいたけのこは，沸騰期のはじめに加える。また，あらかじめ煮て下味を付けたたけのこの場合には，沸騰期のはじめに加えるほか，炊き上がってから混ぜてもよい。

飯 主食・主菜
そぼろご飯

そぼろの大きさは，炒る際の箸の本数で調整できる。箸の本数は，そぼろを大きめに作るときは少なく，小さめに作るときは多く使用するとよい。

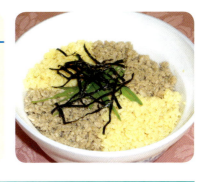

日本料理

材　料	基本調理（1人分）	調味% ほか	材　料	給食への展開（1人分）	調味% ほか
米	80g		米	100g	
水	111g	米の1.5倍－（薄口醤油＋酒の体積）	水	120g	米の1.3倍－（薄口醤油＋酒の体積）
酒	5g		酒	5g	
塩	0.4g(0.3ml)	〃 1.5％塩分	塩	0.3g	〃 0.9％塩分
薄口醤油	5g(4.2ml)	〔塩分比〕塩：醤油＝1：2	薄口醤油	4g	〔塩分比〕塩：醤油＝1：2
鶏ひき肉	50g		鶏ひき肉	50g	
濃口醤油	2.8g(2.3ml)	鶏肉の0.7～0.9％塩分	濃口醤油	2.8g	鶏肉の0.7～1％塩分
砂糖	3g(5ml)	〃 5～7％糖分	砂糖	2g	〃 4％糖分
酒	5g	〃 10％	酒	2g	〃 4％
卵	50g		卵	50g	
砂糖	4g(8ml)	卵の7～8％糖分	砂糖	3g	卵の6％糖分
塩	0.5g(0.4ml)	〃 1％塩分	塩	0.1g	〃 0.2％塩分
さやえんどう	6g	2～3枚	さやえんどう	10g	
焼きのり	0.2g		きざみのり	0.3g	

基本調理の作り方

① 米を洗って定量の水に浸漬しておく。炊く直前に調味料を加え，常法で炊く。
② 鶏ひき肉をそぼろにする。鍋は，油ならしをしておく。鶏ひき肉を熱した鍋に入れ，そぼろになるように数本の箸を使ってから炒りする。次に調味料を入れて，煮汁がなくなるまで炒り付ける。
③ 卵をそぼろにする。よくときほぐした卵に砂糖と塩を加えて弱火にかける。箸6～8本でかき混ぜながら，ごく細かい炒り卵を作る。
④ さやえんどうは1％の塩（記載外）を加えた沸騰湯で下ゆでし，水で冷やした後，長めのせん切りにする。
⑤ 焼きのりはあぶって，はさみで細かいせん切り（または，もみのり）にする。どんぶりに①の飯を平らに盛り，鶏肉のそぼろと炒り卵を美しくのせ，さやえんどうと焼きのりを上にのせて飾る。

給食への展開・作り方

鶏そぼろ：鍋に鶏肉と調味料を入れ，木べらを用いて，そぼろにする。
炒り卵*：鍋に卵を入れ，弱火にかけて，はじめは泡立て器で，凝固してきたら数本の菜箸でかき混ぜながら加熱する。
さやえんどう：1％の塩水でゆでた後，急冷する。
応用：さやえんどうの替わりに，グリンピースや青菜の辛子あえ（青菜20g，粉辛子0.07g，濃口醤油1.8g）を用いることができる。また，甘酢しょうが（5g）を添えると彩りが美しくなる。

* p.22，卵の扱い方参照

飯 主食・主菜

親子どんぶり

鶏肉と卵を使うことからこの名が付いた。卵は半熟状態がおいしいので，基本調理では加熱しすぎないように仕上げるとよい。ただし，給食では衛生面での配慮から完全に熱を通すように気をつける。

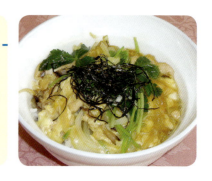

材 料	基本調理（1人分）	調味％ ほか	材 料	給食への展開（1人分）	調味％ ほか
米	80g		米	100g	
水	120g	米の1.5倍	水	130g	米の1.3倍
鶏肉（むね）	40g		鶏肉（むね）	40g	
酒	1.7g		たまねぎ	40g	
濃口醤油	2.2g(1.8ml)	鶏肉の0.8％塩分	生しいたけ	5g	
たまねぎ	30g		卵	50g	M 1個
生しいたけ	10g		出し汁（かつお節）*	70g	
卵	50g	M 1個	塩	0.2g	具材料＋出し汁の0.9％塩分
出し汁（かつお節）*	45g		濃口醤油	13g	〔塩分比〕塩：醤油＝1：10
濃口醤油	11g(9.2ml)	鶏肉以外の具材料＋出し汁の1.1～1.2％塩分	みりん	6g	
みりん	14g(12ml)	〃 3～5％糖分	砂糖	5g	〃 3～4％糖分
砂糖	1.3g(2.2ml)		みつば	3g	
みつば	5g		きざみのり	0.3g	
焼きのり	0.5g				
サラダ油	適量				

*p.33，表Ⅰ－4参照

基本調理の作り方

①米を洗って定量の水に浸漬し，常法で炊く。
②鶏肉は一口大のそぎ切りにし，酒と濃口醤油で下味を付ける。
③たまねぎは縦の薄切り，みつばは3cm長さに切る。生しいたけは，石づきをとって薄切りにする。
④焼きのりはさっと火であぶり，細いせん切りにする。
⑤浅い鍋（親子鍋もしくは小さいフライパン）にペーパータオルで薄く油を塗ってから，出し汁と濃口醤油，みりん，砂糖を入れて火にかける。生しいたけ，鶏肉を重ならないように並べて入れ，肉の色が変わったら裏返す。そこに，たまねぎを入れて蓋をし，たまねぎが透き通るまで約1分煮る。
⑥⑤にときほぐした卵を鍋肌から中央に向かって回し入れる。火を強くして，半熟程度に卵に火が通ったら，みつばを散らす。
⑦温めたどんぶりに熱いご飯を平らに盛り，この上に⑥を煮汁ごと鍋からずらすように移し，焼きのりを中央に散らして，どんぶりの蓋をして供する。

給食への展開・作り方

下調理：卵の扱いはp.22参照。鶏肉は一口大に切る。生しいたけ，たまねぎは縦の薄切りにする。みつばは2cm長さに切る。
調理手順：大きめのフライパンを使用。あらかじめ，1枚のフライパンで作る人数を決めておき，材料を分けておく。①フライパンに出し汁と出し汁用の調味料を入れて火にかける。その他は㊤と同じ。②卵を入れたら鶏卵の中心温度が85℃以上であるか確認してからみつばを入れ，蓋をして蒸らす。
別法：㊤またはティルティングパンを使用。出し汁は65g*とし，調味料を加えて加熱する。鶏肉とたまねぎを入れて煮る。以下，上記②と同じ。

*回転釜の場合，通常の鍋を用いる場合に比べて蒸発量が少ないため，あらかじめ出し汁を少なくする。

飯　主食

強　飯（赤飯）

もち米はうるち米と異なり，炊飯でなく，蒸して加熱をする。豆はあずきのほか，地方や場面によっては大豆や黒豆，白ささげを用いる。

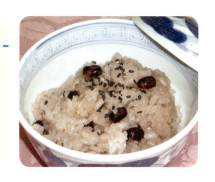

材　料	基本調理（1人分）調味％ ほか		材　料	給食への展開（1人分）調味％ ほか	
もち米	100g	できあがり 200g	もち米	100g	できあがり 200g
あずき	10g	もち米の 8～10％	あずき	10g	もち米の 8～10％
あずきの煮汁＋水	20g	〃 20～30％（ふり水）	あずきの煮汁＋水	20g	〃 20～30％（ふり水）
黒ごま	1.2g(2ml)	〔体積比〕ごま：塩＝1～3：1	黒ごま	1g(1.7ml)	〔体積比〕ごま：塩＝1～4：1
塩	1.4g(1.2ml)	飯の 0.7％塩分	塩	0.7g	飯の 0.35％塩分

基本調理の作り方	大量調理での作り方
①あずきを洗い，あずきにかぶる程度の水を加えてひと煮立ちしたあと，煮汁を捨てる（渋抜き）。さらに，約6～7倍の水（記載外）を加えて20分くらい煮る。煮汁をとり，冷ましておく。 ②もち米を洗ってボウルに入れ，米がつかるようにあずきの煮汁と水を加えて2～3時間ひたしておく。蒸す直前にザルに上げて水気をきり，①のあずきと混ぜる。つけ汁はとっておき，ふり水に用いる。 ③蒸し器の湯はあらかじめ十分に沸騰させておく。蒸し器に布を敷き，②を入れ中央部を少し低めにして広げ強火で蒸す。ふり水は，3～4回に分けてふる。蒸し時間は40分くらいであるため，1回目のふり水は加熱開始後20分後とし，その後10分ごとくらいにふり水を行うとよい。 ④蒸し上がったら底の広い器に移し，あおいで冷ましてから碗に盛る。 ⑤ごまはいりごまにし，塩を加えてごま塩を作り，④の強飯にふる。	下調理：あずきは洗い，5～6倍の水に30分ほど浸漬する。もち米は洗米し，あずきの煮汁（後述）に2時間以上浸漬する。 調理手順：①あずきを火にかけ，沸騰したら火を弱めて5分ほど煮る。ゆで汁の一部をとって冷まし，もち米の浸漬に用いる。②あずきは，継続して加熱し，かためにゆでて水気をきり冷ましておく。ゆで汁(a)はとっておく。③米の水気をきる（浸漬水(b)はとっておく）。④②と③を混ぜ，蒸し器で蒸す。(a)と(b)を混ぜたゆで水をふり水とする。 別法：④スチーム機能を使用。穴あきパンに④を入れ，スチームモードで加熱する。

もち米を炊飯する場合（炊きおこわ）の加水量

もち米を炊飯する場合は，炊き水を多くするためにうるち米を加え，加水量を多くする。
　計算方法：炊きおこわの加水量＝（もち米の重量×0.9倍）＋（うるち米の重量×1.5倍）

もち米のふり水量と食感

　おいしくできた強飯は，もち米重量の1.6～1.9倍になる。もち米を浸漬すると，2～3時間で米重量の30～40％程度，一晩では50％程度を吸水する。でんぷんの糊化に必要な水は30％であるから，理論上は3時間以上の浸漬をすればよいことになるが，これだとかたい強飯ができてしまう。したがって，もち米を蒸す際に，米重量の20～30％のふり水を3～4回に分けて行い，好みのかたさに仕上げるとよい。

飯　主食

おはぎ

萩の花が咲き乱れる様子に似ていることから，この名がある。また，牡丹の花にも似ていることから「ぼたもち」ともいう。ゆえに，秋におはぎ，春にぼたもちを作るとする説もある。彼岸に作って仏前に供える習慣は，江戸時代からのこと。

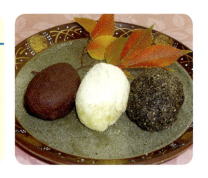

材　料	基本調理（1人分）	調味％ ほか	材　料	給食への展開（1人分）	調味％ ほか
もち米	60g	もち米：うるち米＝3：1	もち米	60g	（もち米）60g×0.9倍＋（うるち米）20g×1.3倍
うるち米	20g	（もち米）60g×0.9倍＋（うるち米）20g×1.5倍	うるち米	20g	
水	84g		水	80g	
塩	0.5g	米の0.6％塩分			
こしあん			こしあん		
あずき	25g		生あん	約40g	
生あん	約40g	乾燥あずきの1.6～1.8倍	砂糖	12g	生あんの30～40％糖分
砂糖	12g(20ml)	生あんの30～40％糖分	水	20g	〃　50％
水	20g	〃　50％	塩	0.08g	〃　0.1～0.2％塩分
塩	0.04g(0.03ml)	〃　0.05～0.2％塩分	黒ごま		
黒ごま			黒ごま	6g	
黒ごま	6g		砂糖	3g	ごまの50％糖分
砂糖	3g(5ml)	ごまの50％糖分	塩	0.06g	〃　1％塩分
濃口醤油	0.6g(0.5ml)	〃　1.5％塩分	きな粉		
きな粉			きな粉	3g	
きな粉	3g		砂糖	2.5g	きな粉の80～85％糖分
砂糖	2.6g(4.3ml)	きな粉の83～90％糖分	塩	0.04g	〃　1.3～1.5％塩分
塩	0.04g(0.03ml)	〃　1.5％塩分			

基本調理の作り方

①米は1～5時間浸漬させた後，炊く直前に塩を入れて全体をかき混ぜ，炊飯器で炊く。ご飯が蒸れたら，ぬれしゃもじで釜からボウルに移す。ボウルの周囲に米粒がつかないようにしながら，すりこぎで米粒が半分くらい残るまでつく。このことを，半殺しという。
②①を，1：3：3（あん：ごま：きな粉）に分ける。手に水をつけ，俵型にととのえながら握る。
③生あんを作る。洗ったあずきに約4～5倍の水を加えて火にかけ，煮立ったら5分ゆで，ゆで水を捨てる。新しい水を加えて，豆の腹に割れ目ができ，指で簡単につぶせる状態になるまで煮る。
④③を万能こし器にあけ，ぬるま湯を加えながら木じゃくしでボウルにこす。こしたものは木綿袋（専用）に入れて水気をしぼる。
⑤④の生あんに砂糖，水を加えて火にかけ，焦げないように注意しながら練り上げる。なお，途中で塩を加える。黒ごまは炒ってからよくすりつぶし，砂糖，醤油を加えて，さらによくする。きな粉は砂糖，塩を加えて混ぜておく。
⑥こしあん→ぬらしてかたくしぼった布巾を手の平に広げ，この上にこしあんを平らに伸ばしてのせ，②のご飯を中央におく。布巾を使ってご飯をあんで包み，形をきれいにととのえる。
⑦黒ごま・きな粉→それぞれを器に入れ，握った②のご飯をおき，表面にすき間のないようにしっかりとつける。

給食への展開・作り方

調理手順：あんは，市販品を用いることができる。衣を付けるときは，使い捨て手袋を用いて作業する。あんは，1個分の重量を計量し，器にのせ，握った飯にからめるようにする。黒ごまや，きな粉は㊥と同様。

あんの作り方の原理：吸水膨潤させたあずきを十分に煮た後，冷まして水をかけながら裏ごしすると，あん粒子と種皮に分かれる。これを布巾でこすとあん粒子だけをとり出すことができる。これは，あん粒子がザルの編目より小さく，布巾の目よりも大きいためである。
炊きおこわを作る際の加水量：→強飯，p.47 参照

飯　主食

巻き寿司（太巻き）

巻き寿司の基本である。これらを組み合わせたり，アレンジすると，花や文様などの飾り巻き寿司ができる。

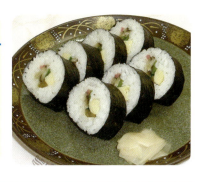

日本料理

材　料	基本調理（1人分）	調味％ ほか	作　り　方
寿司飯	約280g		<寿司飯>
米	120g		①米を洗ってザルに上げたら，分量の水とこんぶ，酒を入れて浸漬しておく。火にかけ，沸騰直前にこんぶをとり出し，炊き上げる（蒸らし期は5分）。
水	159g	米の1.3倍＋こんぶ吸水量（こんぶ×5倍）－酒の体積	②合わせ酢の材料を鍋に入れ，軽く温めて溶かしておく。炊き上がったご飯を寿司桶に移し，熱いうちに手早く合わせて酢をふりかけ，全体に一度に木じゃくしでさっと切るように混ぜ合わせてうちわであおぎながら冷ます。
酒	7g	米の5～6％程度	
こんぶ	2g		<太巻き寿司の材料>
合わせ酢			①かんぴょうは水につけて洗い，たっぷりの塩（記載外）をまぶして軽くもみ洗いをする。塩を洗い流し，たっぷりの水でうっすら透き通るまで下ゆでする。
酢	20g	〃 15～17％	②戻した干ししいたけを鍋に入れ，戻し汁を多めに加えて煮る。煮立ったら，中火にして8分，ついで，ゆでたかんぴょうと砂糖を加えて2分，さらに濃口醤油を加えて約5分煮る。かんぴょうが色よく煮えたらとり出す（手でちぎれる程度まで煮るが，やわらかくしすぎないこと）。しいたけは，そのまま煮汁を含ませるように煮る。煮上がったら軸をとり，薄切りにする。これらを太巻きの本数分に分けておく。
塩	2.0g(1.7ml)	〃 1.5～1.7％塩分	
砂糖	7g(12ml)	〃 5～6％糖分	
かんぴょう	5g	ゆでると8～10倍	
干ししいたけ	4g	戻すと4～5倍	
濃口醤油	8g(6.7ml)	戻した材料の1.6～1.8％塩分	
砂糖	6g(10ml)	〃 7～9％糖分	
干ししいたけの戻し汁	適量	ひたる程度	
厚焼き卵			③厚焼き卵を作る。調味料を加えた卵液をのりと同じ長さに厚焼きにし，棒状に切る。
卵	25g		④みつばは1％の塩（記載外）を入れた熱湯でさっとゆで，冷水にとって冷やす。
砂糖	1.3g(2ml)	卵の5％糖分	⑤紅しょうがはせん切りにする。
酒	1g		<巻き方>
塩	0.2g(0.17ml)	〃 0.8％塩分	①まな板の上に，巻きすの表側を上にして広げる。
サラダ油	適量		②焼きのりをあぶり，巻きすの上に表面を下にしておく。そのとき，巻きすの手前の端とのりの端をそろえておく。
紅しょうが	5g		③手を酢水（酢と水を1：1で合わせたもの）でしめらせて寿司飯をとり，のりの向こう側3～4cmくらいを残して広げる。このとき，両端が薄くならないように注意する。
みつば	15g		④寿司飯の手前から1/2のところを少しくぼませて，具を置く。
焼きのり	3g	1枚（巻き寿司用）	⑤巻きすの手前を両手で持ち，両手の人差し指，中指，薬指の3本の指で具を押さえながら手前から向こう側に向かって巻き，寿司飯の端と端を合わせるようにして巻き込む（図Ⅰ－12を参照）。
			⑥両端から指を入れて，両端の飯が浮かないように軽く押さえる。
			⑦右手で巻きすの上端を持ち，巻きすをはずす。
			⑧包丁を酢水でしぼった布巾でふきながら寿司を切り分ける。

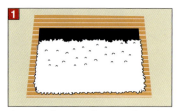

巻きすの上にのりをのせ、巻きすの手前の端にのりの位置を合わせる。寿司飯を、向こう側3〜4cm程を残し、のりの端まで高さが均一になるように広げる。

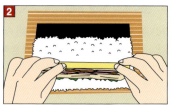

寿司飯の中央を少しくぼませ、そこに具を細かいものからのせていく。

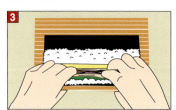

具を押さえながら、巻きすとのりを一緒に持ち上げ、飯の両端同士が付くように向こう側に巻いていく。

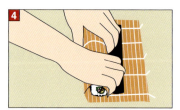

円筒形になるように、押さえる手の形と力に気を付けながら巻いていく。巻き終わったら寿司の両端を軽く押さえ、巻きすをはずす。

図Ⅰ-12　太巻き寿司の巻き方

表Ⅰ-9　寿司の具材に用いる乾物の味付け基準と煮方

食品名	吸水後の重量増加率（戻し方）	調味料の割合（重量%）				備　考
		出し汁	砂糖	醤油	食塩	
かんぴょう	8〜10倍（ゆでる）	30	7〜15	7〜15 戻した材料の1.5〜1.8%塩分		かんぴょうの質によっては煮くずれしやすいため、その場合は、あらかじめ煮汁を少なくする。
干ししいたけ	4〜5倍（微温湯で戻す）	50〜200	7〜15			戻し汁を出し汁として使う。しいたけの大きさや形により増減する。
高野豆腐	5〜6倍（湯で戻す）絞って3.5倍	80〜100	7〜10	醤油と塩の割合は仕上がりの色を考慮して決める。		形を保つために含め煮にするので、煮汁を多めにしている。

資料）山崎清子ほか『NEW 調理と理論』同文書院，p.96, 2011 を一部改変

飯　主食

ちらし寿司

江戸時代に一般家庭で祝事の際に作られるようになった。巻き寿司に比べて手軽に作れる。地方ごとに，その土地の食材を使った特徴あるちらし寿司がある。

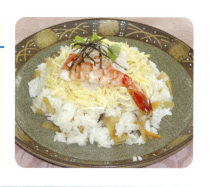

日本料理

材　料	基本調理（1人分）	調味％ ほか	材　料	給食への展開（1人分）	調味％ ほか
米	100g		米	100g	
水	130g	米重量×1.3倍＋こんぶ吸水量（こんぶ×5倍）－酒の体積	水	110g	米重量×1.3倍－酢の体積
酒	7.5g				
こんぶ	1.5g		こんぶ	0.2g	
合わせ酢			合わせ酢		
酢	16g(16ml)	米の13～16％	酢	15g	米の13～16％
塩	1.5g(1.25ml)	〃　1.5％塩分	塩	1.2g	〃　1.2％塩分
砂糖	6g	〃　3～7％糖分	砂糖	5g	〃　3～7％糖分
そぼろ			かんぴょう等乾物		
白身魚	20g		かんぴょう	3g	ゆでると8～10倍
砂糖	3g(5ml)		干ししいたけ	1g	戻すと4～5倍
みりん	1.5g(1.2ml)	魚の15～18％糖分	高野豆腐	1.5g	〃　6倍
塩	0.16g(0.13ml)	〃　0.8～1％塩分	干ししいたけの戻し汁	30g	
酒	1.5g		砂糖	3g	材料の0.8～1.0％糖分
食紅	少々		濃口醤油	4g	〃　1.5～2.0％塩分
かんぴょう			れんこん		
かんぴょう	5g	ゆでると8～10倍	れんこん	10g	
出し汁（かつお節）*	15g		酢	2g	
砂糖	3g(5ml)	ゆでたかんぴょうの6～7.5％糖分	水	13g	
酒	1.2g		砂糖	1g	れんこんの10％糖分
濃口醤油	5g(4.2ml)	〃　1.5～2.0％塩分	塩	0.1g	〃　1％塩分
しいたけ			にんじん		
干ししいたけ	2g	戻すと4～5倍	にんじん	10g	
干ししいたけの戻し汁	20g	干ししいたけの10倍	出し汁	15g	
砂糖	2.5g(4.2ml)	戻した干ししいたけの25～30％糖分	塩	0.1g	にんじんの1％塩分
濃口醤油	1g(0.8ml)	〃　1.5～2.0％塩分	砂糖	0.6g	〃　6％糖分
錦糸卵			えび		
卵	25g		しばえび	40g	冷凍のむきえび
砂糖	0.5g(0.8ml)	卵の2％糖分	出し汁	30g	
塩	0.1g(0.08ml)	〃　0.5～1％塩分	酒	2g	
にんじん			砂糖	0.8g	しばえびの2％糖分
にんじん	10g		塩	0.2g	〃　0.5％塩分
出し汁（かつお節）*	25g		錦糸卵		
塩	0.1g(0.08ml)	にんじんの1～1.2％塩分	卵	25g	
砂糖	1g(1.7ml)	〃　12％～13％糖分	塩	0.1g	卵の0.4％塩分
みりん	0.75g(0.6ml)		サラダ油	0.2g	
えび			さやえんどう	5g	
えび	25g	1尾			
塩	0.5g(0.4ml)	えびの2％塩分	甘酢しょうが	5g	
酢	2.5g	〃　10％			
砂糖	2.5g(4.2ml)	〃　10％糖分	きざみのり	0.5g	
さやえんどう	10g				
焼きのり	適宜				
甘酢しょうが					
しょうが	5g				
酢	2g	しょうがの40％			
水	1g	酢の1/2			
砂糖	1.3g(2.2ml)	しょうがの25％糖分			
塩	0.1g(0.08ml)	〃　2％塩分			

* p.33，表Ⅰ－4 参照

基本調理の作り方	給食への展開・作り方
寿司飯 ①寿司飯を作る（巻き寿司，p49，50 参照）。 ちらし寿司の具 そぼろ ①白身魚は血合いを除き，熱湯に入れて7分程度ゆで，皮，骨をていねいに除く。水気を拭いた後，粗く身をほぐしてからすり鉢ですって，よくほぐす。 ②①を鍋に入れ，湯せんにかけて箸4～5本でかき混ぜながら，塩，酒，みりんを入れる。パラパラとした状態になったら，1/3量の砂糖を加える。よく混ざったら残りの砂糖を同様に1/3量ずつ加えていく。ふんわりしてきたら，水でといた食紅を混ぜてうっすらと色を付け，少し加熱してから火を止める。 かんぴょう ①かんぴょうは，一度，水で洗ってから塩もみにして水洗いし，かんぴょうの10倍量の水を加えて，うっすら透き通るまでゆでる。ゆですぎに注意する。 ②①のかんぴょうを，水気をしぼって5mm幅に切った後，鍋に入れ，出し汁，調味料を加えて汁気がなくなるまで煮る。 しいたけ ①干ししいたけは，洗って，ぬるま湯につけて，十分吸水させて戻す。石づきをとった後，せん切りにする。 ②①の戻し汁を布でこす。この汁を出し汁とし，調味料を加えて汁気がなくなるまで①のしいたけを煮る。 錦糸卵 ①卵をときほぐして調味料を加える。油を十分ならしたフライパンに卵を入れ，薄焼き卵を作る。冷めたらせん切りにする。 にんじん ①にんじんは花形またはせん切りにし，かために下ゆでしておく。出し汁に調味料を加えた中で，色よく煮る。 えび ①えびは頭を除き，殻が付いたまま竹串に刺して1％塩分（記載外）の熱湯でゆでる。ゆで上がったら殻をとり，冷めてから腹の方から包丁を入れて開き，背腸をとって塩をする。30分ほどおいてから酢で洗い，砂糖を加えて10分くらいつけたらとり出して，酢をふきとる。 さやえんどう ①さやえんどうは筋をとり，塩を加えた熱湯で色よくゆでる。冷めたら，三等分くらいの大きさに切る。 焼きのり ①焼きのりは火でさっとあぶり，細く切る。 甘酢しょうが ①しょうがはせん切りにし，甘酢につける。	①出し汁をとっておく。 ②合わせ酢を作り，炊飯釜の数と炊いた飯の量と合わせて分けておく。 ③炊き上がった飯に，合わせ酢を平均に回しかけ，1分ほど蒸らしてから，しゃもじで切るように混ぜ，うちわであおぎ，余分な水蒸気をとばす。 ④具（かんぴょう，干ししいたけ）は㊱と同様に切る。高野豆腐は戻した後，1cmの色紙切りにし，かんぴょう，干ししいたけと合わせ，調味液の汁気がなくなるまで煮含める。 ⑤れんこんは，いちょう切りにし，酢水（記載外）につけ，褐変を防いだ後，調味液の汁気がなくなるまで煮含める。 ⑥しばえびは，かたくり粉をまぶしてもみ洗いし，水で洗っておく。沸騰した1％塩水（記載外）で軽くゆでた後，中心温度を確認する。出し汁に調味料を加えてさっと煮た後，煮汁につけたまま急冷する。 ⑦卵は，薄焼き卵を作り，錦糸卵に仕上げる。 ⑧にんじんはせん切りにし，かために下ゆでしておく。以下㊱と同じ。 ⑨さやえんどうは筋をとって斜切りにし，塩ゆでした後，急冷する。 ⑩甘酢しょうがは，食べやすい大きさに切る。 ⑪④～⑤の具を③の寿司飯に混ぜて器に盛り，⑥～⑩ときざみのりを彩りよく盛り付ける。 **応用**：⑥～⑩の具は，10人分の分量をあらかじめ割り出しておき，小分けにし盛り付けると手早く仕上げることができる。

しょうがのアントシアン系色素と酢の関係

しょうがに含まれるアントシアン系色素は酸性で赤くなるため，しょうがを甘酢につけると淡桃色に仕上げることができる。

飯　主食

いなり寿司

いなり寿司の形状は地域により異なり，関東では四角，関西では三角が主流となる。寿司飯に具を混ぜたものを詰めてもよい。

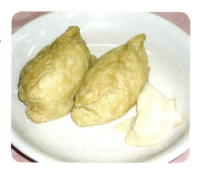

材　料	基本調理（1人分）	調味％ ほか	作　り　方
寿司飯	約90g	いなり寿司2個分	①寿司飯は人肌くらいに冷めたら，さっと炒ったごまを混ぜておく。
米	40g		②油揚げは横に1/2に切ってから口を開き，さらに，間をはがして袋状にする。これを熱湯で4〜5分ゆでて，油抜きをして，よく水気をきる。
水	54g	米の1.3倍＋こんぶ吸水量（こんぶ×5倍）－酒の体積	
酒	2g	米の5〜6％程度	
こんぶ	0.7g		③②の油揚げを鍋に調味液とともに入れて落とし蓋をして，弱火で20〜30分程度煮含める。煮汁がやや残るぐらいまで煮て，そのまま冷ましておく。
合わせ酢			
酢	7g	〃　15〜17％	
塩	0.6g(0.5ml)	〃　1.5〜1.6％塩分	
砂糖	2g(3.3ml)	〃　5〜6％糖分	
黒ごま	0.2g	好みによって増減	④油揚げは，軽くしぼって煮汁をきり，丸めた①の寿司飯を詰める。
油揚げ	30g	1枚	
砂糖	8g(13ml)	油揚げの25〜30％糖分	甘酢しょうが
みりん*	3g(2.5ml)		①しょうがは皮をむいて，繊維に対し平行に，ごく薄い薄切りにする。さっと熱湯に通し，塩を少々ふって冷まし，合わせ酢につけておく。
濃口醬油	7g(5.8ml)	〃　3〜3.5％塩分	
出し汁(かつお節)**	75g		
甘酢しょうが			
しょうが	15g		
酢	6g	しょうがの40％	
水	3g	酢の1/2	
砂糖	4.5g(7.5ml)	しょうがの25〜30％糖分	
塩	0.15g(0.13ml)	〃　0.7〜1.0％塩分	

*みりんの糖分は砂糖の約1/3
**p.33，表Ⅰ-4参照

甘酢しょうが

　材料をつけるためには多めの甘酢が必要なので，甘酢の調味料は通常の甘酢の2倍量程度にしてある。

日本料理

めん　主食

冷やしそうめん

食欲のない真夏だけでなく，消化もよいので病人にも向く主食である。暖かい汁で作る「にゅうめん」は，寒い季節でもおいしくいただける。たっぷりの湯でゆでた後，冷たい流水でもみ洗いしてよくぬめりをとると，めんにつやとコシが出る。

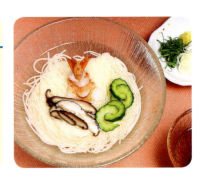

材　料	基本調理（1人分）調味% ほか		材　料	給食への展開（1人分）調味% ほか	
そうめん	90g		そうめん	90g	
きゅうり	15g		きゅうり	15g	
くるまえび	15g	1尾	むきえび	15g	
干ししいたけ*	2g	中1枚　戻して4～5倍	干ししいたけ*	2g	戻すと4～5倍
戻し汁＋出し汁（かつお節）**	15g		出し汁（かつお節）**	10g	
濃口醤油	0.7g(0.6ml)	戻した干ししいたけの1%塩分	濃口醤油	0.7g	戻した干ししいたけの1%塩分
みりん	1.5g	〃　　　　　　　5%糖分	みりん	1.5g	〃　　　　　　　5%糖分
水	適量	盛り付け用	水		盛り付け用
つけ汁			つけ汁		
かつお節	2.7g	（体積比）水：醤油：みりん＝4:0.8～1:0.7～1	出し汁（かつお節）**	60g	
みりん	19g(16ml)		みりん	9g	
薄口醤油	22g(18ml)		薄口醤油	15g	
水	90g		薬味		
薬味			ねぎ	5g	
ねぎ	7g		しょうが	5g	
しょうが	5g		青じそ	0.5g	
青じそ	0.5g				

*飾り切りにした生しいたけを味付けして用いてもよい。p.71, 図Ⅰ-21 参照
**p.33, 表Ⅰ-4 参照

基本調理の作り方	給食への展開・作り方
①えびは背わたをとり，尾の1節を残して殻をむく。腹開きにして中央に切れ目を入れ，そこに尾の先を差し込んで花えびにする（図Ⅰ-13 参照）。これを塩と酢（各記載外）を入れた湯で1分ほどゆでて，冷ましておく。 ②きゅうりは，板ずりして3～4cm長さに切り，菜箸で中心をくり抜いて5mm厚さの輪切りにし，蛇の目にする（図Ⅰ-14）。 ③干ししいたけは戻して石づきをとり，調味液で煮含めた後，薄切りにする。 〈つけ汁〉 ①鍋にみりんを入れ，火にかけて煮立てる。マッチでみりんに火をつけ，アルコール分をとばす（煮きりみりん）。 ②火が収まったら薄口醤油と水を入れる。煮立ったらかつお節を入れて火を弱め，30秒ほど煮立てたら火から下ろす。1分程度そのままおいてから，こす。 〈薬味〉 ①ねぎはごく薄い小口切りにし，さらしねぎにする。青じそは細いせん切りにし，水にさらしてからしぼる。しょうがはすりおろしておく。これらを薬味皿に盛る。 〈そうめん〉 ①そうめんの8～10倍量の湯をわかし，沸騰したらそうめんをばらばらと入れる。再び沸騰してきたら差し水をし，火を弱めて所定の時間ゆでる。ゆで上がったら，ただちにザルに上げて，流水で十分に冷ましながらもみ洗いをして，ぬめりをとる。 ②水と氷を張った器に①を入れ，具材を上に盛り付け，薬味とともに供する。	下調理：えびは少量のかたくり粉（記載外）でもみ，水洗いする。きゅうりは輪切りにし，熱湯に通したら急冷する。 調理手順：①えびは，ゆでて急冷しておく。②干ししいたけは，含め煮にする。③分量の調味料でつけ汁を作り，急冷しておく。④薬味は，ねぎは小口切り，青じそはせん切りにして，それぞれ水にさらした後，水気をきる。しょうがは，すりおろす。 ⑤そうめんは表示の通りゆでた後，ザルにとり水洗いし，水気をきる。⑥器にそうめんと具を盛って氷をのせ，つけ汁と薬味を添える。

つけ汁の希釈割合

そうめんをザルに上げていただく場合には薄めに，水に入れて食べる場合には濃いめにする。

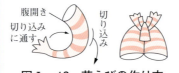

図Ⅰ-13　花えびの作り方

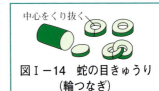

図Ⅰ-14　蛇の目きゅうり（輪つなぎ）

煮物　主菜

かれいの煮付け

かれいをはじめとする白身の魚は，生臭さが少なく，あっさりした味が特徴である。青魚や赤身の魚に比べて脂肪分が少ないため，煮すぎるとパサパサした食感になるので加熱時間や火力に留意する。

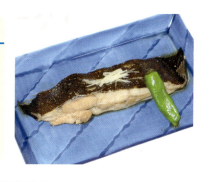

日本料理

材　料	基本調理（1人分）調味％ ほか		材　料	給食への展開（1人分）調味％ ほか	
かれい	100g		かれい	100g	切り身
煮汁			煮汁		
濃口醤油	10g(8.3ml)	材料の1.4～1.5％塩分	濃口醤油	8.5g	材料の1.2％塩分
砂糖	6g(10ml)	〃 3～6％糖分	砂糖	4g	〃 4％糖分
水	35g	〃 50％	水	25g	
酒	15g		酒	12g	
ししとう	5g	1本	しょうが	7g	
しょうが	10g				

基本調理の作り方	給食への展開・作り方
①かれいは，表の皮目に十文字の切り込みを入れる。 ②しょうがの半分は皮つきのまま薄切り，残りは細かいせん切りにする。 ③鍋に煮汁の材料と②の薄切りのしょうがを入れ，煮立ったら①のかれいを入れる。 ④ときどき煮汁をまわしかけながら，7～8分ほど煮る。ししとうを入れて，3分前後煮る。 ⑤④のかれいとししとうを器に盛り付け，②のせん切りのしょうがを盛る。	下調理：かれいの表の皮目に十文字の切り込みを入れ，洗って水気をきる。しょうがは皮をむき，せん切りにする。 調理手順：①煮汁の材料とせん切りしたしょうがを入れてひと煮立ちさせる。②①にかれいを入れ，クッキングペーパーで落とし蓋をして火を通す。

煮物の調味料の割合
→ p.55，表Ⅰ－10参照

表Ⅰ－10　煮物の調味料の割合（材料に対する重量％）

食品	調味料（％）				
	塩	醤油	塩分量 (塩＋醤油)	砂糖	酒
魚類	－	8～12	1.1～1.8	2～6	5
葉菜類	1	3	1.4～1.5	0～3	－
いも類	1	3	1.4～1.5	0～0.5	－
根菜類	1～1.5	－	1～1.5	5～10	0～3
	－	8	1～1.3		
肉類	－	8～12	1.1～1.8	0～5	5
	1.5	－	1.5		
豆類	0.8	3	1.2～1.3	30～35	－

※乾物の場合は，水に戻した材料に対する重量％を示している。
※出し汁量は鍋の大きさや材料の形・量によって増減する。
※含め煮の場合は出し汁，調味料量はここに示すよりも多くなる。

資料）山崎清子ほか『NEW 調理と理論』同文書院，p.24，2016に加筆，変更

表Ⅰ-11 煮物の種類と煮汁量および火力の目安

煮物の種類	煮方の特徴	用いる食材例	材料に対する煮汁量・火力の目安*		火力
			煮る時	仕上げ時の煮汁残量	
煮付け	煮汁を少なくし,短時間で煮上げる。煮しめほど煮込まない。	魚類一般	50～100%	1/4～1/3程度	強火
煮しめ	じっくり味をしみ込ませ煮汁を少なく仕上げる。	根菜類	40～70%	ほとんど残さない	中火
うま煮	甘辛く濃い味に仕上げる。	野菜,魚介類,肉類	30～50%		強火
照り煮	砂糖や醤油の煮汁を煮詰めて味を濃くし,照りを出す。	ごまめ,しいたけなど	ごまめ:150%しいたけ:25～40%前後		中火
炒り煮	比較的少量の煮汁で撹拌しながら煮上げる。	卯の花,ひじき,炒り卵など	10～60%		強火
炒め煮	油で炒めてから,出し汁・調味料を加えて短時間で煮る。	きんぴら,筑前煮など	20～40%		強火
含め煮	薄味のたっぷりの煮汁で,ゆっくり味を含ませる。	高野豆腐,いも類など	70～200%前後	1/3程度	弱火
煮込み	たっぷりの煮汁で比較的大きく切った材料を長時間煮る。	おでん,シチュー,ポトフ	100～200%	シチュー,ポトフ:1/2～2/3程度	弱火
煮浸し	ゆでた材料をたっぷりの煮汁でさっと煮る。	野菜類	80～100%	4/5程度	中火
白煮・青煮	食品の色等を損なわないように,醤油を使わず塩と砂糖で煮る,もしくは浸す。	ふき,れんこん,いかなど	150～200%	4/5～1程度	弱火

資料) 新調理学研究会編『基礎から学ぶ調理実習』オーム社,p.13,2006を改変・加筆

煮物　主菜

さばのみそ煮

しょうがとみそによる消臭・マスキング効果により，さばの生臭さが抑えられている。青魚であるさばには，魚の中でもDHAやEPA，ビタミンB_{12}，ビタミンDが豊富に含まれている。

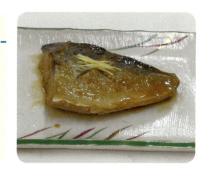

日本料理

材　料	基本調理（1人分）	調味％ ほか	材　料	給食への展開（1人分）	調味％ ほか
生さば	70g	1切れ（三枚おろし・切り身）	生さば	70g	1切れ
水	70g		水	28g	
酒	3.5g	さばの5％	みそ（淡色辛）	7g	さばの1.2〜1.5％塩分
砂糖	2.8g(4.7ml)	〃　3〜5％糖分	酒	3.5g	
濃口醤油	3.1g(2.6ml)	〃　1.3〜1.5％塩分	砂糖	2.1g	〃　3〜5％糖分
みそ（淡色辛）	3.7g	〔塩分比〕醤油：みそ＝1：1	しょうが汁	1.5g	
しょうが	2g	すりおろしたもの	しょうが	1.5g	針しょうが
しょうが	2g	針しょうが（天盛り用）			

基本調理の作り方	給食への展開・作り方
①さばは，水で手早く洗う。キッチンペーパーで水分をふきとり，皮目に十文字の切り目を入れる。 ②鍋に水と酒，砂糖，醤油を入れて煮立て，さばの切り身を皮目を上にして入れる。ひと煮立ちしたら，みそを水でゆるめて加える。 ③落とし蓋*をし，火を弱めて，鍋をときどきゆり動かしながら煮汁が最初の1/3〜1/4量程度になるまで煮る。最後におろししょうがを加えて，火を止める。 ④③を皿に盛り付け，天盛り用の針しょうがをのせる。	下調理：さばは水洗いし，水気をきっておく。針しょうがは，洗浄・消毒し，細いせん切りにして水にさらしておく。 調理手順：㊉使用。水と調味料，しょうが汁を煮立たせ，その中に，さばを，皮目を上にして重ならないように並べる。紙蓋で落とし蓋をして，弱火で煮込む。煮汁を煮詰めて，さばを盛り付けた後でかける。針しょうがをのせる。 応用：さばを，オーブンで下焼きしてから煮込むとくずれにくい。煮汁は，かたくり粉でとろみをつけてもよい。㊉使用の場合，コンビ機能130℃ 30分，湿度100％。

*穴をあけたクッキングシートやアルミホイルでもよい

煮魚の要領：魚肉たんぱく質と熱との関係

　魚肉を構成するたんぱく質のうち，筋原繊維たんぱく質（ミオシンなど）は45℃付近で熱変性を起こす。一方，その繊維の間を満たしている筋形質たんぱく質（ミオゲンなど）はこの温度では熱変性しないため，溶出しやすくなり，これが煮魚の煮くずれの原因となるとされる。したがって，煮くずれしないように煮魚を作るには，よく煮立った煮汁に魚を入れて煮汁の温度低下を最小限にとどめ，40〜50℃付近を素早く通過させることがポイントとなる。

みそコロイドの吸臭性

　コロイドであるみそには匂いを吸着する作用がある。そのため，煮魚に用いることで，不快な魚臭の原因物質であるトリメチルアミンなどをとり除くことができる。

煮物　主菜・副菜　弁当・正月料理（三の重）

筑前煮

「炒り鶏」とも呼ばれる。正月のおせち料理にも使われる。本来は日もちをよくするため濃い味付けに仕上げる料理ではあるが，通常は，低塩分にするとよい。

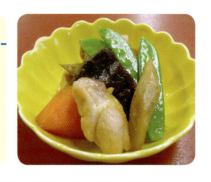

材　料	基本調理（1人分）調味％ ほか		材　料	給食への展開（1人分）調味％ ほか	
鶏肉（もも）	40g		鶏肉（もも）	40g	
サラダ油	4g(5ml)	鶏肉と野菜の3〜5％	A ［濃口醤油	2g	鶏肉の0.7〜0.8％塩分
A ［濃口醤油	3.4g(2.8ml)	鶏肉の1.2％塩分	酒	1g	
砂糖	1.6g(2.7ml)	〃 4〜6％糖分	サラダ油	4g	
みりん*	2.4g(2ml)		にんじん	20g	
にんじん	15g		ごぼう	15g	
ごぼう	15g		たけのこ	20g	ゆでたけのこ
たけのこ	20g	ゆでたけのこ	干ししいたけ	2g	戻すと4〜5倍
干ししいたけ	2.5g(1枚)	戻すと4〜5倍	B ［濃口醤油	6.2g	野菜の1.2〜1.3％塩分
B ［濃口醤油	5.4g(4.5ml)	野菜の1.2〜1.3％塩分	砂糖	3g	〃 　5％糖分
砂糖	3g(5ml)	〃 3〜4％糖分	出し汁（かつお節）**＋干ししいたけの戻し汁	20g	
出し汁（かつお節）**＋干ししいたけの戻し汁	50g		さやえんどう	5g	
さやえんどう	10g		塩	0.1g	さやえんどうの1％塩分
塩	0.1g(0.1ml)	さやえんどうの1％塩分			

*みりんに含まれる糖分は，砂糖の重量の約1/3として考える。
**p.33，表Ⅰ-4参照

基本調理の作り方	給食への展開・作り方
①干ししいたけはさっと洗って，ぬるま湯につけて戻し，軸を除き2〜4枚のそぎ切りにする。 ②鶏肉は一口大のそぎ切りにする。 ③たけのこ，にんじんは皮をむいて，ごぼうは皮をこそげて，一口大の乱切りにする。ごぼうは3％の酢水（記載外）につけてアク抜きをする。 ④さやえんどうは筋をとって洗い，塩をふっておく。 ⑤たっぷりの湯をわかして，湯の1％の塩を加え（記載外），さやえんどうを色よくゆでて盆ザルにとり，急冷する。同じ湯で，③のたけのことにんじんは1分程度，ごぼうは3分程度，下ゆでしておく。 ⑥サラダ油の半量を入れて熱した鍋に鶏肉を入れて炒め，色が変わったらとり出してAの調味料をかけておく。 ⑦⑥の鍋に残りのサラダ油を入れ，ごぼう，にんじんを炒め，次いで干ししいたけ，たけのこを加えて1分ほど炒め，干ししいたけの戻し汁と出し汁を加えて煮立てる。途中，ときどきアクを除くようにする。 ⑧⑦が煮立ったら中火にして4〜5分煮た後，Bの調味料を加えて7〜8分，さらに鶏肉を汁ごと加えて3〜4分煮て，最終的に煮汁が1/3〜1/2程度になったらさやえんどうを加えて火を止める。	**下調理**：鶏肉と野菜の切り方は，㊧に同じ。 **調理手順**：㊨使用。油の半量で鶏肉を炒め，Aで下味をつけておく。残りの油を野菜類に使う。さやえんどうを青ゆでし，急冷する。筑前煮を盛りつけた後でさやえんどうを添える。 **応用**：こんにゃく，さといも，れんこんを使用してもよい。また，さやえんどうの替わりには，さやいんげんやグリンピース（冷凍）を用いることができる。

調味料の割合
→ p.55，表Ⅰ-10参照

煮物　副菜

かぼちゃのそぼろあんかけ

あんによって適度なとろみが付くので、味が絡み、口当たりがよくなる。最近、市場に出回っているかぼちゃの中には、煮くずれしやすいものも多い。そのような場合には、所定の煮汁量になるまで一気に煮上げるとよい。

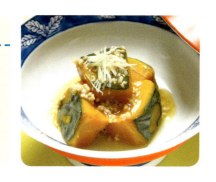

日本料理

材　料	基本調理（1人分）調味％ ほか		材　料	給食への展開（1人分）調味％ ほか		備　考
かぼちゃ	100g		かぼちゃ	100g		基給砂糖は、かぼちゃの甘味により増減する。
出し汁（かつお節）*	80g	かぼちゃの50〜80％	出し汁（かつお節）*	70g	かぼちゃの50〜80％	
砂糖	5g(8.3ml)	〃 　3〜5％糖分	砂糖	5g	〃 　3〜5％糖分	
塩	0.6g(0.5ml)	〃 　0.8〜1.0％塩分	塩	0.5g	〃 　0.8〜1％塩分	
濃口醤油	4g(3.3ml)	〔塩分比〕塩：醤油＝1：1	濃口醤油	3g	〔塩分比〕塩：醤油＝1：1	
酒	2.5g		酒	1g		
鶏ひき肉	15g	〃 　10〜15％	鶏ひき肉	15g	〃 　10〜15％	
かたくり粉	1.5g	できあがり煮汁の4％	かたくり粉	1g	できあがり煮汁の4％	
水	2.5g		水	2g		
しょうが	0.3g	針しょうが（天盛り用）	しょうが汁	0.5g		

*p.33、表Ⅰ-4参照

基本調理の作り方	給食への展開・作り方
①かぼちゃは種をとり除き、皮側が3〜4cm幅くらいのくし形に切る。これをところどころ皮をとって角切りにし、面とりする（図Ⅰ-15）。 ②鍋にかぼちゃを皮を下にして一段または二段に並べ、出し汁を入れて火にかけ、ひと煮立ちしたら調味料を加える。沸騰したら中火にして紙蓋をし、煮汁が1/3程度になり、かぼちゃに竹串をさして少しかための時に火を止める。 ③かぼちゃは蓋をしたまま5〜6分蒸らし、味を含ませ、少し冷ましてから形が崩れないように丁寧にとり出す。残った煮汁を火にかけ、ひき肉を加える。ひき肉に少し火が通ってきたらよくほぐし、水ときかたくり粉を加えてとろみをつけ、火からおろす。 ④しょうがは皮をむき、細いせん切り（針しょうが）にして水にさらした後、水をきっておく。 ⑤かぼちゃを深めの器に盛り、そぼろあんをかけ、針しょうがを上におく（天盛り）。	下調理：かぼちゃは種とわたをとり、3〜4cm大の角切りにする。 調理手順：③使用。①出し汁に調味料を入れ、よく混ぜておく。②ホテルパンに皮面を上にしたかぼちゃと①の2/3量を鍋に入れ紙蓋をし、さらにホテルパンの蓋をする。②コンビ機能130℃、湿度100％、15〜20分加熱する。③鶏ひき肉は、1/3量の①としょうが汁で煮て、水ときかたくり粉でとろみをつける。④②を器に盛り、③を上からかける。

あんかけに用いるかたくり粉の濃度
　→かきたま汁、p.36、表Ⅰ-5を参照

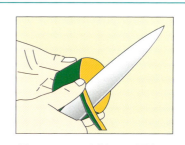

図Ⅰ-15　かぼちゃの面とり

煮物　副菜

ひじきの炒り煮

家庭の味の定番料理。季節の野菜であるふきやこまつな，だいずを入れてもよい。食物繊維やカルシウム，ヨウ素が補給できる。

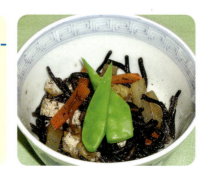

材　料	基本調理（1人分）	調味％ ほか	材　料	給食への展開（1人分）	調味％ ほか
ひじき（乾燥）	5g	戻すと5～7倍	ひじき（乾燥）	5g	戻すと5～7倍
油揚げ	5g		油揚げ	5g	
にんじん	20g		にんじん	20g	
こんにゃく	20g		こんにゃく	20g	
出し汁（かつお節）*	30g	材料の30～40％	出し汁（かつお節）*	15g	材料の15～20％
酒	6g		酒	1g	
みりん	3g(2.5ml)	〃 3～5％糖分	砂糖	3g	〃 3～5％糖分
砂糖	1.5g(2.5ml)		濃口醤油	6g	〃 1.0～1.2％塩分
濃口醤油	5g(4.2ml)	〃 0.9～1.2％塩分	サラダ油	1g	
サラダ油	適量		グリンピース	2g	冷凍（天盛り用）
さやえんどう	3g	1枚（天盛り用）			

*p.33，表Ⅰ-4参照

基本調理の作り方	給食への展開・作り方
①ひじきを戻す。ひじきはボウルに入れてよく洗い，水につけて30分～1時間浸す（1晩かけて戻してもよい）。戻したひじきは水気をきり，長い物は食べやすい長さに短く切って，長さをそろえておく。 ②油揚げは熱湯で油抜きしたあと3cmの短冊切り，にんじんも皮をむいて3cmの短冊切りにする。こんにゃくは熱湯でさっとゆでて薄く切った後，短冊切りにする。さやえんどうは筋をとってから色よく下ゆでをし，せん切りまたは1/2の大きさの斜め切りにする。 ③熱した鍋にサラダ油を入れ，にんじんを1～2分，続いてひじきを入れて，さらに1～2分炒める。 ④③に出し汁，油揚げを入れ，煮立ってきたら酒，みりん，砂糖，濃口醤油を入れる。中火にして煮汁が1/3量になるまでゆっくりと煮る。途中，アクが浮いてきたらとり除き，焦げ付かないように鍋を揺すって打ち返しながら加熱する。 ⑤④を器に盛り付け，②のさやえんどうを天に盛る。	**下調理**：ひじきは洗って水で戻し，水気をきっておく（長ひじきは5～7cmに切っておく）。油揚げとにんじんは㊱と同様に扱う。こんにゃくは短冊に切った後，塩でもんでからゆでて，水にさらしておく。グリンピースは解凍しておく。 **調理手順**：㊿使用。グリンピース以外の材料を油で炒め，出し汁と調味料を加える。沸騰したら火を弱め，汁気がなくなるまで加熱する。最後にグリンピースを散らす。

煮物　副菜

きんぴらごぼう

代表的な惣菜のひとつ。炒めてから煮る「炒め煮」という手法を使う。油で炒めることで，味にコクが加わるとともに，やわらかくなりすぎず，適度な食感に仕上がる。

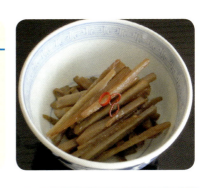

材　料	基本調理（1人分）	調味% ほか	材　料	給食への展開（1人分）	調味% ほか
ごぼう	50g		ごぼう	50g	
砂糖	1.5g(2.5ml)	ごぼうの3～5％糖分	砂糖	1.5g	ごぼうの3％糖分
濃口醤油	2.8g(2.3ml)	〃　0.8～1％塩分	濃口醤油	2.8g	〃　0.8～1％塩分
出し汁（かつお節）*	8g	〃　10～20％	出し汁（かつお節）*	3g	〃　6％
サラダ油	3g	〃　6～7％	サラダ油	2g	〃　4％
唐辛子	少々		唐辛子	0.01g	

＊p.33，表Ⅰ-4参照

基本調理の作り方	給食への展開・作り方
①ごぼうの皮をこそげ，せん切り（または，ささがき）にし，酢水につけてアクを抜く。2～3度水をとり替えた後，ザルに上げ，水気をきる。唐辛子は水にひたしてやわらかくした後，種をとって小口切りにする。 ②鍋に油を熱し，ごぼうを入れてよく炒める。 ③②に砂糖，醤油を加えて炒めながら味をしみ込ませる。ついで，出し汁を加えて汁がなくなるまで煮る。最後に，小口切りにした唐辛子を入れ，少し煮て仕上げる。	下調理：ごぼうはせん切りにし，水にさらす。唐辛子は，種をとり，小口切りにする。 調理手順：回使用。ごぼうを軽く炒め，出し汁と調味料を加えたら蓋をして煮る。ごぼうに火が通ったら蓋をとり，かき混ぜながら煮汁をとばす。煮汁がなくなりかけたところで唐辛子を加えて仕上げる。

用いる食材

　しゃきしゃきとした歯ごたえのある食感が特徴の料理のため，用いる食材はごぼうのほか，繊維質の多いれんこん，にんじん，だいこん，ヤーコンなども向く。香り付けとして，最後に少量のごま油を加えてもよい。また，辛味を好まない場合は，唐辛子の替わりにごまを用いるとよい。

煮物　副菜

さといもの含め煮

さといもが煮くずれないように，多めの汁の中で加熱し，途中で火を止めて，味を染み込ませる。この含め煮の方法は，いも類をはじめ，煮くずれしやすいかぼちゃや高野豆腐を煮るときにも使われる。

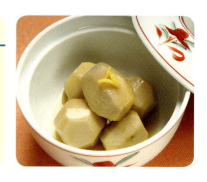

材料	基本調理（1人分）調味％ ほか		材料	給食への展開（1人分）調味％ ほか	
さといも	100g	皮つき120g	さといも	100g	
出し汁（かつお節）*	50g	さといもの 50～80％	出し汁（かつお節）*	50g	さといもの 50～70％
砂糖	5g(8.3ml)	〃 5～7％糖分	砂糖	5g	〃 5～7％糖分
酒	6g		酒	5g	
塩	0.8g(0.7ml)	〃 1.0～1.3％塩分	塩	0.8g	〃 1.0～1.2％塩分
濃口醤油	1.9g(1.6ml)	〔塩分比〕塩：醤油＝3：1	濃口醤油	1.9g	〔塩分比〕塩：醤油＝3：1
ゆず	適量	松葉ゆず			

＊p.33，表Ⅰ－4 参照

基本調理の作り方	給食への展開・作り方
①さといもは1個20～30gくらいの大きさに切り，皮をむいて面とりする。 ②たっぷりの熱湯で4～5分ゆで，水洗いをして，ぬめりを洗い落とす。 ③出し汁に砂糖と酒を加え，いもを入れる。煮立ったら火を弱め，約5分煮てから塩と醤油を加える。さらに約30分，ごく静かに煮たら火を止め，味を含ませる。 ④器に盛り，折れ松葉にととのえたゆず皮を天盛りにする。	下調理：さといもは皮をむき，食べやすい大きさに切った後，塩（記載外）でもんで下ゆでをし，水洗いしてぬめりをとる。 調理手順：②使用。①出し汁と調味料を鍋に入れ，沸騰させ，冷ましておく。②ホテルパンにさといもと①を入れ紙蓋をし，さらにホテルパンの蓋をする。③コンビ機能150℃，湿度100％，15～20分加熱する。

さといもの煮くずれ防止

いもの面をとるのは，煮くずれを防ぐためである。さらに煮くずれを防ぐには，0.5％みょうばん水につけて組織を引きしめ，その水で下ゆでするとよい。

含め煮

かぼちゃやいも類など，煮くずれしやすい材料を煮るときに用いる方法。薄味で大量の煮汁を用いて，弱火かつ長時間煮ることで材料に味をよくしみ込ませる。

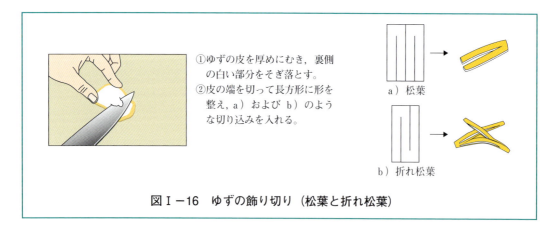

図Ⅰ－16　ゆずの飾り切り（松葉と折れ松葉）

煮物　副菜

ふきの青煮（含め煮）

ふきのもつ独特の香りが，春を感じさせる一品。たっぷりの煮汁の中で味を含ませるので，調味料は多めに加えている。

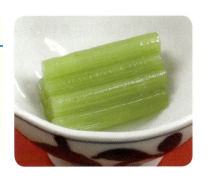

材　料	基本調理（1人分）調味％ ほか		材　料	給食への展開（1人分）調味％ ほか		備　考
ふき	25g		ふき	25g		基給 含め煮は煮汁を大量に残すので，調味料は多めにする。
出し汁	40g	ふきの1.5～1.6倍	出し汁	40g		
（かつお節）*			（かつお節）*			
砂糖	2.5g（4.2ml）	〃　10％糖分	砂糖	2.5g	ふきの10％糖分	
塩	0.6g（0.5ml）	〃　2.5％塩分	塩	0.6g	〃　2.5％塩分	

*p.33，表Ⅰ－4 参照

基本調理の作り方	給食への展開・作り方
①ふきは塩（ふきの重量の2％量，記載外）をまぶしてこすり，太いものから順に沸騰湯に入れ，3～5分ほどゆでる。水にとったら切り口から皮を起こして引きむく。調味するまで水にひたしておく（1日以内）。 ②出し汁，砂糖，塩を鍋に合わせ，ふきをさっと煮たらとり出し，皿に広げて冷ます。煮汁は冷めてからふきにかけて，味をしみ込ませる。 ③長さをそろえて切り，盛り付ける。	下調理：ふきは，基と同様に下処理をし，あらかじめ4cm長さに切って水洗いし，水気をきっておく。 調理手順：回使用。出し汁，砂糖，塩を釜に入れ，ふきをさっと煮たら，ふきだけをとり出し，バットに広げて煮汁とは別にして急冷する。急冷させた煮汁をふきにかけ，味をしみ込ませる（2～3時間）。味がしみたら盛り付ける。

青煮の手法
　食材の色や歯ごたえを残すために用いる方法。材料を煮汁でごく短時間煮たあとにとり出し，冷ます。これを，冷ましておいた煮汁にひたし，味をしみ込ませる。

含め煮の手法
　→さといもの含め煮，p.62 参照

煮物　副菜　正月料理（三の重）　松花堂弁当

梅花にんじん

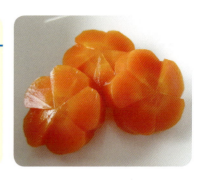

梅は，松や竹とともに新春を祝うおめでたい縁起物である。飾り切りをして立体感をもたせることで，華やかな演出ができる。にんじんの鮮やかなオレンジ色も，おせち料理のアクセントとして欠かせない。

材　料	基本調理（5個分）	調味％ ほか	材　料	給食への展開（5個分）	調味％ ほか	備　考
にんじん*	60g	形成前の重量として100g	にんじん*	60g	形成前 100g 発注量として170％	基 給 にんじんは，金時にんじんや御前にんじんなど色鮮やかものがよい。型で抜くので，太めのものを購入する。細いと梅花が小さく，盛り付け時の見栄えがしない。
煮汁			煮汁			
出汁（かつお節）**	60g	にんじんの100％	出汁（かつお節）**	20g	にんじんの30％	
塩	0.3g（0.25ml）	〃 1％塩分	塩	0.3g	〃 1％塩	
薄口醤油	2g（1.7ml）	〔塩分比〕塩：醤油＝1：1	薄口醤油	2g	〔塩分比〕塩：醤油＝1：1	
砂糖	2g（3ml）	〃 5％糖分***	砂糖	2g	〃 5％糖分***	
みりん	3g（2.5ml）		みりん	3g		
酒	2g		酒	2g		

*用いるにんじんの太さにより，梅花にんじんの厚みや1人分の枚数を考慮する。
**p.33，表Ⅰ-4参照
***調味％は，飾り切り後のにんじん正味重量に対して用いる。

基本調理の作り方	給食への展開・作り方
①にんじんはよく洗い，輪切りにしてから，梅型で抜き，梅花にととのえる。梅型がない場合は，一度，五角形に形をととのえてから，梅花に切る（図Ⅰ-17，図Ⅰ-18）。1.2cm厚さの梅花にんじんが5枚とれたら，一度水洗いする。 ②①にかぶるくらいの水を加え，強火で2分ほどかためにゆで，ザルに上げる。 ③鍋に②と煮汁を入れ，紙の落とし蓋をし，さらに鍋蓋をして，ごく弱火で竹串が刺さる程度まで煮る。煮上がったら，煮汁につけたまま冷やして味を含ませる。	下調理：にんじんは1cm厚さの輪切りにし，梅型で抜く。切り終えたら，水にさらし，水気をきっておく。 調理手順：にんじんを煮汁の中に入れ，落とし蓋をして煮含める。煮えたら，煮汁につけたまま急冷して，味を含ませる。 別法：㋐スチーム機能使用。①にんじんを穴あきパンに入れ，スチームで10分加熱する。②煮汁は鍋で一度沸騰させる。③ホテルパンに①を並べて入れ，②を注ぎ入れたら紙蓋をし，さらにホテルパンの蓋をして，コンビ機能140℃，湿度100％で5～10分加熱する。

梅花にんじんの切り方

①4～5cm厚さの五角柱に切る。②一辺の真ん中にV字に切り込みを入れる。③角を落としながら丸く花型にむく。1cmくらいの厚さに切る。④それぞれの花びらのくぼみから中心に向かって，5本の切り込みを入れる（手前は深く，中心は浅く）。⑤花びらのカーブの1/3と中心を結び，④の切り込みに向かって斜めに包丁を入れ，切り込んだ部分をそぎとり，花びらを浮き立たせる。

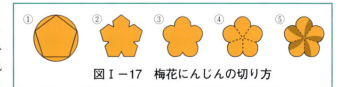

図Ⅰ-17　梅花にんじんの切り方

ねじり梅（ねじ梅）

花びらから中心に向かっての切り込みを直線ではなくカーブに入れる。すると，風車のようなやわらかい印象の飾り切りのにんじんになる。

図Ⅰ-18　ねじり梅

煮物　副菜　正月料理（三の重）　松花堂弁当

手綱こんにゃく

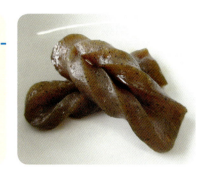

馬を引く手綱に似せた飾り切りで、見た目が楽しい。「ねじりこんにゃく」、または、飴の一種である有平糖に似ているので「有平こんにゃく」ともいう。重箱などに連続して縦長に盛り込むと、手綱の形がはっきりと見えてくる。

材　料	基本調理（4個分）調味%ほか		材　料	給食への展開（4個分）調味%ほか		備　考
こんにゃく	80g		こんにゃく	80g		墨 絵 こんにゃくは、黒と白のどちらでもよい。盛り付け時の色彩バランスを考慮して選ぶとよい。
煮汁			煮汁			
出し汁（かつお節）*	65g	こんにゃくの80〜100%	出し汁（かつお節）*	25g	こんにゃくの30%	
濃口醤油	11g（9ml）	〃　2％塩分	濃口醤油	6g	〃　1.1％塩分	
砂糖	5g（8ml）	〃　10％糖分	砂糖	3g	〃　5〜6％糖分	
みりん	9g（8ml）		みりん	3g		
酒	6g		酒	2g		

＊p.33、表Ⅰ-4参照

基本調理の作り方	給食への展開・作り方
①こんにゃくは、表面に塩（記載外）をつけてよくもんでから水洗い後、縦6cm、横2cm、厚さ8mmくらいの短冊切りにし、中央に1本の縦方向の切り込みを入れる。一端を切り目にくぐらせて通し、手綱の形にする（図Ⅰ-19参照）。 ②①を鍋に入れ、こんにゃくがかぶる程度の水を入れてゆでる。沸騰後2〜3分ゆでたら、アクを除くために水洗いする＊。 ③②を再び鍋に戻し入れ、煮汁を加えて強火にかける。煮立ってきたらアクをとり、落とし蓋をして、汁気がほとんどなくなるまで中火で煮含める。十分冷めてから、器に盛り付ける。	下調理：こんにゃくは短冊に切った後で塩（記載外）でもみ、少しおいてから、たっぷりの水でゆっくりゆでる。その後、水にさらす。手綱にする場合は、この作業の後で行う。 調理手順：煮汁とともに鍋に入れ、落とし蓋をして、汁気がほとんどなくなるまで煮含める。 別法：ⓢコンビ機能使用。①煮汁を混ぜておく。②ホテルパンにこんにゃくと①を入れ、ホテルパンの蓋をしてコンビ機能140℃、湿度100％で20分加熱後、とり出して味を含ませる。

＊手綱の形にしてから下ゆですると、形が保たれるとともに味の浸透がよくなる。

こんにゃくの扱い

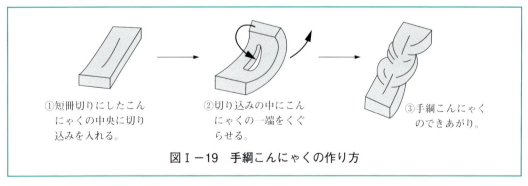

図Ⅰ-19　手綱こんにゃくの作り方

①短冊切りにしたこんにゃくの中央に切り込みを入れる。
②切り込みの中にこんにゃくの一端をくぐらせる。
③手綱こんにゃくのできあがり。

煮物　副菜　正月料理（三の重）松花堂弁当

亀甲しいたけ

鶴亀は昔から祝いの席の細工に用いられてきたもので，亀甲しいたけは長寿の亀の甲羅に見立てた縁起物の煮物である。肉厚である小ぶりのどんこの干ししいたけが適している。

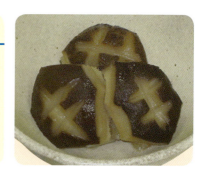

材　料	基本調理（4個分）	調味％ ほか	材　料	給食への展開（4個分）	調味％ ほか	備　考
干ししいたけ* （形成後のもの） 煮汁	28g	乾物1枚約2g 戻すと4～5倍	干ししいたけ 煮汁	8g	戻すと4～5倍	基 肉厚のどんこが適する。
干ししいたけの戻し汁	56g	形成後干ししいたけの200％	干ししいたけの戻し汁	30g	戻した干ししいたけの75～100％	給 亀甲にせず，丸のまま用いる。
濃口醤油	2.6g(2.1ml)	〃　1.2～1.5％塩分	濃口醤油	2g	〃　0.7～1.0％塩分	
砂糖	1.1g(1.8ml)	〃　7～10％糖分	砂糖	3g	〃　10～13％糖分	
みりん	5g(4.2ml)	〔糖分比〕砂糖：みりん＝2：3	みりん	3g		
酒	5g	〃　18％	酒	3g		

*p.50，表Ⅰ-9参照

基本調理の作り方	給食への展開・作り方
①干ししいたけは軽く水洗いしてボウルに入れ，かぶる位の水で5～6時間から一晩浸漬する。浸漬後，戻し汁は煮汁に用いるので，こしておく。 ②①が十分やわらかく戻ったら，両手で軽く押さえて水気をしぼり，軸を3mm程度残して切り落とす。丸いしいたけを亀の甲羅のように六角形に切り，形をととのえる。さらに，甲羅に見立てて，表面に縦1本，横2本，くさび型の切り込みを入れてもよい。 ③②を鍋に入れ，①のしいたけの戻し汁を加えて沸騰するまで強火で煮る。 ④沸騰したら弱火にして，アクをとりながら5～6分煮る。ここに砂糖を加え，紙蓋をして2～3分煮る。続いて濃口醤油と酒を加え，味が含むまでよく煮て，最後にみりんを加えて照りを出す。 ⑤煮えたらそのまま冷やして，味を含ませる。	**下調理**：干ししいたけはさっと洗い，戻しておく。十分戻ったら軸をとり，軽く水気をしぼっておく。しいたけの戻し汁はこしておく。 **調理手順**：煮汁の材料とともに鍋に入れ，落とし蓋をして，汁気がほとんどなくなるまで煮含める。 **別法**：㋐コンビ機能使用。①煮汁は鍋で一度沸騰させる。②ホテルパンにしいたけの傘が上になるよう並べ入れ，①を注ぎ入れ紙蓋をし，さらにホテルパンの蓋をしてコンビ機能140℃，湿度100％で20分加熱する。

干ししいたけのうま味成分と扱い方

　干ししいたけのうま味は，5'-グアニル酸のほか，グルタミン酸，アラニン，フェニールアラニン，ロイシンなどのアミノ酸や甘味のあるマンニットなどによるものである。できるだけ低温で時間をかけて戻すのがよい。水温5℃で5時間以上，水温25℃では2.5時間くらいで好ましい膨潤になるといわれる。従来，急ぐときはぬるま湯で戻すとよいといわれていたが，40℃以上ではうま味成分の分解が起こり，50℃以上では膨潤しにくくなるので注意する。

乾物の戻し重量

　→p.50，表Ⅰ-9参照

煮物　副菜　正月料理（三の重）松花堂弁当

さやえんどうの青煮

青煮とは，緑色の豆や野菜など材料の色を活かして煮上げる方法。生命力を感じさせる緑鮮やかなさやえんどうの青煮は，1年中青々と茂る竹の笹に見立てて，煮物のアクセントとして添えられることが多い。

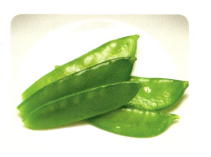

日本料理

材料	基本調理（12枚分）調味% ほか		材料	給食への展開（12枚分）調味% ほか	
さやえんどう	18g	1枚1.5gで12枚	さやえんどう	18g	
煮汁			煮汁		
出し汁（かつお節）*	36g	さやえんどうの200%	出し汁（かつお節）*	18g	さやえんどうの100%
塩	0.6g(0.5ml)	出し汁の1.5〜2.5%塩分	塩	0.1g	出し汁の1%塩分
薄口醤油	0.8g(0.7ml)	〔塩分比〕塩：醤油＝5：1	薄口醤油	0.5g	〔塩分比〕塩：醤油＝5：4
砂糖	3g(5ml)	〃　10〜14%糖分	砂糖	1g	〃　5%糖分
みりん	4g(3ml)				

＊p.33，表Ⅰ-4参照

基本調理の作り方	給食への展開・作り方
①さやえんどうはへたを折り，そのままさやの脇部分に沿ってスーッと引くようにして筋をとる。片方ずつ両側の筋をとるが，つめ（花のあと）を活かすときは，片方だけをとればよい。 ②たっぷりの熱湯に1%の塩（記載外）を入れて，①を歯ごたえが残る程度に短時間，青ゆでし，ゆであがったら手早く盆ザルに広げて冷ます＊。 ③煮汁をひと煮立ちさせたところに②を入れ，さっと煮たら引き上げ，急冷する。一方，煮汁もボウルに移し，氷水を入れたひと回り大きなボウルに浮かべて急冷する。 ④煮汁が冷めたら③のさやえんどうをつけて，中まで味を含ませる（青煮）＊＊。	**下調理**：さやえんどうは洗浄後，へたと片方の筋を除く。 **調理手順**：さやえんどうを青ゆでし，素早く放冷する。煮汁をひと煮立ちさせて冷却する。冷却した煮汁とさやえんどうを合わせてつけ込み，味を含ませる。 **別法**：㋐スチーム機能使用。①煮汁は，一度沸騰させ，急冷する。②穴あきパンに，塩（記載外1%）をまぶしたさやえんどうを並べ，スチームモードで1分加熱後，急冷する。③①と②を合わせて，味を含ませる。

＊さやえんどうの甘味を生かすため，水っぽくならないように冷水にはとらない。
＊＊さやえんどうの青煮を盛り付けるときは，あえてつめを活かすとよい。また，先端をV字にカットすると矢羽根の形になる。さやえんどうが大きい場合は二等分する。

緑色野菜をゆでる際の要領
→ほうれん草のおひたし，p.84参照

給食への展開のポイント

ゆでた緑色野菜の冷却方法
　水で冷却する場合とブラストチラー（急速冷却器）を使用する場合とがある。水冷の場合，消毒済みのシンクや釜などを使用し，流水冷却により速やかに温度を下げる。さやえんどうやブロッコリーなど水冷すると水っぽくなる緑色野菜は，ブラストチラーの冷却が適している。これらの野菜をスチームコンベクションオーブンでスチーム加熱する場合，ホテルパンの共用が可能なため容器を移し替える必要がない。

煮物　副菜　正月料理（三の重）松花堂弁当

高野豆腐の含め煮

紀州高野山の宿坊で作りはじめたので，この名がある。長野県や東北では，その製法から「凍み豆腐」と呼ばれる。スポンジ状の豆腐がたっぷりの煮汁を含み，消化もよく，老若男女に好かれる味である。

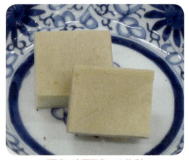

（写真：高野豆腐1/2枚分）

材　料	基本調理（高野豆腐1枚分）調味％ ほか		材　料	給食への展開（1人分）調味％ ほか	
高野豆腐* （戻した後，軽くしぼったもの）	60g	乾物1枚約18g 戻すと5～6倍（しぼって3.5倍）	高野豆腐 （戻した後，軽くしぼったもの）	9g (60g)	1/2枚
煮汁			煮汁		
出し汁（混合）**	130g	戻して軽くしぼった高野豆腐の2～2.5倍	出し汁（かつお節）*	70g	
塩	1g(0.8ml)	出し汁の0.9～1.2％塩分	塩	0.4g	出し汁の0.8～1％塩分
薄口醤油	2g(1.7ml)	［塩分比］塩：醤油＝3：1	薄口醤油	0.8g	［塩分比］塩：醤油＝3：1
砂糖	9g(15ml)	〃　6～10％糖分	砂糖	5g	〃　7～8％糖分
酒	4g		酒	2g	

＊p.50，表Ⅰ－9参照
＊＊p.33，表Ⅰ－4参照

基本調理の作り方	給食への展開・作り方
①高野豆腐はボウルに入れ，10倍以上のたっぷりの温湯（60℃）を注ぎ，浮かないように落とし蓋をして，十分吸水させる。十分やわらかく大きく膨潤したら，両手にはさんで軽く押さえ，内部の水気をしぼり出す。再び新しい水を吸水させてまたしぼり，これをしぼり汁がにごらなくなるまでくり返す。最後に，食べやすいよう，1枚を4等分に切る。 ②鍋に煮汁を入れて加熱する。煮汁が煮立ったところに①を入れて落とし蓋をし，弱火で20～30分煮たら火からおろし，煮汁につけたまま冷まして味を含ませる。	下調理：高野豆腐は戻して，1/4に切る。 調理手順：鍋に煮汁を入れて加熱し，煮立ったら高野豆腐を入れ，落とし蓋をして煮る。沸騰したら弱火にして，さらに20分程度煮る。煮えたらそのまま置いて，味を浸透させる。 別法：Ⓐコンビ機能使用。①煮汁を混ぜておく。②H65mmホテルパンに戻した高野豆腐と①を入れて紙蓋をし，さらにホテルパンの蓋をしてコンビ機能140℃，湿度100％で15～20分加熱後，煮汁を含ませる。

高野豆腐の調理（戻し方など）

　高野豆腐には，かつては膨潤加工剤としてアンモニアガスを使用していたが，現在は炭酸水素ナトリウム（重曹）を用いているものがほとんどである。後者のものは，あらかじめ戻す必要のないものが多く，熱湯につけるととけるものがあるので，注意が必要である。そのため，戻し方は，表示のとおりに行うとよい。

煮物　副菜

ふろふきだいこん

旬が冬場のだいこんは，甘くて煮くずれしにくいのが特徴である。米のとぎ汁で下ゆですると，アクをとり除くことができる。練りみそは，みその種類を変えたり，ねぎやひき肉を加えるなどアレンジすると，いろいろな料理にも活用できる。

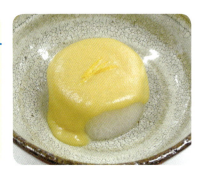

材料	基本調理（1人分）	調味% ほか	材料	給食への展開（1人分）	調味% ほか
だいこん	100g	成形前の重量として150g	だいこん	100g	1人1個
米のとぎ汁	150g	だいこんの180〜200%*	米のとぎ汁	100g	
出し汁（こんぶ）**	100g	〃　　120〜140%*	出し汁（かつお節）**	80g	
練りみそ		でき上がり 30〜35g程度	練りみそ		
白みそ	20g	〃　　の1%塩分	白みそ	20g	でき上がりの1%塩分
卵黄	3g		みりん	3g	〃　　1%糖分
みりん	3g(2.5ml)	〃　　の1%糖分	酒	2g	
酒	7g		出し汁（かつお節）**	2〜3g	みそのかたさで調整
出し汁（こんぶ）**	10g		ゆずの皮	0.5g	
ゆずの皮	0.8g				

*だいこんの太さや量，鍋の大きさなどにより変動する。
**p.33, 表Ⅰ-4 参照

基本調理の作り方	給食への展開・作り方
①だいこんを下ゆでする。だいこんは3〜4cm厚さの輪切りにし，厚めに皮をむいて繊維をとり除き，角を浅く面とりした後，片面に深さ1cm程度に十文字の隠し包丁を入れる。 ②鍋に米のとぎ汁をたっぷり入れて火にかける。沸騰してきたら火を弱めて，15分程度ゆでる。竹串がすっと入るまでやわらかくなったら水にとり，くずさないように注意してとぎ汁を洗い流す。 ③②のだいこんを再び鍋に入れ，出し汁を加えて火にかけ，10分程度煮る。 ④練りみそを作る。大きな鍋に白みそ，卵黄を入れて，木じゃくしでよく混ぜ合わせる。 ⑤別鍋にみりん，酒を入れて火にかける。アルコール分が飛んだら④の鍋に入れ，最初は強火，沸騰してきたら弱火にして，鍋底が焦げないように注意しながら，10〜15分程，よく練る。ついで，出し汁を入れて，適宜ゆるめる。 ⑥③のだいこんを器に盛り付けて⑤の練りみそをのせ，天盛りにせん切りにしたゆずの皮をあしらう。	下調理：だいこんは皮をむき，輪切りにして面とりと隠し包丁を施す。米のとぎ汁で下ゆでし，水にとる。ゆずの皮は，生食用に消毒し，みじん切りにしておく。 調理手順：①下ゆでしただいこんに出し汁を入れ，やわらかくなるまで静かに煮込む。②練りみそを作る。調味料をすべて合わせ，静かに練りながら加熱する。③器に①をのせ，②をかけてゆず皮を添える。

だいこんの下ゆでに用いるとぎ汁の役割：だいこん特有のにおいやえぐみは，含まれるシュウ酸によるもの。これをとり除くには，だいこんを米のとぎ汁，または少量の米を入れて下ゆですとよい。これは，米の糠部分に含まれるカルシウムが，だいこんのシュウ酸と結合して湯にとけ出すためである。

隠し包丁：火の通りをよくし，味をしみ込みやすくするため，盛り付け時に裏側になる方に切り込みを入れること。野菜類，いも類のほか，大ぶりの魚にも用いられる。

面とり：→かぼちゃのそぼろあんかけ, p.59 参照

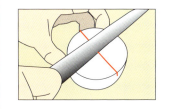

図Ⅰ-20　だいこんの隠し包丁

日本料理

日本料理

蒸し物　副菜

茶碗蒸し

卵液は，適温を維持して加熱することで，きめ細かく，なめらかに仕上がる。最近では，卵液の希釈倍率を上げた，やわらかなものが好まれている。

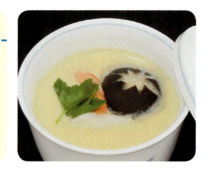

材　料	基本調理（1人分）調味％ ほか		材　料	給食への展開（1人分）調味％ ほか	
鶏肉（ささみ）	10g		鶏肉（むね）	10g	
えび	20g	1尾	むきえび	10g	
ぎんなん	4g	2個	塩	0.05g	
かまぼこ	8g		酒	0.3g	
生しいたけ	10g	1個	ぎんなん	2g	1個，水煮または缶詰
にんじん	5g		かまぼこ	8g	
みつば	1.5g		生しいたけ	5g	
卵液			にんじん	5g	
卵	25g	〔体積比〕*	みつば	1g	
出し汁(かつお節)**	100g	出し汁：卵＝3〜4：1	卵液		
塩	0.4g(0.3ml)	卵＋出し汁の0.6〜0.7％塩分	卵	30g	〔体積比〕
薄口醤油	2.2g	〔塩分比〕塩：醤油＝1：1	出し汁(かつお節)	90g	出し汁：卵＝3〜4：1
			塩	0.4g	卵＋出し汁の0.6〜0.7％塩分
			薄口醤油	2g	〔塩分比〕塩：醤油＝1：1

*p.71，表Ⅰ−12 参照
**p.33，表Ⅰ−4 参照

基本調理の作り方	給食への展開・作り方
①鶏肉は薄くそぎ切りして，薄口醤油（記載外）で洗っておく。 ②えびは殻をむいて背わたをとり除き，かたくり粉と塩（記載外）を少量ずつもみ込んで洗い，水気をふきとっておく。 ③ぎんなんは鬼皮を割りむいて，ゆでながら薄皮をむく。 ④しいたけは石づきをとり，飾り切りにする*。 ⑤にんじんは5mmの厚さの花型**に切り，さっとゆでておく。かまぼこは薄切りにしておく。 ⑥出し汁を塩と薄口醤油で調味し，といた卵を加え，泡立てないように注意しながら布巾でこす。 ⑦器に鶏肉，えび，ぎんなん，かまぼこ，にんじん，しいたけの順に入れ，⑥の卵液を注ぎ入れる。これを，蒸気の上がった蒸し器に入れて蓋をし，85〜90℃で20分前後蒸す。途中，3cm長さの切りみつばを入れる（下ゆでの後に結びみつばにし，蒸し上がった茶碗蒸しに盛り付けてもよい）。	**下調理**：卵の扱いはp.22参照。出し汁は，冷ましておく。えびは塩と酒で下味を付ける。にんじんは短冊切り，しいたけは軸をとり薄切り，かまぼこも薄切りにする。みつばは2cmほどの長さに切る。 **調理手順**：①ほぐした卵に調味料を合わせ，こしておく。②みつば以外の具と①を器に入れて最後にみつばをのせ，85〜90℃で蒸す。時間は，量により8〜14分程。 **別法**：㋐スチーム機能使用。スチームモード85℃，湿度100％で15〜20分が加熱の目安である。

*p.71，図Ⅰ−21 参照
**切り方 p.64，図Ⅰ−17 参照

卵の熱凝固性

卵は，熱凝固性，起泡性，乳化性などの調理性を有し，これらの性質がさまざまな料理に用いられているが，ここでは熱凝固性について述べる。卵の卵黄は65℃からゲル化がはじまり，80℃で凝固する。これに対し，卵白は約60℃からゲル化しはじめ，80℃で凝固する。そのため，卵の凝固は温度や加熱速度に依存する。牛乳や出し汁などで希釈した卵液を加熱した場合，これらに含まれるNa^+やCa^{+2}，高分子物質が水に不溶性のたんぱく質（オボグロブリン）を可溶化させ，熱凝固を促進させる。一方，砂糖は保護コロイドとなって凝固を阻害する。また，希釈卵液を加熱凝固させる際，加熱しすぎると「すだち」という現象が起こる。これは卵のたんぱく質が高温加熱によって強く熱変性し，その間にある水が押し出される現象で，見た目や口当たりが悪くなる。これを防ぐには，蒸し器内の温度を85～90℃に保ち，15～20分を目安に加熱するとよい。

表Ⅰ-12　各料理における卵液の体積割合*

料理名	希釈割合	
だし巻き卵	卵　3～5	出し汁　1
茶碗蒸し	卵　1	出し汁　3～4
ロワイヤル	卵　1	牛乳（＋出し汁）1
卵豆腐	卵　1	出し汁　1
カスタードプディング	卵　1	牛乳　2.4～4
オムレツ	卵　1	牛乳　0～0.3

*少人数分の卵液を調製する場合は，卵：牛乳および出し汁の比重を，水とほぼ等しいものとして考える。

結びみつばの作り方

→吉野鶏のすまし汁，p.33 参照

図Ⅰ-21　生しいたけの飾り切り

焼き物　主菜

にじます（あじ）の塩焼き

調味料に塩だけを用いて，シンプルにいただく料理。そのため，素材の味や鮮度，焼き方が，おいしさや見た目に大きく影響する。

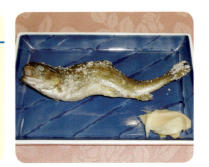

材　料	基本調理（1人分）調味％ ほか		材　料	給食への展開（1人分）調味％ ほか	
にじます	120g	1尾，あじでもよい	あじ	70g	1尾
塩	2.4g（2ml）	魚の2％塩分	塩	0.7g	魚の1％塩分
しょうが	20g		甘酢しょうが	10g	
甘酢		しょうがと同量			
出し汁（かつお節）*	6g	しょうがの30％			
酢	6g	出し汁と同量			
砂糖	5g（8.3ml）	しょうがの25〜30％糖分			
塩	0.2g（0.16ml）	〃　　0.7〜1.0％塩分			

*p.33，表Ⅰ-4参照

基本調理の作り方	給食への展開・作り方
①にじますは新鮮なものを用意し，えらと腸を出す。あじの場合は，ぜいごをとり除く。 ②①を水洗いしてザルに上げ，両面に塩をふって15分置く。 ③②をさっと水洗いして，水気をふきとり，うねり串*を打つ。上身の胸びれをえらぶたの中に入れたら上身側に化粧塩（記載外）をふる。 ④強火で上身側から適度な焦げ目が付くまで焼き，下身側は中火でゆっくり焼く。火から下ろし，熱いうちに③でえらぶたに入れた胸びれを出し，金串を少し回し，冷めてから串を抜く。 ⑤頭を左に腹を手前にして皿に盛り，甘酢しょうがを添える。 〜甘酢しょうが（甘酢漬）の作り方〜 しょうがは皮をむいて，繊維に対して平行のごく薄い薄切りにして熱湯にさっと通し，甘酢につける。	下調理：下処理・洗浄後に塩をふり，30分程おいて，下味を付ける。 調理手順：④使用。天板に油を塗るか，クッキングシートを敷き，頭が左，腹が手前にくるように並べて焼く。甘酢しょうがは，食べやすい大きさに切り，前盛りとする。 別法：②コンビ機能使用。ホテルパンにアルミホイルを敷き，焼き網をのせた上に，盛り付けたときに上になる側を上にして並べる。コンビ機能260℃，湿度100％で加熱する。加熱時間は，魚の大きさや数で異なる。

*p.73，図Ⅰ-22参照

遠火の強火（魚の焼き方）

　魚を直火焼きするときに，強い火力で熱源から魚を離して焼くことをいう。こうすると，魚の表面から水分がとれてパリッと仕上がると同時に，中身はジューシーに仕上がる。

　直火焼きの場合，熱の伝わり方は，主に輻射伝熱が関与している。輻射伝熱では熱源から赤外線が発生し，それが食品表面に吸収されて発熱する。赤外線は熱源の温度が高いほど発生する量が多くなり，伝熱量も多くなる。熱源より距離をおくことで対流伝熱の際に発生しやすい温度ムラが少なくなり，さらに，魚に直接火が当たらないとともに輻射伝熱の加減ができ，焦げを防ぐことができる。直火であっても，ガス火の場合は輻射熱の発生が少なく，遠赤外線の効果が低いため，そのままだと火が魚に直接当たって，焼きムラができてしまう。これを防ぐには，金属製の魚焼き器などを置いた上で焼き，ガス火を輻射熱に変えるとよい。

化粧塩

　魚の焼き上がりを美しく見せるように，魚にふるふり塩のこと。塩をふることで，魚の臭みがとり除かれるとともに，塩析効果により魚の表面が適度にしまる。魚の上から距離をおいてふると，全体にまんべんなく塩が付く。焦げやすい尾やひれには多めにこするように付けると，焼き上がりが焦げすぎずに，形よく仕上がる。

焼き魚のいただき方

　→焼き魚（尾頭付き）の食べ方，p.28 参照

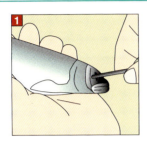

1 串は，盛り付けたときに裏側になる方へ打つ（裏は頭が右，腹が手前）。

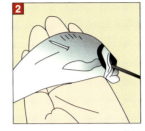

2 えらぶたの目の下から，背骨を縫うように金串を刺す。

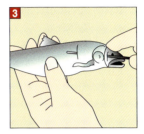

3 尾を起して串を出したら，再び，背骨を縫うように，串を刺す。

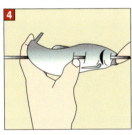

4 尾のつけ根あたりから串を出す。

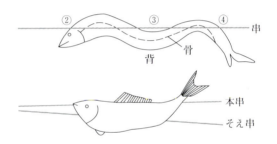

図Ⅰ-22　うねり串の打ち方

焼き物　主菜　松花堂弁当

魚の照り焼き

照り焼きには，まぐろやぶりなどの脂肪分の多い魚が適する。冷めてもおいしい焼き魚料理である。

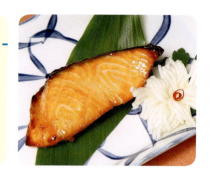

材 料	基本調理（1人分）	調味%ほか	材 料	給食への展開（1人分）	調味%ほか	備 考
魚（切り身） 濃口醤油 みりん 酒 菊花かぶの 　甘酢漬*	40g 7g(5.8ml) 7g(5.8ml) 5.8g 15g	1切れ 魚の2〜2.5%塩分 〃　4〜6%糖分 醤油・みりんと同体積 前盛り	魚（切り身） 塩 濃口醤油 砂糖 みりん 菊花かぶの 　甘酢漬*	40g 0.2g 2g 0.5g 2g 15g	1切れ 　　　┐ 　　　├魚の1.2%塩分 　　　┘ 　　　┐ 　　　├〃　3%糖分 　　　┘	基給魚の切り身は，さけ，ぶり，はまち，さわらなど，季節のものを用いる。 基給菊花かぶの替わりに酢どりしょうが，みょうがの甘酢漬などでもよい。

* p.91 参照

基本調理の作り方	給食への展開・作り方
①魚の切り身はバットに並べ，醤油とみりんと酒を合わせたつけ汁に30分ほどつけ，途中，表裏を返しながら下味を付ける*。 ②①の汁気をきり（つけ汁は4/5量程度に煮詰めておく），あらかじめ油または酢（記載外）を塗った金串を平串**に打ち，盛り付けたとき，表になる方から先に強火の遠火で焼き，返して裏側を中火で焼く***。 ③八分通り火が通ったら，つけ汁を魚の表面にはけで塗ってあぶり，乾いたらまた塗ってあぶる。これを2〜3回くり返して，照りを出す。照り汁としてつけ汁をかけてからはとくに焦げやすいので，焦がさないように注意が必要である****。 ④金串は，魚が熱いうちに回しておき，冷めてから抜く。 ⑤魚の右手前に前盛りとして菊花かぶを添える。彩りに菊の葉や笹を用いると美しい。	下調理：魚の切り身は流水で洗浄，水きり後，ザルに上げて塩をふり，約30分下味をつける。醤油，砂糖，みりんはソースパンで合わせ，約70%に煮詰めてたれを作る。 調理手順：㋐使用。魚の切り身は，クッキングシートを敷いた天板に，皮目が上になるように並べて180〜200℃で15分焼く。途中，たれを1〜2回，手早くはけで塗る。 別法：㋐コンビ機能使用。①調味料を混ぜておく。それに魚をつけて30分以上おく。②オーブンシートを敷いたホテルパンに①を皮目が上になるよう並べ，予熱したコンビ機能200℃，湿度100%で7〜10分加熱する。③鍋に①のつけ汁を移し，煮詰めてかけだれとする。

*甘味は魚の種類や好みによって加減する。みりんの一部を砂糖に置き換えてもよい。その際は，みりん重量の1/3を用いる。
**p.78，図Ⅰ-24参照。
***クッキングシートにのせ，250℃のオーブンで7〜8分焼いてもよい。また，油をなじませたフライパンで焼く方法（鍋照り焼き）もある。
****照り汁（つけ汁）が焦げると苦味が出るので，照り汁を付ける前に，中まで十分に火を通しておくとよい。

照り焼きの調理

材料にたれ（照り汁）を塗りながら照りが出るように焼くこと，また，その料理。醤油のアミノ酸とみりんの還元糖が反応してアミノ・カルボニル反応（メイラード反応）を起こし，美しい照りと，香ばしい香りを発する。ぶり，うなぎなどの身の厚い魚や脂肪の多い魚によく使われる。あらかじめ0.5%程度のふり塩をした魚を素焼きにして火を通した後に，1〜2割程度煮詰めたたれを付けてあぶり，これを何度かくり返して焼き上げる方法もある。

焼き物　主菜　正月料理（二の重）

松　風

表面にはけしの実をふるが，裏に飾りがなくさびしいので，「海辺を渡る松風は浦寂しい」から命名された。長寿の松にあやかりたいとの願いが込められているとの説もある。

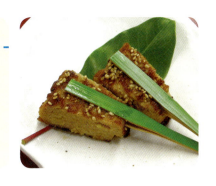

材　料	基本調理（1人分）	調味％ ほか	材　料	給食への展開（1人分）	調味％ ほか	備　考
鶏ひき肉	60g	扇形2枚分	鶏ひき肉	60g		(基)(給)鶏ひき肉は，二度挽きのものがよい。けしの実の替わりに，白ごま，青のりなどでもよい。(給)2/3ホテルパン1枚(30〜36人)分目安。
濃口醤油	3.3g(2.8ml)	肉の0.7〜0.9％塩分	濃口醤油	2.9g	肉の0.7％塩分	
酒	3g	〃 5％	酒	2.4g	〃 4％	
砂糖	1.5g(2.5ml)	〃 2〜3％糖分	砂糖	1.5g	〃 2.5％糖分	
しょうが	1.2g	〃 2％	しょうが	0.6g	〃 1％	
卵	10g	〃 15〜20％	卵	12g	〃 20％	
かたくり粉	1.8g(3ml)	〃 3％	かたくり粉	1.8g	〃 3％	
サラダ油	適量		けしの実	2g		
煮汁						
酒	3g					
濃口醤油	3.3g(2.8ml)	〃 0.7〜0.9％塩分				
砂糖	0.6g(1.0ml)	〃 3〜4％糖分				
みりん	6g(5ml)					
出し汁（かつお節）*	6g					
けしの実または白ごま(いり)	2g					

*p.33，表Ⅰ-4 参照

基本調理の作り方

①鶏ひき肉は，すり鉢またはフードプロセッサーですりつぶす。このうち半量を鍋にとり，醤油・酒・砂糖の半量としょうがのみじん切りを加えて，箸5〜6本で混ぜながら火にかけ，パラパラになったら皿に広げて冷ます。
②残り半分のひき肉に醤油・酒・砂糖の半量，卵，かたくり粉，①を加えて混ぜ合わせる。
③熱した卵焼き器に油をひき，②を入れ，卵焼き器の1/3〜1/2に長方形に形をととのえ，中火で両面を焼いてとり出す。
④卵焼き器を洗い，煮汁を入れ，煮立てたところに③を入れて煮汁をからめる。煮上がったら，上面にけしの実をふりかける。
⑤④をまな板にとって扇形に切り，末広串を刺して盛り付ける。

給食への展開・作り方

調理手順：㋐使用。①けしの実以外の材料をすべて合わせ，粘りが出るまで混ぜる。②ホテルパンにクッキングシートを敷き，①をふちの部分は少し高く，ふち以外の高さは均等になるように敷き詰め，けしの実をまんべんなくふりかけて180℃で15分焼く。

別法：㋑コンビ機能使用。コンビ機能160℃，湿度100％で15分加熱後，表面をアルミホイルでカバーし，240℃で3分加熱。一度とり出して，ホテルパンの向きを変え，再び3分間加熱する。

ひき肉の調理性
→ひき肉料理の調理要領，p.144 参照

焼き物　主菜　正月料理（二の重）

いかのうに焼き

いかや貝類など淡白な味の魚介類に，卵黄と酒を練り合わせたうにを塗った，香味のよい焼き物。美しい黄金色は，めでたさの象徴でもある。

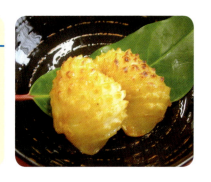

材　料	基本調理（1人分）調味％ほか		材　料	給食への展開（1人分）調味％ほか	
いか（上身）	30g	一切れ	松笠いか	30g	甲いかの冷凍
塩	0.3g(0.25ml)	いかの1％塩分	塩	0.3g	いかの1％塩分
酒	3g	〃　10％	酒	1g	
練りうに	3.6g	〃　12％	練りうに	1g	〃　0.2％塩分
卵黄	2.2g	うにの60％	みりん	1g	〃　1.1％糖分
塩	0.15g(0.12ml)	いかの0.5％塩分			
みりん	1.5g(1.2ml)	〃　1.7％糖分			

基本調理の作り方	給食への展開・作り方
①いかは胴のみを用い，皮をむいて開き，表側に松笠に切り込みを入れ*，塩と酒をふりかけ，下味を付ける。 ②練りうにには卵黄と塩を加えて混ぜ，みりんを入れてとき伸ばす。 ③①の裏側に，油または酢（記載外）を塗った金串を身をすくうようにして末広**に打ち，この金串の下を縫うように，さらに金串を横から2本入れる。 ④鉄弓と焼き網を用い，いかの表面から強火の遠火で焦がさないように焼きはじめる。白くなったら裏返して，表と裏であわせて八分通り火を通す。ここで串を2～3回，回しておく。 ⑤表面に②のうにをはけで薄く塗って，乾かす程度にあぶる。これを2～3回くり返す。焼き上がったら，串を抜いて切り分ける***。	**下調理**：松笠いかは冷水で解凍後，流水で洗浄し，水きり後，水気をよくふきとり，塩と酒をふり，約30分おく。練りうににみりんを練り合わせ，塗りだれを作っておく。 **調理手順**：④使用。切り目を入れた方を上にして網に並べ，200℃で八分通り火を通す。塗りだれをはけで塗り，180℃で表面を乾かす程度に焼く。

*p.76，図Ⅰ-23参照　　**p.78，図Ⅰ-24参照
***焼き上げる際，最後に好みでけしの実や青のりをふりかけてもよい。

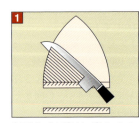

1　包丁をごく斜めに寝かせて，いかの身の厚みの1/2～2/3の深さまで，体軸に対して，斜めに切り込みを入れる。

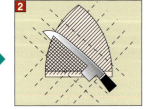

2　一方向が終わったら，その切り込みと対角線上に，同じように切り込みを入れていく。

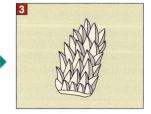

3　焼き上がると，ひし型の切り目がひとつずつ反り返り，全体に丸く美しく盛り上がって，松笠のように見える。

図Ⅰ-23　松笠いかの切り方

そのほかのいかの切り方

「布目いか」は布の織目のように，「鹿の子いか」は鹿の子織りのように，包丁目を直角にして縦横に格子状に入れる切り方。布目いかの方が，鹿の子いかより切り込みが細かい。切り込みを入れることにより，見た目が美しく，食べやすくなる。また，調味料もからみやすくなる。

焼き物　主菜　正月料理（二の重）

魚の西京焼き

白みそ（西京みそ）をみりんや酒で伸ばしたつけ床につけ込んだ，白身魚の焼き物。白みその甘味とまろやかな風味が食欲をそそる。

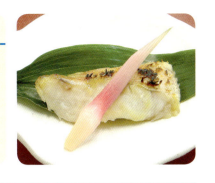

日本料理

材　料	基本調理（1人分）	調味％ ほか	材　料	給食への展開（1人分）	調味％ ほか
白身魚（切り身）	40g	1切れ	白身魚（切り身）	40g	1切れ
塩	0.4g(0.3ml)	魚の2～2.5％塩分	塩	0.1g	魚の0.25％塩分
みそだれ		〔塩分比〕塩：みそ＝1：1.2	みそだれ		〃 0.9％塩分
西京みそ	8g		西京みそ	6g	〔塩分比〕塩：みそ＝3：1
みりん	1.6g(1.3ml)	みその20％，魚の1.3％糖分	みりん	2g	〃 1.7％糖分
酒	1.6g	〃 20％	酒	1g	
葉しょうが	10～15g	1本	甘酢しょうが	10g	
甘酢					
酢	10g	しょうがの100％			
塩	1.5g(1.3ml)	〃 15％			
砂糖	10g(17ml)	〃 100％			

基本調理の作り方	給食への展開・作り方
①魚の切り身は盆ザルに並べ，ふり塩をして10～20分おき，水気をふきとる。 ②西京みそ，みりん，酒を合わせたみそ床の半量をバットに敷き，バットの幅の倍ほどの長さのさらしをのせたら①を並べる。余った部分のさらしをかぶせるように返し，残りのみそ床を敷く。蓋をして冷蔵庫で一晩おいて，味を浸透させる。 ③まわりのみそをていねいに除き（ぬれ布巾を用いるととりやすい），油または酢（記載外）を塗った金串を平串に打ち，盛り付けたときに表になる方（皮目側）から先に強火の遠火で焼き，返して裏側を中火で焼く。焦げやすいので注意する。* ④金串は，魚が熱いうちに回しておき，冷めてから抜く。 ⑤葉しょうがは葉を除いて筆の形にととのえ，さっと熱湯に通して盆ザルにとる。少量の塩（記載外）をふったのち，熱いうちに甘酢につける。甘酢は，筆しょうががひたる分量を準備しておく。きれいに発色したら，前盛りに飾る。	**下調理**：魚の切り身は流水で洗浄後，水きりし，塩をふり下味を付ける。調味料を合わせてみそだれを作っておく。 **調理手順**：④使用。①魚をみそだれにつけ込んで，1時間以上おく。②天板にクッキングシートを敷き，170℃で20～25分焼く。

*魚が複数枚のときは，p.78，図Ⅰ－24のように2切れずつ平串を打つ。

酢どりしょうがについて

葉しょうがや芽しょうがを熱湯で軽くゆで，または熱湯をかけた後，少量の塩をふり，熱いうちに酢あるいは甘酢につけたもの。酢につけると，しょうがはきれいな薄紅色に発色する。これは，しょうがに含まれるアントシアン色素（水溶性）が100℃までの加熱で，酸性で赤色，アルカリ性で青色に変色する性質を利用したものである。根元を筆の形にととのえたものを「筆しょうが」，杵の形にととのえたものを「杵しょうが」という。これらは，焼き魚などのあしらい（前盛り）として用いられる（p.78，図Ⅰ－25参照）。

前盛り

前盛りとは料理を引き立てるための添え物で，器とのバランスを考え，一般的には料理の右前方に盛り付ける。しかし料理によっては主になる素材の前中央に置くこともある。焼き魚の前盛りには，口中をさっぱりさせる役割として，酢どりしょうがのほか，菊花かぶや甘酢しょうがなどが用いられることが多い。

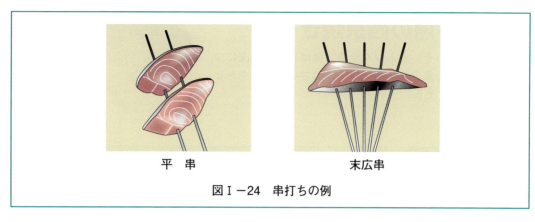

図Ⅰ-24　串打ちの例

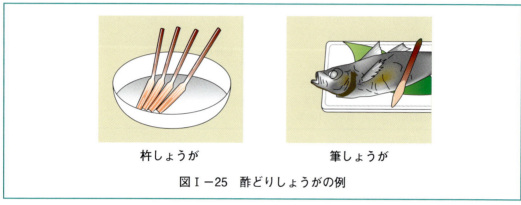

図Ⅰ-25　酢どりしょうがの例

焼き物　主菜・副菜　正月料理（二の重）

だし巻き卵

出し汁がたっぷり入った，やわらかい食感が楽しめる卵焼き。熱いうちに形を付けることができる。焼きたてはもちろん，冷めてもおいしいので，おべんとうのおかずにも，よく用いられる。

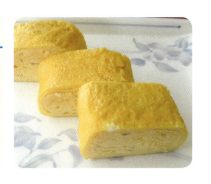

日本料理

材　料	基本調理（1人分）調味% ほか		材　料	給食への展開（1人分）調味% ほか	
卵	50g(50ml)	M 1個	卵	50g	卵：出し汁＝5：1
出し汁（かつお節）*	20g	卵の体積の30～50%	出し汁（かつお節）*	10g	
塩	0.2g(0.15ml)	卵液の0.5%塩分	塩	0.2g	卵液の0.6～0.7%塩分
薄口醤油	1.3g(1.0ml)	〔塩分比〕塩：醤油＝1：1	薄口醤油	1.1g	〔塩分比〕塩：醤油＝1：1
砂糖	1g(1.7ml)	〃　0～5%糖分	砂糖	3g	〃　0～10%糖分
みりん	3g(2.5ml)		みりん	0.8g	
サラダ油	適量		サラダ油	0.8g	

＊p.33，表Ⅰ-4参照

基本調理の作り方	給食への展開・作り方
①卵はボウルに割りほぐし，出し汁と調味料を加えて，泡立てないように混ぜる。 ②よく油をならした卵焼き器に油をひき，十分に熱する。このとき，余分な油はペーパータオルでふきとっておく。 ③②に①の卵液の1/4量を流し入れ，ややかたまりかけたら手前の方へ巻いていく。 ④ペーパータオルで卵焼き器の向こう側のあいたところに油を塗ったら，卵を卵焼き器の向こう側へ移動させ，手前も同様に油を塗る。次いで卵液を流し込んで③と同様に焼く。これを，卵液がなくなるまでくり返す。 ⑤卵は巻きすにくるんで形をととのえた後，冷めてから切って盛り付ける。	**下調理**：卵の扱いは，p.22と同様に行う。①出し汁に調味料を入れて，とかしておく。②卵を割って①を加え，こし器などでこしておく。 **調理手順**：㋐使用。バット内部に油を塗り，卵液を流し入れ，160℃で加熱する。そのとき，別の天板に湯を入れておく。10分加熱後，卵をかき混ぜてオーブンに戻し，5分ごとにこれをくり返す。卵がかたまったら人数分に切り分ける。 **別法**：㋑コンビ機能使用。150℃，湿度100%で加熱する。加熱開始から10分後に，一度卵を細かくかき混ぜて再び加熱する。加熱時間は分量によって変化する。

卵液の体積割合
　→ p.71，表Ⅰ-12参照

揚げ物　主菜

天ぷら（えび・いか・しいたけ・ししとう・かぼちゃ）

季節のさまざまな材料を使うことができる応用性の高い料理。時間をおくと，冷めると同時に水分を吸って衣がやわらかくなり，サクサクとした食感が失われるので，揚げたてをいただけるように配慮する。

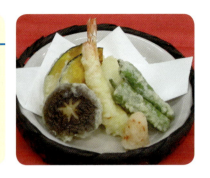

材料	基本調理（1人分）	調味％ ほか	材料	給食への展開（1人分）	調味％ ほか
えび	30g	1尾	えび	30g	1尾
いか	30g		いか	30g	
小麦粉	1g	薄力粉	小麦粉	1g	
生しいたけ	15g	1枚	生しいたけ	15g	1枚
ししとう	6g	2本	ししとう	6g	2本
かぼちゃ	15g		かぼちゃ	15g	
衣			衣		
小麦粉	19g	材料の20～25％	小麦粉	18g	材料の20～25％
卵	10g	〔卵水〕	卵	9g	〔卵水〕
冷水	29g	小麦粉の1.7～2.0倍	冷水	27g	小麦粉の1.7～2.0倍
		〔体積比〕卵：冷水＝1：3	揚げ油	適量	吸油率10％
もみじおろし			だいこん	25g	
だいこん	25g		しょうが	0.8g	
赤唐辛子	適量		天つゆ		
天つゆ		1人分80ml程度	出し汁（かつお節）*	40g	
出し汁（かつお節）*	60g		薄口醤油	8g	出し汁の3～3.5％塩分
薄口醤油	12g（10ml）	〔体積比〕出し汁：醤油：	みりん	8g	〃　　8～10％糖分
みりん	12g（10ml）	みりん＝6～7：1：1	敷き紙（懐紙）**	1枚	
揚げ油	適量				
敷き紙（懐紙）**	1枚				

*p.33, 表Ⅰ-4参照　　**p.81, 図Ⅰ-26参照

基本調理の作り方	給食への展開・作り方
①えびは尾の一節を残して殻をむき，背わたを除き，腹側の3～4か所くらいに身の1/3くらいの深さまで包丁を入れる。尾の先は5mmほど切り，水気を軽くしごいて出しておく。 ②いかは横に長く切り，切れ目を入れ，薄力粉をまぶしておく。 ③生しいたけは洗って軸を除き，飾り切り*にする。 ④かぼちゃは皮目が1cm幅のくし形切り，ししとうは縦に1cmくらいの包丁目を入れる。 ⑤衣を作る。卵は割りほぐして，冷水を加え，この中に小麦粉をふり入れて，軽く混ぜる。 ⑥揚げ油（記載外）を所定の温度（p.81, 表Ⅰ-13参照）に熱し，材料に衣を付けて，からりと揚げる。 ⑦天つゆを作る。鍋に出し汁，醤油，みりんを入れて火にかけ，ひと煮立ちさせる。 ⑧もみじおろしを作る。だいこんに菜箸で穴を開ける。あらかじめ水にひたしてやわらかくし，種を抜いた唐辛子を菜箸の先にかぶせ，開けておいただいこんの穴に差し込む。これをおろし，ザルにあけて水気を軽くきる。 ⑨懐紙を折って器に置き**，天ぷらを中高になるように盛り付け，もみじおろしを添える。天つゆとともに供し，熱いうちにいただく。	**下調理**：魚介類は流水で洗い，ペーパータオルで水気をふきとる。いかに小麦粉をまぶしておく。だいこん，しょうがは，皮をむき，洗浄後に消毒し，ししとうは竹串で穴をあけておく。生しいたけは，軸をとる。かぼちゃの下調理は㊴と同じ。 **調理手順**：一度に作るとグルテンが生じ，ねばりが出てくるため，衣は，20食単位で作る。衣を付けた野菜類を160～170℃で先に揚げ，魚介類は180℃で揚げる（中心温度85℃を測定する）。だいこんおろしの水気を軽くきり，中央におろししょうがをのせる。これを，天ぷらの右手前に添える。天つゆは，小さな器に入れて供する。 **応用**：だいこんおろしは，アルミケースを用いて盛り付けてもよい。

*p.71, 図Ⅰ-21参照　　**p.81, 図Ⅰ-26参照

揚げ物調理について

　揚げ物は，食材を120～200℃に熱した高温の油中で短時間加熱する調理法である。食材は，揚げると表面から水分がとれて，替わりに油が吸着される。揚げ物は，この水と油の交換がスムーズに行われることで，内部まで充分に加熱されて，揚げ物特有のサクッとした食感を得ることができる。

　水と油の交換を十分に行うためには，油の温度管理が重要なポイントとなる。揚げ油の温度は揚げ物の種類や食材により異なるが，表Ⅰ－13に示す温度に保つように火力を調整するなど，留意する。

表Ⅰ－13　揚げ物の種類と油の温度

揚げ物の種類	油の温度（℃）	揚げ時間の目安
素揚げ（ししとう，ピーマン，なす）	140～160	30秒～2分
天ぷら（魚介類）	170～180	1～2分
〃　（さつまいも，じゃがいも）	160～180	3分
かき揚げ（火の通りにくいもの）	180～190	1～2分
〃　（火の通りやすいもの）	160～180	2～5分
鶏肉のから揚げ	150～160	4～5分
コロッケ	180～190	1～1分30秒
ドーナッツ	160～170	3～4分
フリッター	160～170	1～2分
ポテトチップ	130～140	8～10分
クルトン	180～190	20～30秒

※揚げ温度や時間は，食材の厚み，大きさ，切り方などにより加減する。

表Ⅰ－14　揚げ物の種類による吸油量

揚げ物の種類	吸油量（材料の重量に対する％）
素揚げ	3～10
から揚げ	6～8
フライ	10～20
天ぷら	15～25
変わり揚げ（道明寺，そうめん）	10～15
〃　（はるさめ）	100～200

※吸油量は，材料の衣の付き方，揚げ物の温度，揚げ時間などにより異なる。

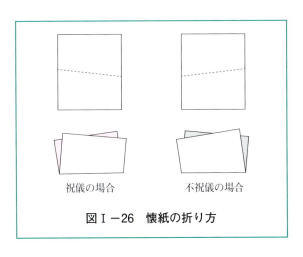

図Ⅰ－26　懐紙の折り方

揚げ物　主菜

さんまの南蛮漬

「南蛮漬」とはたまねぎや唐辛子を用いた料理に付けられる名称で，江戸時代にポルトガル，オランダなどから持ち込まれた調理方法である。調味料として用いる酢の作用により，魚の生臭さがとり除かれるため，匂いの強い青魚にも向く。

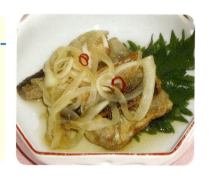

材　料	基本調理（1人分）	調味％ ほか	材　料	給食への展開（1人分）	調味％ ほか
さんま	50g	三枚おろし	さんま	50g	三枚おろし
小麦粉	適量	衣用	小麦粉	4g	さんまの8％
塩	0.3g(0.25ml)	さんまの0.6％塩分	塩	0.3g	〃　0.6％塩分
南蛮酢			南蛮酢		
たまねぎ	25g		たまねぎ	25g	
赤唐辛子	0.03g		赤唐辛子	0.03g	
砂糖	6g(5ml)	材料の8〜13％糖分	砂糖	3g	材料の4〜5％糖分
酢	6g	〃　8％	酢	3g	〃　4〜5％
濃口醤油	4.5g(3.8ml)	〃　0.8〜1.0％塩分	濃口醤油	4g	〃　0.8〜0.9％塩分
出し汁（かつお節）*	6g	酢と同量	出し汁（かつお節）*	3g	
青じそ	0.5g	1枚	揚げ油	適量	吸油率7％
揚げ油	適量				

＊p.33，表Ⅰ-4 参照

基本調理の作り方	給食への展開・作り方
①南蛮酢を作る。たまねぎを薄いくし形に切って塩（記載外）でもみ，水にさらして布巾で水気をしぼっておく。これに，種を除いた赤とうがらしの輪切りと調味料を入れて混ぜる。②さんまは三枚におろして3〜4cm長さに切る，うす塩をふる。表面に小麦粉をまぶして余分な粉を払った後，170〜180℃の油で焦げ色が付くまで十分に揚げる。熱いうちに南蛮酢につけ，30分〜1時間，そのまま冷蔵庫に置いてなじませる。③器に青じそを添え，②を盛り付ける。	下調理：たまねぎは薄切りにする。唐辛子は種をとって小口切りにする。さんまは，洗って水気をふきとっておく。 調理手順：①たまねぎは，さっとゆでて水気をきる。②たまねぎとほかの材料を合わせて南蛮酢を作っておく。③さんまは塩をふった後，小麦粉をまぶして170〜180℃の油で揚げる。④③を盛り付け，②をかけて供する。

調味液の吸収について

　揚げた直後の揚げ物は，表面や衣の温度が高く，脱水されているので調味液を吸収しやすい。したがって，南蛮漬やエスカベーシュなどのような揚げ物に調味液を吸収させる料理の場合は，揚げたての熱い状態のうちに調味液につけるとよい。

揚げ物　主菜

鶏肉の竜田揚げ

材料にしみ込んだ醤油の色が，竜田川（奈良県生駒市）に流れる紅葉を連想させることからこの名が付いたという。醤油を付けて揚げた鶏肉が，白いかたくり粉の間から見え隠れする様が，食欲をそそる。

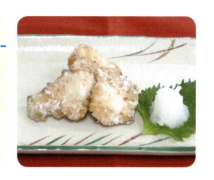

材　料	基本調理（1人分）調味% ほか	材　料	給食への展開（1人分）調味% ほか
鶏肉	40g	鶏肉（もも）	75g
濃口醤油	2.8g(2.3ml)　┐鶏肉の1％塩分	濃口醤油	5g　┐鶏肉の1％塩分
みりん	2.8g(2.3ml)　│〃　2〜3％糖分	みりん	5g　┘〃　2％糖分
酒	1.2g　　　　┘〔体積比〕醤油：みりん：酒=1:1:0.5		〔体積比〕醤油：みりん=1:1
かたくり粉	適量　衣用	かたくり粉	6g　〃　8％
青じそ	0.5g　1枚，菊の葉でもよい	揚げ油	適量　吸油率1％
だいこん	20g		
揚げ油	適量		

基本調理の作り方	給食への展開・作り方
①鶏肉は薄くそぎ切りにして，みりん，醤油，酒に20分程つけたのち，かたくり粉をまぶして余分な粉をはたき落としてから，170℃の油で色よく揚げる。 ②青じそは洗って，水気をふきとっておく。 ③だいこんはすり下ろしてザルにあけ，水気をきっておく。 ④皿に①を盛り付け，手前に置いた②の上に③をのせて，熱いうちにいただく。	**下調理**：鶏肉は，1人当たり3個になるようぶつ切りにする。約30分間，濃口醤油とみりんで下味を付けておく。 **調理手順**：鶏肉は，汁気をきってからかたくり粉をまぶし，余計な粉をはたいてから170〜180℃の油で揚げる。

日本料理

ひたし物　副菜
ほうれん草のおひたし

「おひたし」はひたし物のこと。本来は，野菜をゆでた後，出し汁や出し割り醤油にひたしておくことからこの名がある。

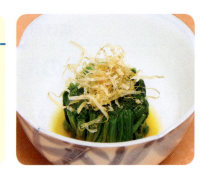

材　料	基本調理（1人分）調味％ ほか	材　料	給食への展開（1人分）調味％ ほか
ほうれん草	60g	ほうれん草	60g
出し割り醤油		塩	0.1g 〕下味用
薄口醤油	3g(2.5ml) 〕材料の0.8％塩分	出し割り醤油	
出し汁(かつお節)*	10g　〔体積比〕醤油：出し汁＝1：3〜5	薄口醤油	2.5g 〕材料の0.8％塩分
糸かつお	適量	出し汁(かつお節)*	10g
		花かつお	0.3g

*p.33，表Ⅰ−4参照

基本調理の作り方	給食への展開・作り方
①鍋にたっぷりのお湯と塩（湯に対して1％程度，記載外）を入れ，ほうれん草を茎の方からゆでる。色よくゆでたら冷水で冷やしたあと，かたくしぼって水気をとり除き，3cm長さに切っておく。②薄口醤油と出し汁を合わせて，出し割り醤油を作る。③①のほうれん草をバットに入れ，②をかけて冷蔵庫で冷やしておく。④ほうれん草は切り口を上にして盛り，②の出し割り醤油をかけ，糸かつおを天に盛って供する。	下調理：ほうれん草は，あらかじめ3cm長さに切って，洗浄する。 調理手順：①たっぷりのお湯（1％塩分を加えたもの，記載外）にほうれん草を入れて少しかためにゆで（冷却までの時間も加熱が続いているため），流水にとって冷やす。②①の余分な水気をしぼり，分量の塩をまぶしておく。③器に②を盛りつけ，合わせておいた出し割り醤油をかけ，花かつおを天に盛る。 別法：③使用。下調理：ほうれん草は，水に浸す。①穴あきパンに，ほうれん草を並べスチームモード100℃，2〜3分加熱。②①を冷水で冷やし，水気をしぼる。

緑色野菜をゆでる際の要領
　緑色野菜に含まれる色素であるクロロフィルは，長時間の加熱や，野菜から出る有機酸との接触によりフェオフィチンとなり褐変する。したがって，ゆでる際には以下の点に注意する。
①たっぷり（材料の5〜10倍）の沸騰水に，湯の0.5〜1％の食塩を入れてゆでる。
②温度が下がらないよう，適量に分けて投入する。その際，根元側を先に入れ，葉の部分は数秒後に菜箸で沈める。根元が太い場合は，あらかじめ十文字に切り込みを入れておくとよい。
③強火でゆで，途中，上下を返す。蓋はしない。
④ゆで上がったら，大量の水にとる（ほうれん草などアクのあるもの）か，盆ザルに広げて（さやえんどうなど甘味のあるもの）急冷する。
⑤水につけて冷やした場合は，水中で根元をそろえた後，水気をしぼる。

あえ物　副菜

きゅうりとわかめの酢の物

きゅうりのクロロフィルが酢によって褐変するため，供する直前に合わせ酢であえ，作ってから長い時間を置かないように注意する。地域によって，塩味や甘味の量やバランスが異なる。

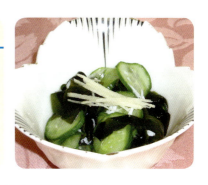

材　料	基本調理（1人分）	調味％ ほか	材　料	給食への展開（1人分）	調味％ ほか
きゅうり	60g		きゅうり	60g	
塩	0.6g(0.5ml)	きゅうりの1％塩分	塩	0.3g	きゅうりの0.5％塩分
生わかめ（塩蔵）	6g	戻して15g（2.5倍）	生わかめ（塩蔵）	6g	
しらす干し	5g		しらす干し	5g	
三杯酢			しょうが	0.5g	
酢	8g	材料の10％	三杯酢		材料の7〜10％
砂糖	4g(6.7ml)	〃　3〜5％糖分	酢	7g	〃　2〜4％糖分
塩	0.6g(0.5ml)	〃　1％塩分	砂糖	2.5g	〃　0.8〜1％塩分
薄口醤油	1.2g(1ml)	〔塩分比〕塩：醤油＝3：1	塩	0.5g	〔塩分比〕塩：醤油＝3：1
出し汁(かつお節)*	4g		薄口醤油	1g	
しょうが	1g				

＊p.33，表Ⅰ－4参照

基本調理の作り方	給食への展開・作り方
①きゅうりは板ずりをした後，薄い輪切りにして塩をふり，軽く塩もみをして15〜20分おいてから水気を軽くしぼる。 ②わかめは塩を洗い流し，水につけて塩抜きをしてから2cm幅くらいに切る。 ③しらす干しはザルに入れ，熱湯にさっと通し，水で冷やして水気をしぼっておく。 ④しょうがは，松葉（p.62, 図Ⅰ－16），または針に切る。 ⑤三杯酢を作り，①〜③をあえて器に盛り，④のしょうがを天に盛る。	下調理：洗浄・消毒したきゅうりは小口切りにし塩をふり，約20分ほどしたら水気をしぼる。わかめは塩抜きしてから一口大に切り，熱湯にさっと浸して急冷後，水気をきる。しょうがはせん切りにする。 調理手順：①三杯酢の調味料を合わせておく。②材料をすべて混ぜ合わせ，①の三杯酢であえて器に盛る。

表Ⅰ－15　酢の物に用いる合わせ酢の調味割合（材料に対する重量％）＊

種　類	酢	砂　糖	塩（塩分％）	薄口醤油(塩分％)	合計塩分（％）	出し汁
二杯酢	10	—	—	0.7〜1.0	0.7〜1.0	酢の50〜100
	10		0.5〜0.8	0.2〜0.3		
三杯酢	10	3〜5	—	0.7〜1.1	0.7〜1.1	
	10		0.5〜0.8	0.2〜0.3		
甘　酢	10	10〜15	1.5〜2.0	—	1.5〜2.0	酢の50〜100
黄身酢	12〜13	6〜7	0.8〜0.9	—	0.8〜0.9	10〜13 卵黄と同量

＊ここに示す調味割合はあくまで目安とし，好みに応じて変更する。

あえ物　副菜
ほうれん草のごま和え

あえ衣の調味やごまの量など，好みによりいろいろと変えることができる。すりごまを利用することから，ごまの栄養分が十分に利用される。

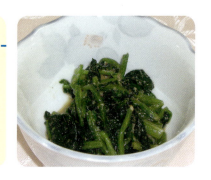

材料	基本調理（1人分）調味％ ほか		材料	給食への展開（1人分）調味％ ほか	
ほうれん草	75g		ほうれん草	60g	
あえ衣			あえ衣		
白（黒）ごま	7g	ほうれん草の8〜10％	黒（白）ごま	4g	ほうれん草の6〜8％
砂糖	3g(5ml)	〃　　3〜5％糖分	砂糖	3g	〃　　3〜5％糖分
濃口醤油	5g(4ml)	〃　　1.0〜1.5％塩分	濃口醤油	3.5g	〃　　0.8〜1.0％塩分
出し汁(かつお節)*	5g				

＊p.33，表Ⅰ-4参照

基本調理の作り方	給食への展開・作り方
①ほうれん草は洗い，1％の塩（記載外）を加えた熱湯でさっと色よくゆで，冷たい流水で冷やしてから水気をきる。形をととのえて3cmくらいの長さに切る。 ②あえ衣を作る。ごまはすり鉢で油がにじみ出てくる程度までよくすり，調味料を加える。ここに①を入れ，ゴムべらでざっくりとあえる。 ③②を器に形よく盛る。天盛りに松葉に切った紅しょうがをあしらってもよい。	下調理：ほうれん草はあらかじめ3cm長さに切り，洗浄する。 調理手順：1％の塩を加えた（記載外）熱湯で，ほうれん草をかために ゆでる＊。野菜から水分が出るので，かたくしぼる。供食直前にあえ衣であえて，盛り付ける。

＊p.84，緑色野菜をゆでる際の要領参照

表Ⅰ-16　あえ物の種類と調味割合の目安（材料に対する重量％）＊

種類	衣の主材料		砂糖	食塩	醤油	その他	
ごまあえ	白ごま	8〜10	3〜6	1.0〜1.5			
	黒ごま	8〜10	3〜6		6〜10		
ピーナッツあえ	ピーナッツ	15	10	1.0〜1.5		出し汁	5
	ピーナッツ	15	10		6〜10	出し汁	5
白あえ	豆腐 白ごま	40〜50 5〜10	10	1.0〜1.5	6〜10		
酢みそあえ	みそ	20	5〜8			酢	10
木の芽あえ	西京みそ 木の芽	20 1〜2	8			出し汁	5〜7
黄身酢あえ	卵黄	12〜14	5〜6	0.9〜1.0		酢 出し汁	10〜13 10

＊ここに示す調味割合はあくまで目安とし，好みに応じて変更する。

あえ物　副菜

白和え

豆腐と野菜などの精進物の材料を主としたあえ物。豆腐は消化吸収もよく，良質のたんぱく質を含むほか，レシチンや脂質には血圧の安定化，悪玉コレステロールの減少，血糖値の低下などの働きがある。あえ衣は最後にこすと，なめらかで上品に仕上がる。

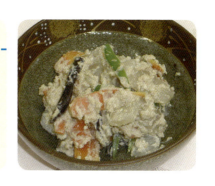

材　料	基本調理（1人分）調味％ ほか		作　り　方
こんにゃく（白）	25g		①こんにゃくは半分の厚さに切ってから，縦3cm，幅2〜3mmの短冊切りにする。にんじんも同様に切る。さやえんどうは筋をとり除き，色よくゆでた後，斜めのせん切りにする。同じ鍋でこんにゃくをさっとゆで，湯をきっておく。
にんじん	20g		
さやえんどう	5g		
きくらげ（乾）	0.3g	戻して2.1g（7倍）	
砂糖	1g(1.7ml)	材料の2％糖分	
塩	0.2g(0.16ml)	〃　0.7〜0.8％塩分	②きくらげは水で戻して熱湯に通し，石づきを指でとり除いてせん切りにする。
薄口醤油	1g(0.8ml)	〔塩分比〕塩：醤油＝1：1	
出し汁(かつお節)*	25g	〃　50％	③別鍋にこんにゃく，にんじん，出し汁を入れて火にかけ，沸騰後2〜3分煮てから砂糖，塩，薄口醤油で調味し，さらに約3分煮る。さやえんどうを入れてさっと混ぜ，火を止め，ザルにあけて水気をきる。
あえ衣			
木綿豆腐	40g	しぼって28g	
いりごま（白）	6g	元の豆腐の15〜18％	
砂糖	2g(3.3ml)	しぼった豆腐の5〜7％	④鍋に湯をわかして沸騰させ，豆腐を荒くほぐしながら入れて20〜30秒ゆでる。これを，布巾を広げたザルに入れてから布巾をねじり，しぼり汁がぽたっと落ちるくらいまで水気を除く（豆腐重量の70％程度）。
塩	0.2g(0.18ml)	〃　1.3〜1.5％塩分	
薄口醤油	1.2g(1ml)	〔塩分比〕塩：醤油＝1：1	
出し汁(かつお節)*	9g	かたさを見て増減	
			⑤あえ衣を作る。すり鉢に炒ったごまを入れ，ねっとりするまでよくすった後，砂糖と塩，薄口醤油を加えてさらにする。
			⑥⑤に④の豆腐を加え，なめらかになるまでよくすり混ぜる。
			⑦衣のかたさを見ながら出し汁を加える（ゴムべらで持ち上げた際にぽたっと落ちる程度が目安）。裏ごすと，よりなめらかになる。
			⑧⑦に②と③の具を加え，ゴムべらで具に衣をまとわせるようにさっくりと混ぜ合わせる。供するまで少し時間をおくと味がなじむ。

＊p.33，表Ⅰ－4参照

あえ物　副菜
いかときゅうりの黄身酢和え

いかを唐草切りにすることで黄身酢が絡みやすくなり，おいしくいただける。きゅうりが褐変しやすいので，下味を付けてからは時間をおかないように注意する。

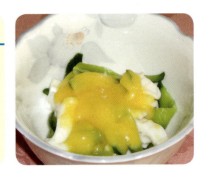

材　料	基本調理（1人分）	調味％ ほか		作　り　方
きゅうり	25g			①きゅうりは板ずりをして，縦ふたつに切り，少し厚めの斜め切り（笹うち）にする。下味（0.4％）を付けて10分おく。軽く水気をきった後，あえる直前に酢をふり，さらに，塩（0.4％）で下味をつける。
塩（下味）	0.1g(0.08ml)	きゅうりの0.4％塩分		
酢	0.8g			
塩（下味）	0.1g(0.08ml)	〃	0.4％塩分	
いか	35g			②いかは体軸に対して平行に幅1cm，長さ6cmの細めの短冊に切り，切り込み（唐草切り，図Ⅰ-27）を入れたら熱湯にくぐらせて，冷水にとり，水気をきる。塩と酢で下味をつけておく。
塩	0.1g(0.08ml)	いかの0.4％塩分		
酢	1.25g			
黄身酢				③黄身酢を作る。卵黄をとき，そこに出し汁，砂糖，塩，酢を入れ，湯煎にかけて，木しゃもじでかき混ぜ，とろりととろみが出るまで（60℃くらい）火を通す（卵黄に直接酢が触れると凝固しやすいので，注意する）。
酢	6g	きゅうりといかの10～11％		
砂糖	3g(5ml)	〃	5～6％糖分	
塩	0.5g(0.4ml)	〃	0.7～0.9％塩分	
卵黄	8g	〃	12～14％	
出し汁	6g	〃	10％	④①のきゅうりと②のいかを混ぜて器に盛り，上に③の黄身酢をかける。
（かつお節）*				

*p.33，表Ⅰ-4参照

いかのコラーゲン繊維と加熱との関係

いかの外側の皮は，1層から4層で構成されており，皮をむくと，皮は2層と3層の間で離れる。残る3層および4層をとり除く場合には，布巾などでこすりとるとよい。この4層のコラーゲン繊維は体軸と平行に走っており，肉組織と密着している。このコラーゲン繊維は，加熱すると熱により収縮し，密着している肉繊維を収縮させたり，丸めたりする。鹿の子切り，布目切り，松笠切り（p.76，図Ⅰ-23参照）などは，この性質を利用した切り方である。

黄身酢の加熱温度

黄身酢は，高温で加熱すると固まってしまうので，加熱温度の維持に注意する。

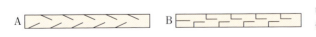

いかは，体軸に対して平行の短冊切りにしてから図のように切る。

図Ⅰ-27　唐草切りの切り方

つけ物
キャベツとしその即席漬

季節に合わせて，野菜を変えて作るとよい。塩分の過剰摂取になるので多くは食べられないが，料理の途中で，箸休めにいただくと，さっぱりとした味が食欲をうながす。

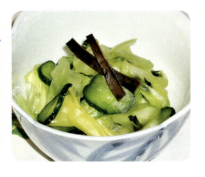

材料	基本調理（1人分）調味% ほか		材料	給食への展開（1人分）調味% ほか		備考
キャベツ	35g		キャベツ	35g		基給 水分の多い野菜を使用するときは，塩を多くする。
きゅうり	15g		きゅうり	15g		
青じそ	0.5g	1枚	青じそ	0.5g		
しょうが	0.5g		しょうが	0.5g		
出しこんぶ	0.3g		塩	0.6g	材料の1.2〜1.5%塩分	
塩	0.7g(0.6ml)	材料の1.2〜1.5%塩分				

基本調理の作り方	給食への展開・作り方
①キャベツは5cm角，きゅうりは2〜3mm厚さの輪切り，青じそとしょうが，こんぶはせん切りにする。 ②こんぶ以外の①の材料をボウルに入れて，塩をふりかけて，手で軽くもむ。 ③全体がしんなりしたらこんぶを加えてビニール袋に入れ，よく空気を抜いて重石をし，時々もみながら約1時間おく。 ④③の水気をしぼって，器に盛る。	下調理：野菜類を洗浄・消毒する。キャベツは短冊切りにする。きゅうりは小口切り。しょうがは，皮をむいてせん切り，青じそもせん切りにする。 調理手順：計量した塩を準備し，材料を切ったそばからふり，混ぜ合わせる。青じそやしょうがは最後に加え，重石（ボウルに水を入れたもので代用してもよい）をする。出てきた水気をしぼり，器に盛って供する。 応用：にんじん（5g）やこんぶ（1g）をせん切りにして，千草漬*とする。衛生管理の面から，夏場は手作りの即席漬を禁止する。

*数種類の材料を合わせたつけ物。

【参考】即席柴漬

材料	基本調理（1人分）調味%ほか		作り方
なす	60g	小1本	①なすは縦四つ割りにしてから乱切りにする。ボウルに塩と水，焼きみょうばんを入れてとかし，5分程度なすをつける。水気をきって塩2.5g（記載外）をふり，20分置いた後，洗って水分をしぼる。 ②みょうがは薄切り，しょうがはせん切りにする。きゅうりは縦半分に切って，スプーンで種をとり除いてから1cm幅の斜め切りにする。 ③みょうがとしょうがを合わせて塩0.6g（記載外）をふり，20分ほど置いてから洗って，水分をしぼる。 ④ボウルに①〜③の材料を入れ，酢，砂糖，塩を加えて，よくもみこむ。重石をして1時間ほど冷蔵庫に入れる。 ⑤青じそはせん切りにし，少量の塩（記載外）で軽くもみ，水で洗って水気をしぼった後，④に混ぜて供する。
水	200g	なす＋水の0.4%塩分	
塩	1g(0.8ml)	〃 0.2%	
焼きみょうばん	0.5g		
きゅうり	30g		
みょうが	5g		
しょうが	5g		
青じそ	0.5g	1枚	
酢	7g	または赤梅酢	
塩	1.6g(1.3ml)	材料の1.5〜1.9%塩分	
砂糖	3g(5ml)	〃 2〜3%糖分	

つけ物
かぶの甘酢漬

菊花かぶより簡単で手軽に作れる。切ったかぶは味を吸いやすいので、つけすぎに注意する。

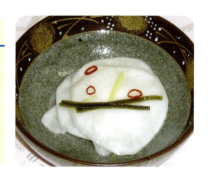

材料	基本調理（1人分）	調味％ ほか	材料	給食への展開（1人分）	調味％ ほか
かぶ	50g		かぶ	50g	
塩	0.6g（1ml）	かぶの1～1.4％塩分	赤唐辛子	0.02g	1/25本
ゆず（皮）	1g		甘酢		
赤唐辛子	0.05g	1/10本	酢	5g	かぶの10％
甘酢			砂糖	8g	〃　10～15％糖分
酢	5g	かぶの10％	塩	0.8g	〃　1.5～2％塩分
砂糖	8g（13ml）	〃　10～15％糖分	こんぶ	0.4g	酢と砂糖の3％
塩	0.6g（0.5ml）	〃　1.0～1.3％塩分			
こんぶ	0.4g	酢と砂糖の3％			

基本調理の作り方

①かぶは皮をむいて薄い輪切りにし、塩をふり、しばらくおいてしんなりさせた後、軽くしぼる。
②甘酢を作り、ゆずの皮はせん切り、赤唐辛子は水に浸してやわらかくしたのちに種を抜いて小口切る。こんぶの細切りを加え、①のかぶをつけて1～2時間おく。

給食への展開・作り方

下調理：かぶは皮をむいて薄切りにする。赤唐辛子は水に浸して、やわらかくしたのち種をとり、小口切りにする。こんぶは、せん切りにする。
調理手順：①調味料を合わせ1度沸騰させて甘酢を作る。②①に、こんぶと赤唐辛子を加え、かぶをつけ込み、1時間ほどおく。

つけ物
菊花かぶの甘酢漬

焼き魚などの前盛りとして使うと，見た目も美しく，食欲をそそる。菊花に切ることで味が浸透しやすく，食感もよくなる。

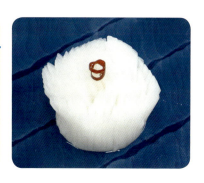

材　料	基本調理（1人分）	調味％ほか	作　り　方
小かぶ	70g		①かぶの茎の部分を落として薄く皮をむき，切り止まりを切り離さないように前後に割り箸を置いて，縦横にできるだけ細かく（2～3mm幅）包丁目を入れ（図Ⅰ-28），塩水にしんなりするまでつける。 ②赤唐辛子の小口切りを入れた甘酢に，①のかぶの水気をしぼって20分くらいつける。 ③器に盛るときは甘酢を軽くしぼり，切り口を花びらのように軽く広げ，中央に赤唐辛子を花芯に見立てて飾る。菊の葉（記載外）を添えると美しい。
塩水			
水	適量	かぶがつかる程度	
塩	〃	水の3％塩分	
甘酢			
酢	25g	かぶの35～40％	
水	13g	酢の1/2	
砂糖	9g(15ml)	かぶの10～15％糖分	
塩	適量	かぶの塩味をみて加える（1.5～2％塩分）	
赤唐辛子*	0.07g	1/10本	

*水につけてやわらかくし，種を抜いておく。

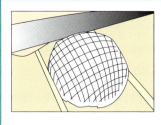

①かぶは茎の部分を切り落とし，皮をむく。
②①の茎を切り落とした方を下にして，割り箸で挟むようにかぶの両脇に置く。
③割り箸まで，包丁で切れ目を入れたら，90度向きを変えて，同じように切れ目を入れる。

図Ⅰ-28　菊花かぶの切り方

つけ物

蛇腹きゅうりの甘酢漬

きゅうりを蛇腹(じゃばら)に切ることで、見た目に変化が出るとともに、味がしみやすく、食感も楽しめるものとなる。

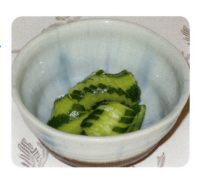

材 料	基本調理(1人分)	調味% ほか	作 り 方
きゅうり	60g		①きゅうりは板ずりし、周囲が四角になるように皮をむく。割り箸を両脇に置き、蛇腹に切れ目を入れて(図Ⅰ-29)、塩水にしんなりするまでつけておく。
塩水			
水	80g	きゅうりの1.3倍程度	
塩	2g(1.7ml)	水の2.5%塩分	
つけ汁			②水気をかたくしぼり、こんぶを入れたつけ汁に20～30分、つけておく。
こんぶ	0.9g	きゅうりの1～1.5%	
酢	12g	〃　　15～20%	③つけ汁を含んだ状態でひと口大に切り、切れ目を見せるようにして盛り付ける。
砂糖	6g(10ml)	〃　　10～15%糖分	
塩	0.3g(0.25ml)	〃　　0.5%塩分	
水	8g	〃　　12～14%	

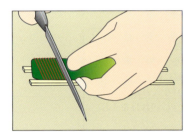

きゅうりは両端を切ったあと(周囲が四角になるように、皮をむいてもよい)、割り箸を、きゅうりをはさむように両側に置き、包丁が割り箸に当たる位置まで、45度の角度で、2～3mm幅にきゅうりを切る。片面を切り終えたら、裏返して同じ角度と方向に切る。このように切ることで、切り目が上下で交互するようになる。

図Ⅰ-29　蛇腹きゅうりの切り方

菓子

水ようかん

水ようかんは，果汁かんに比べて寒天濃度が高く，かたくて甘味が感じにくくなるため，砂糖濃度が高くなる。砂糖の過剰摂取を避けるため，寒天濃度を低めにするとともに，塩による味の対比効果を利用し，砂糖の摂取量を下げる工夫をするとよい。

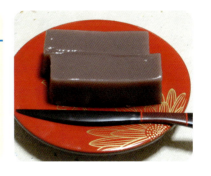

材料		基本調理（1人分）調味% ほか		材料		給食への展開（1人分）調味% ほか		備考
寒天液		できあがり125g		寒天液		できあがり125g		基給 容器から出す場合は，寒天濃度を高くする。
角寒天	1g	〃	0.8～1.2%	粉寒天	0.5g	できあがりの0.4～0.5%		
水	90g			水	80g			
砂糖	25g(42ml)	〃	20～40%糖分	砂糖	25g	砂糖濃度は合計で20～40%糖分		
塩	0.1g(0.08ml)	〃	0.1%塩分	生あん	40g			
生あん	40g			塩	0.1g	できあがりの0.1%塩分		

基本調理の作り方	給食への展開・作り方
①寒天は水にひたす。やわらかくなったら細かくちぎり，定量の水を加えて火にかける。寒天がとけたら砂糖，塩を加え，およそ100gになるまで煮詰めたら，こす。 ②生あんに①の液を徐々に加えてよく混ぜ，再び火にかけて125gになるまで煮詰める。これを45℃くらいに冷まし，水でぬらした流し箱に流し入れて固める。 ③②を流し箱から取り出し，長方形に切り分ける。	下調理：寒天をあらかじめ定量の水に入れて吸水させておく。 調理手順：寒天液は，2分ほど沸騰させ完全に煮とかす。あんは別鍋に入れ，砂糖を加えてかき混ぜ，寒天液を加えて5分くらい煮る。45℃くらいに冷まして，水でぬらした流し缶，またはバットに一気に流し，冷やし固める。固まったら，ぬらしたまな板にとり出し，包丁で切る。 応用：1人分の器に流し込むこともできる。

寒天の調理性

寒天は，紅藻類のてんぐさ，おごのり，いぎすなどを熱水抽出した後，水分を除いたゲル化剤である。これを用いたゲルは，濃度により異なるが，一般にゼラチンゲルよりしっかりとした食感と砕けやすさが特徴である。寒天には，角寒天や糸寒天のほかに，精製した粉末，フレーク，固形のものなどがある。寒天は，ほぼ50倍の水で，角・糸寒天は1時間，粉末寒天などは2～5分膨潤させた後，寒天濃度2%以下で水からゆっくりと加熱溶解し，所定の濃度に調製する。植物性食品であるため，ゼラチンとは異なり，加熱によって容易には低分子化しない。また，濃度が高くなるほどかたくなって透明度は低下し，離しょうが少なくなる。次頁の表Ⅰ-17に示すように，副材料によってもゲルのかたさが異なるため，寒天濃度を変えて調製する。さらに，水ようかんや淡雪かんの副材料である起泡卵白やあんなどのような寒天溶液の比重と異なる副材料を混ぜる場合は，寒天溶液が凝固温度よりやや上になり，粘度が増してきたときに手早く混合すると均一に分散する。ゲルがかたいと甘味は感じにくくなるため，少ない砂糖で作る場合は，寒天濃度を下げると甘さを強く感じることができる。

生あんの作り方

→おはぎ，p.48 参照

菓 子

淡雪かん

ふわふわとした，やさしい口当たりで，高齢者にも向く菓子である。比重の軽いメレンゲを寒天液に入れて均一に分散・固定化するためには，メレンゲ混合時の寒天ゾル温度や寒天ゾル内での撹拌終了温度がポイントとなる。

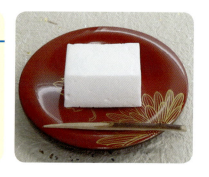

材 料	基本調理（4人分）調味％ほか		作り方　流し箱10×10×5.5（cm）
寒天液		できあがり250g	①流し箱の内側は水でさっとぬらしておく。
角寒天	4.4g	〃 の1.5～1.8％	②寒天液を作る。寒天はちぎって鍋に入れ，1時間ほど分量の水で膨潤させる。
水	260g		③②を火にかけて加熱し，寒天がとけたら砂糖aを加えて250gになるまで煮詰める。
砂糖a	70g (117ml)	a＋b	
メレンゲ		できあがりの25～40％糖分	④メレンゲを作る。きれいなボウルに卵白を入れて，泡立て器かハンドミキサーを用いて泡立てる。卵白の液体部分がなくなったら砂糖bを2～3回に分けて加える。レモン汁を加えた後，さらに角が立つまでしっかりと泡立てる。
卵白	30g		
砂糖b	20g (33ml)		
レモン汁	10g		
			⑤③の寒天液を④のメレンゲに加えて撹拌し，45℃に冷めたら①の流し箱に入れ，氷水で冷却する。
			⑥1時間ほど冷却し，十分に固まったら型からとり出し，人数分に切り分ける。

寒天液に比重の小さいもの（起泡卵白）を混ぜる場合のポイント

淡雪かんは，メレンゲを砂糖混合寒天液に均一に分散させた菓子であるが，メレンゲと寒天液が上下に，別々に分離してしまうことがある。これは，両者の比重の違いから起こるもので，これを回避するには，起泡卵白の安定性を上げ，かつ比重を高くして寒天液との比重差を緩和するため，卵白に砂糖を加えて撹拌したメレンゲを加えるとよい。また，メレンゲを混合する，または撹拌をやめる温度は，寒天の凝固温度である40℃付近にするとよい。実際的には，操作により温度が低下することを考えて，45℃あたりで行うと失敗しにくい。

表Ⅰ-17　寒天の使用濃度と特性

寒天の種類と使用濃度	凝固温度	融解温度	副材料の影響			
			砂　糖	牛　乳	果　汁	果　肉
角・糸：0.8～1.5％ 粉末・フレーク：0.4～1.0％	28～35℃ （室温で凝固）	68℃以上 （室温で融解しない）	かたさの上昇 透明度の上昇	かたさの低下 ゲル化しやすい	長時間の加熱による寒天の低分子化により，ゲル化を阻害する	ゲル化を阻害

菓 子

果汁かん

用いる果汁は，季節や料理との調和を考えて選択する。その際，果汁に含まれる糖分を考えて砂糖の量を加減する。また，容器に入れたままで食する場合は，寒天濃度を低めにするとよい。

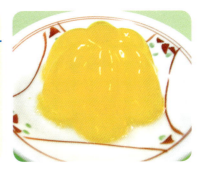

材　料	基本調理（1人分）調味% ほか		材　料	給食への展開（1人分）調味% ほか		備　考
寒天液		できあがり80g	寒天液		できあがり80g	㊒ 粉寒天は，角寒天のほぼ1/2量。
角寒天	0.5g	〃　の0.6〜1.0%	粉寒天	0.4g	〃　の0.4〜0.5%	
水	65g		水	55g		
砂糖	12g(20ml)	〃　15〜18%糖分	砂糖	10g	〃　12〜16%糖分	
果汁（みかん）	25g		果汁（みかん）	25g		

基本調理の作り方	給食への展開・作り方
①寒天は洗って細かくちぎり，分量の水につけておく。 ②みかんは皮をむいて，分量分の果汁をしぼる。 ③①を火にかけ，とけたら砂糖を入れて，水と砂糖重量の70%になるまで煮詰める。 ④火からおろし，60℃くらいになったら②の果汁を加えてよく混ぜ，こしてから水で濡らしたゼリー型に入れ，冷やし固める。	**下調理**：粉寒天は，あらかじめ分量の水にふり入れて，吸水させておく。 **調理手順**：寒天液は2分ほど沸騰させて完全に煮とかす。60℃くらいに冷ましてから果汁を加え，器に入れて冷やし固める。

寒天の性状に及ぼす果汁の影響

　寒天液に果汁を加えると，混合時温度が高いほどゲルのかたさが低下する。これは，寒天分子が酸により加水分解し，低分子化するためである。したがって，果汁を加えてからの加熱は避ける必要があるが，寒天液が70℃以下であれば，果汁を加えても寒天の加水分解は起こらない。つまり，果汁かんのように果汁を多く加える場合でも，寒天液を火から下ろしてから果汁を加えれば寒天の低分子化を避けることができるため，ゲルのかたさは低下しない。加えて，果汁の風味が維持できるとともに，ビタミンCの減少も避けることができる。

菓子

ゆずまんじゅう

晩秋にふさわしい，ゆずの香り豊かなまんじゅう。皮に入れる砂糖の替わりに黒砂糖を入れると茶まんじゅう，ゆずの替わりにみそを入れるとみそまんじゅうなど，加える副材料を変えることでさまざまなバリエーションがある。

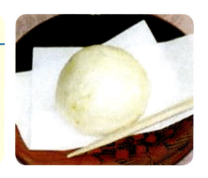

材 料	基本調理（1人分）	調味％ ほか	作 り 方
皮			①あんを作り，丸めておく。
薄力粉	15g		②皮を作る。薄力粉にB・Pを混ぜ合わせ，ふるっておく。
B・P*	0.8g	薄力粉の4〜5％	
砂糖	3.5g(5.8ml)	〃　25％糖分程度	③ぬるま湯に砂糖をとかし，これにすりおろしたゆず皮，ゆず汁を混ぜ合わせ，②を入れて生地がまとまる程度に軽くこねる。
ぬるま湯	9ml	〃　55〜65％	
ゆずの皮	0.2g	1/12個分	
ゆずの汁	少々		④③の皮の生地にラップをかけて30分寝かした後，薄く打ち粉（薄力粉，記載外）をしたまな板の上にとり出し，薄く伸ばして①のあんを包み，形をととのえる。
あん			
生あん	20g		
砂糖	6g(10ml)	生あんの25〜30％糖分	
水	10ml	〃　50〜60％	⑤蒸し器の湯が沸騰したら中敷にオーブンペーパーを置き，④をのせて強火で7〜8分蒸す。蒸し上がったら，巻きすの上にのせて冷ます。
塩	0.2g(0.17ml)	〃　0.1％塩分	

*ベーキングパウダーのこと。

あんの作り方
　→あんの作り方の原理，p.48参照

菓　子

柏　餅

5月5日の端午の節句に食べる菓子。柏の葉が，新芽が芽吹くまで落ちないことから，子孫繁栄の意味があるとされているからである。また，餅に巻いた柏の葉が，かしわ手に見えることからとする説もある。

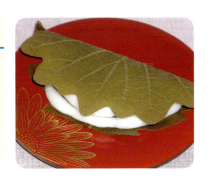

材　料	基本調理（1人分）	調味％ほか	作　り　方
皮			①柏の葉は熱湯に入れ，色が変わるまでゆでたらすぐに引き上げ，水で冷やす。
上新粉	20g		②上新粉に砂糖，くず粉を加え，熱湯でよく練ってから適当な大きさにして，10〜15分蒸す。
熱湯	20g	上新粉と同量	③②を熱いうちにねばりが出るまでよくこね，円形に伸ばす。
くず粉	2.5g	上新粉の12〜14％	④生あんに砂糖，水，塩を加えて練り，③の皮で包む。
砂糖	2g(3.3ml)	〃　　10％糖分	⑤蒸気の上がった蒸し器で5分くらい蒸し，①の柏の葉で包む。
ねりあん	30g		
生あん	20g		
砂糖	8g(13.3ml)	生あんの30〜40％糖分	
水	10g	〃　　50％	
塩	0.01g(0.008ml)	〃　　0.05〜0.1％塩分	
柏の葉	1枚		

あんの作り方
　→おはぎ，p.48参照

菓 子

桜餅（関西風）

大阪府藤井寺市にある道明寺という尼寺で，下げた撰飯(せんぱん)を用いて作られたのが始まり。粒状のもち米が持つ，やわらかくてつぶつぶした食感が，この餅菓子のおいしさのひとつ。

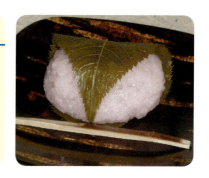

材　料	基本調理（1人分）調味％ ほか		作　り　方
皮			①桜の葉は，水を張ったボウルに入れて，1時間ほど塩抜きをする。
道明寺粉	13g		②こしあんは，丸めておく。
ぬるま湯	20g	道明寺粉の1.5倍	③ボウルにぬるま湯を入れ，水にといた食紅を加えてうっすらしたピンク色[*]にする。ここに道明寺粉を入れ，木じゃくしで軽く混ぜる。
食紅	ごく少量[*]		
砂糖	2g(3.3ml)	道明寺粉＋ぬるま湯の6％糖分	
こしあん	20g		④十分に蒸気の上がった蒸し器にぬれ布巾を敷き，③を数個に小分けにして置いたら，強火で15分程度，蒸し上げる。これをボウルにとり出して砂糖を加え，道明寺粉の粒がつぶれないように注意しながら木じゃくしで混ぜる。
桜の葉	2g	1枚	
（塩漬け）			
			⑤ぬれ布巾を敷いたバットに④を広げ，上からかたくしぼった布巾をかけて，冷めるまでそのままおく。
			⑥⑤の皮を手のひらに置いて，中央部は厚めに，外側は薄く伸ばして形をととのえてから②のあん玉をのせて包む。これを，①の桜の葉の葉脈を外側にして包む。

[*]食紅は色が熱や酸にも安定であるため，少量で色が付きやすい。そのため，ごく薄めになるように，分量には注意する。1カップの水に対して耳かき1/2程度（0.002g）の量でよい。

道明寺粉

　水に浸した米を蒸し上げ，乾燥させて道明寺糒(どうみょうじほしい)にし，これを粗くひいたもの。桜餅，椿餅，みぞれまんじゅうなどの菓子類のほか，変わり揚げの一種である道明寺揚げの衣として，料理にも用いられる。

関西風と関東風の桜餅

　桜餅には，上記のような道明寺粉を用いた関西風のものと，小麦粉で作った薄い皮であんを包んだ関東風のものの2種類がある。

あんの作り方

　→おはぎ，p.48参照

飲み物

お茶（煎茶・玉露・番茶）

日本茶は中国から移入したもので，製造の初期段階で発酵を止めた不発酵茶であり，生の茶葉をもっとも反映した茶である。ポリフェノールの一種である茶カテキンには，抗酸化作用，抗アレルギー作用，抗がん作用などの機能性が認められている。

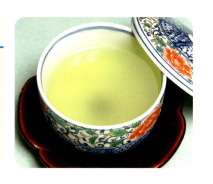

材　料	基本調理（1人分）調味％ ほか		材　料	給食への展開（1人分）調味％ ほか		備　考
煎茶			煎茶			㊞ 煎茶は，粉末のものを用いることが多くなっている。
煎茶	2.5〜3g		煎茶	1.5〜2g		
お湯	80〜100g		お湯	90g	80℃	
玉露			番茶			㊞ 時間とともに変色するため，作り置きは望ましくない。作り置きができるのは，ほうじ茶に限られる。
玉露	3g		番茶・ほうじ茶	2.5〜3g		
お湯	50g		熱湯	120g	100℃	
番茶						
番茶	3g					
熱湯	100〜120g					

基本調理の作り方	給食への展開・作り方
煎茶 ①あらかじめ，急須と湯飲み茶碗を温めておく。 ②煮立ったわかし立ての湯を湯ざましに入れて，70〜80℃くらいに冷ます。 ③急須に茶葉を入れ，②の湯を注いで40秒〜1分くらいおく。茶の葉が開いたら同じ濃さになるように茶碗につぎ分ける。最後の1滴までつぐ。 ※2煎目，3煎目は茶の葉が開いているので，湯をさしたら，すぐに茶碗につぎ分ける。 **玉露** ①あらかじめ，急須と茶碗を温めておく。 ②煮立った湯を，湯ざましに入れて50〜60℃くらいになるまで冷ます。 ③急須に茶葉を入れ，②の冷ました湯を注いだら2〜3分おく。茶の葉が開いたら，同じ濃さになるように茶碗につぎ分ける。最後の1滴までつぐ。 ※2煎目は同様に，3煎目はやや熱めの湯を用いて入れる。 **番茶** ①土びんに番茶を入れ，煮立った熱い湯を注ぎ入れ，30秒くらいおいて茶碗につぐ。最後の1滴までつぐ。同じ濃さになるよう茶碗につぎ分ける。	**煎茶** 調理手順：①分量のお茶を袋に入れる。②一度沸騰して80℃になった湯の中に①を入れ，1分後にとり出す。 **番茶・ほうじ茶*** 調理手順：①分量のお茶を袋に入れる。②沸騰した湯の中に①を入れ，30秒でとり出す。

*ほうじ茶は，番茶を茶ほうじに入れて，適宜にほうじたもので，香気が高い。ほうじたてのものが，もっとも香味がよい。

緑茶について

　茶はツバキ科の常緑樹の若葉を原料とし，製造法の違いによって不発酵茶，半発酵茶，発酵茶に分類される。緑茶は不発酵茶で，つみとった茶葉をすぐ加熱し（ほとんどは蒸し製法，一部釜炒り製法），茶葉に含まれる酵素（クロロフィル酸化酵素）を失活させ，何回ももみながら乾燥させたものである。うま味成分であるアミノ酸のテアニン，渋味成分のタンニン，カテキン，苦味成分のカフェインが含まれており，緑茶の種類によって入れ方が異なる。

表Ⅰ-18　緑茶の種類と特徴

種類	特徴
煎茶	緑茶の代表的なもの。茶葉を加熱することで酸化を抑え，茶葉の緑色を保たせている。カテキン，タンニンが多い。玉露に次いで，カフェインが多い。
玉露	一番茶の芽が成長するとき，直射日光をさえぎって育てた茶葉を用いた最高級茶。甘くて深みのある味が特徴。うま味はテアニン。タンニンは少なく，カフェインが多い。
抹茶	玉露と同様に育てたものを石臼でひいて，粉末にしたもの。碾き茶ともいう。そのままでは苦味が強いので，味をやわらかくするために泡立てて用いる。ビタミンC給源の効果が大きい。
番茶	煎茶用につんだ若芽のあとに伸びた，かたい葉や茎を用いたもの。煎茶に次いでタンニンが多い。カフェインは少ない。
ほうじ茶	番茶を強火で焙じた（あぶって，水分をとばした）もの。茶褐色で，焙じることにより独特の香りが付く。
玄米茶	番茶や煎茶に高圧で炒った玄米を加えたもの。香ばしい香りがする。

表Ⅰ-19　緑茶の入れ方

種類	茶葉の量(g)	1人分の量(ml)	お湯の温度(℃)	浸出時間(分)(1煎目)	茶器
煎茶	2.5〜3	80〜100	70〜80	1	急須，茶碗
玉露	3〜4	40〜50	50〜60	2〜3	玉露用急須，茶碗
抹茶	2	50〜70	80〜90	茶筅で泡立てる	抹茶茶碗
番茶・ほうじ茶	2〜4	100〜120	100	0.5	陶器の土瓶，大ぶりの茶碗

※茶葉の量，浸出時間は目安であり，好みで増減する。湯は一度沸騰させ，温度を下げてから用いる。テアニンは60〜65℃，タンニンは80℃以上で浸出しやすい。なお，2煎目は1煎目よりやや高い温度の湯を注ぐとよい。

日本茶の入れ方と味

　入れた茶の味を決めるのは，主に，「湯の温度」「茶葉の量」「浸出時間」である。つまり，これらの条件を変えることにより，茶の味は変化する。このことは，紅茶，中国茶についても同様である。
　茶は基本的に嗜好品のため，これら3つの条件を変えて，自分の好みの入れ方で楽しむとよい。たとえば，入れる湯の温度を高くすると苦味が強くなり，低いと甘味とうま味が強くなる。また，茶葉の量を多くしたり，浸出時間を長めにしたりすると苦味が強くなる。

日本茶の保存方法

　日本茶は，中国茶や紅茶よりも，味，色，香りともに非常に劣化しやすいため，保管については注意が必要である。未開封のものであれば，冷蔵または冷凍すると劣化を防ぐことができる。また，開封したものは，密封できる容器に入れて冷暗所に保管する。また，開封後2週間程度で使いきるようにする。

正月料理について

正月には，歳神様をお迎えし祀る一連の行事が行われる。年の暮れに神棚にお祀りした歳神様に食物（神饌）を供え，新年の五穀豊穣と家の繁栄，健康や幸福を祈願する。お供えした食物を下げて料理し，新年に神と人が共に食する直会が正月料理の原型である。

「おせち*」は，「節目につくる食物（御節供）」を指す。御節供には，1月1日の膳，1月7日（人日）の七草粥，1月15日の小豆粥，3月3日（上巳）の草餅と白酒，5月5日（端午）の柏餅，7月7日（七夕）の索餅，9月9日(重陽)の栗飯と菊酒などがある。今日では，人日，上巳，端午，七夕，重陽の行事を五節句と呼び，正月の料理を「おせち」と呼ぶようになった。

正月料理は，正月にちなんだ祝い肴（数の子，黒豆，田作りなど）と雑煮，なます，お煮染，昆布巻きなど，全国どんな山村漁村に行っても，また，貧富の差によらず，だれでもそろえられる身近な材料で料理を作ってお祝いする，ごく素朴なものが本筋であったが，近年は料亭などで販売されるような豪華なものもある。とはいえ，いずれも年始にあたり，国家安泰，無病息災，子孫繁栄，五穀豊穣，不老長寿などを祈願する縁起が込められている。

正月料理の祝い方としては，まず，屠蘇酒，次いで祝い肴，おせち，雑煮の順である。関西では，屠蘇酒の前に大福茶（小梅と結びこんぶを湯呑に入れ，若水でわかした湯を使って注いだお茶）を飲む習慣がある。

*川上行蔵，西村元三郎監修『日本料理由来事典（上巻）』同朋舎出版，1990，p.226-227を参考

1．屠蘇酒

屠蘇酒は，山椒，防風，桔梗，白朮，肉桂などの草根木皮を乾燥させて刻み込んだもの（屠蘇散）を，大晦日の晩から酒やみりんにひたし，その酒やみりんに香りと成分を抽出させた一種の薬酒である。元日の朝，1年の無病息災，長寿を願って，最初に家族そろっていただくもので，邪気を払う意味がある。

2．祝い肴，おせち

以下に，正月料理の献立と四段重箱の詰め方の例を示す。なお，詰め方は，地域や家風によって異なることがある。

① 一の重：祝い肴　黒豆（p.104），田作り（p.105），数の子（p.106），など
　　　　　口取り　昆布巻き（p.107），伊達巻き（p.108），くりきんとん（p.109），紅白かまぼこ，など
② 二の重：焼き物　魚の照り焼き（p.74），松風（p.75），うに焼き（p.76），西京焼き（p.77），豚肉の手綱巻き（p.111），だし巻き卵（p.79），など
③ 三の重：煮　物　筑前煮（p.58），さといもの含め煮（p.62），梅花にんじん（p.64），手綱こんにゃく（p.65），亀甲しいたけ（p.66），さやえんどうの青煮（p.67），高野豆腐の含め煮（p.68），きんぴらごぼう（p.61），など
④ 与の重：酢の物　紅白なます（p.110），菊花かぶの甘酢漬（p.91），かぶの甘酢漬（p.90），蛇腹きゅうりの甘酢漬（p.92），花れんこん，など

本格的な重箱の組重は，五段重ねか与の段と別に控え重（替え重）を用意するのが正式ではあるが，これを略して三段，二段で組まれることも多い。また，最近の傾向として，1人暮らしの人が増え，そういう人向けの一段のみのものも，多く市販されてきている。

詰め方には，市松，七宝，網代，段取り，乱盛りなど，ぎっしりと詰めて盛る重箱形式（図Ⅰ－30，重詰めの例を参照）と，裏白，南天，ゆずり葉などの植物を敷くことで仕切りにして，3～5品くらいを余裕をもって盛り込む重盛形式のふたつがある。

家庭では，重盛形式の方が衛生的・実用的で，重箱のほか，大皿や会席盆などに，一食で食べきれる量を，味と色彩の重複を避けるように注意して，美しく盛り込む手法が用いられることも多い。また，なますなど，汁気のあるものは小鉢に入れて盛るとよく，さらに，煮染の梅花にんじんと絹さやなどは，見た目のアクセントとして彩りよく散らすとよい。

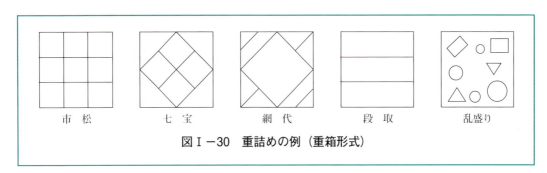

図Ⅰ－30　重詰めの例（重箱形式）

3. 雑煮

雑煮は，年越しに，神に供えた餅をとりおろして，だいこんやさといも，そのほかのものをとり混ぜて，煮て食べる餅直会であるともいわれている。もともと雑煮は餅を主に，その土地で採れる野菜と魚介・肉類などをとり合わせた儀礼食として発展したもので，婚礼などにも欠かせない酒肴であった。今では，正月の祝い膳に欠くことのできない料理として，地方や家庭により，それぞれ特徴のあるものが作り伝えられている。

ハレの日の食べ物には，古い時代の食習慣を保っているものが多いが，とりわけ正月の雑煮には伝統が色濃く残っている。

なお，理由はさまざまであるが，伝統的に正月に雑煮を作らず，さといもや赤飯，そのほかのものを食べる餅なしの正月が行われている地域も，全国的に散在している。

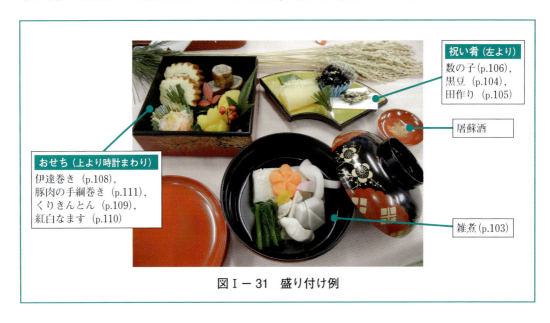

図Ⅰ－31　盛り付け例

正月料理

雑　煮（関東風）

雑煮は，地域や家風により，とり合わせる食材や作り方など，実にさまざまである。しかし，大きくは，焼いた角餅入りのあっさりした澄まし仕立ての関東風，ゆでたもち入りの白みそ仕立てのこくのある関西風の2系統に分けられる。

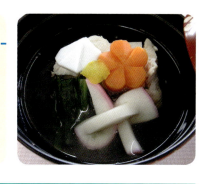

材　料	基本調理（1人分）調味％ ほか		材　料	給食への展開（1人分）調味％ ほか	
切りもち	50g		切りもち	50g	
鶏肉（ささみ）	20g		鶏肉（むね）	20g	鶏肉の0.4％塩分
こまつな	12g		薄口醤油	0.5g	
だいこん	20g		酒	0.5g	
さといも	15g		だいこん	10g	
にんじん	10g		にんじん	5g	
かまぼこ	15g		生しいたけ	5g	
出し汁（混合）*	150g		みつば	3g	
塩	0.6g（0.5ml）	出し汁の0.7〜0.8％塩分〔塩分比〕塩：醤油＝1：1	出し汁（混合）*	150g	
薄口醤油	3g（2.5ml）		塩	0.6g	出し汁の0.7〜0.8％塩分〔塩分比〕塩：醤油＝1：1
ゆず	1g		薄口醤油	4g	

＊p.33，表Ⅰ-4参照

基本調理の作り方	給食への展開・作り方
①鶏肉（ささみ）は，筋をとって一口大のそぎ切りにする。 ②こまつなはたっぷりの熱湯（湯に対して1％程度の塩を加える，記載外）でゆで，冷水にとったら水気をしぼり，3cm長さに切る。 ③だいこんは8mm厚さの亀甲型か色紙切り，にんじんは梅花型*に切り，3〜4分ゆでる。 ④さといもは六方むきにして8mm厚さに切り，塩もみ（記載外）した後，3〜4分下ゆでする。 ⑤かまぼこは0.8〜1cm厚さに切り，熱湯を通してかまぼこ鶴**（図Ⅰ-32参照）にする。 ⑥混合出し汁をわかして，さといも，だいこん，鶏肉を入れて，途中アクがでたら除きながら，静かに煮る。鶏肉などにしっかり火が通ってから，かまぼこ，にんじんを入れ，調味する。 ⑦もちは焼いて，粉がついているので熱湯を通しておく。 ⑧椀にだいこんを敷いてもちをのせ，鶏肉，さといも，にんじん，かまぼこを入れて熱い汁をはり，こまつな，吸い口にへぎゆずまたは松葉ゆず***をのせる。	下調理：①みつばは2cm長さに切る。②鶏肉は，ひと口大の大きさに切り，下味をつけておく。③だいこんとにんじんは短冊切り，生しいたけは軸をとり，薄切りにする。 調理手順：出し汁に②を入れ，火が通ったらとり出しておく。さらに③を入れ，アクをとりながら加熱する。火が通ったら，調味料で味を調える。椀に鶏肉とゆでたみつばを盛りつけておく。もちは焼いて熱湯に通してから椀に盛り，汁をはる。

＊P.64，図Ⅰ-17参照。飾り切りをせずに短冊切りでもよい。　　＊＊P.103，図Ⅰ-32参照　　＊＊＊P.62，図Ⅰ-16参照

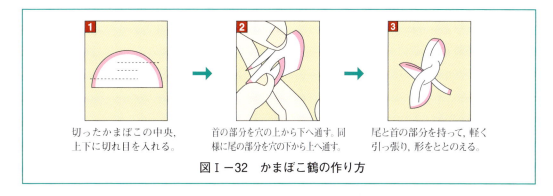

図Ⅰ-32　かまぼこ鶴の作り方

正月料理　一の重（祝い肴）

黒豆

黒豆は，黒々とまめまめしく，つまり，健康でまめに暮らせるようにとの願いが込められている。彩りと縁起をかつぐ意味合いで，長老喜(ちょろぎ)を添えることもある。

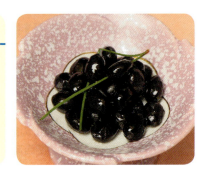

材　料	基本調理（1人分）	調味％ ほか	材　料	給食への展開（1人分）	調味％ ほか
黒大豆	10g	戻すと 2.5 倍	黒大豆	10g	戻すと 2.5 倍
つけ汁			水	30g	
微温湯	30g	戻す前の豆重量の 3 倍	塩	0.1g	戻した豆の 0.5～0.8％塩分
塩	0.1g（0.08ml）	戻した豆の 0.5～0.8％塩分	濃口醤油	0.3g	〔塩分比〕塩：醤油＝5：2
濃口醤油	0.3g（0.25ml）	〔塩分比〕塩：醤油＝1：0.4	三温糖	10g	〃　　30～50％糖分
三温糖	10g（17ml）	〃　　30～50％糖分	重曹	0.03g	戻す前の豆の 0.3％

基本調理の作り方	給食への展開・作り方
①黒大豆は虫食いや皮のむけたものを除き，洗って水気をきる。 ②鍋に 60℃程度の微温湯を入れ，さらに塩，濃口醤油，三温糖を加えてつけ汁を作り，そこに①を入れ，8～10 時間浸漬する。このとき，鉄鍋を用いるか，ガーゼに包んださび釘を鍋に一緒に加えるとよい。 ③②の豆が吸水して十分に膨らんだらそのまま火にかける。沸騰してきたら泡とアクをていねいにとり除き，落とし蓋と外蓋をして，ふきこぼれないように弱火で煮る*,**。なお，煮ている間は，豆の表面が空気に触れないように，煮汁が豆より 1～2cm 上にあるように水を補いながら煮る。 ④5～6 時間して豆がやわらかく煮えたら火を止め，そのままおいて味を含ませる。一昼夜ほどおくとよい。 ⑤好みで，供するときにしょうが汁（0.2g）を落としてもよい。	下調理：黒大豆は，洗って水気をきる。 調理手順：㋑使用。水と調味料を火にかけて沸騰したら黒大豆を入れる。再度沸騰したら火を止めて蓋をする。黒大豆がふくらむまで 2 時間ほど待った後で 1 時間ほど弱火で煮る。水分が少ないときは差し水をする。 別法：㋐スチーム機能使用。すべての材料をホテルパンに入れ，蓋をして 1 晩（8～10 時間）置く。スチームモード 100℃で蓋をしたまま 2 時間加熱（豆の産地や種類によって加熱時間が異なるので注意が必要）したあと取り出して，急冷して味を含ませる。

*強火にしすぎるとサポニンの起泡性によりふきこぼれが起きる。
**圧力鍋を用いるときは，㊾の③の工程でアクを除いた後，付属の落とし蓋と外蓋をして圧力をかけ，加圧 20 分，蒸らし 10 分にする。

黒大豆の色について

　黒大豆の皮に含まれているアントシアン系色素（クリサンテミン）は，鉄と結合すると美しい黒紫色になる。そのため，黒大豆の浸漬・加熱時には，鉄鍋やさび釘などの鉄製品が用いられている。一方，豆を軟化させるために重曹（0.3％程度）を加えることがある。その場合，アントシアン系色素はアルカリ性で不安定なため，豆の色が褐色に変色してしまうので，入れすぎにはとくに注意が必要である。

正月料理 一の重(祝い肴)

田作り

かつて,「田作り」は畑の肥料としてまかれていたので,この名がある。「ごまめ」「五万米」とも呼ばれ,五穀の豊作の願いが込められている。小さいながらも,めでたい尾頭(おかしら)付きの料理である。

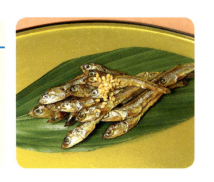

材　料	基本調理 (1人分) 調味% ほか		材　料	給食への展開 (1人分) 調味% ほか		備　考
ごまめ*	5g		ごまめ*	5g		㫗㊗白ごまの替わりに,七味唐辛子をふりかけてもよい。
濃口醤油	2.5g(2.1ml)	材料の6〜8％塩分	濃口醤油	1g	材料の3％塩分	
砂糖	1.8g(3ml)	〃 50〜60％糖分	砂糖	0.8g	〃 18％糖分	
みりん	3g(2.5ml)		みりん	0.3g		
白ごま(いり)	0.2g	ごまめの4％	白ごま(いり)	0.2g		

*ごまめは,かたくちいわしの稚魚を生から乾燥させたもの。腹が銀色に光り,頭と尾のととのったものを選ぶ。

基本調理の作り方	給食への展開・作り方
①煮上がったものを入れるバットに,あらかじめサラダ油(記載外)を塗っておく。 ②ごまめは,厚手のフライパンを用いて,ポキンと折れる程度になるまで,ごく弱火で焦がさないようによくゆり動かしながら空炒りする。時間がないときは,耐熱皿に重ならないように並べ,電子レンジ(600W)に3分間かけてカリッとさせる。炒り上がったものはクッキングシートなどにすくいとり,焦げた粉や細かい粉は除いておく。 ③濃口醤油,砂糖,みりんを小鍋に入れて煮詰め,大きな泡が立ってきたら②を入れる。ごまめの形がくずれないように手早くからめて,①のバットにあけて,広げて冷ます。このとき,熱いうちに一尾ずつ離しておかないと,冷めてからひとかたまりになり,扱いにくくなるので注意する。 ④盛り付けて,白ごまをふりかける。	**下調理**:調味料はすべて合わせておく。でき上がった田作りを広げて冷ますためのバットにサラダ油(記載外)を塗っておくか,クッキングシートを広げておく。 **調理手順**:㊃使用。①ごまめは,120℃で30分乾燥させる。②調味料を煮詰め,泡が大きく立ってきたら①を一度に入れて手早くかき混ぜ,バットまたは,クッキングシートに広げておく。ここに白ごまをふりかけて放冷する。

砂糖の調理性(飴がけ)

砂糖溶液は,煮詰めていくと粘りが出て表面に泡が立ってくる。細かい泡が徐々に大きな泡になり,飴状となった(約140℃)溶液で食品を糖衣する調理法を「飴がけ」と呼ぶ。カラメル化したものは結晶しないが,140℃くらいの糖液の場合は,冷たい材料を入れて撹拌すると結晶ができてしまう。溶液の結晶化防止のためには,転化糖シロップが少量加えられている上白糖を用いるとよい。または砂糖を加熱するとき,食酢などの酸を加えて砂糖の一部を加水分解させ,ブドウ糖と果糖を生成させておくとよい。このように,砂糖の一部を加水分解させることを転化という。

→カスタードプディング,p.178,抜絲地瓜(さつまいもの飴煮),p.248 参照

正月料理 一の重(祝い肴)
数の子

「数の子」は,にしんの卵である。多くの卵があることから,子孫繁栄の願いが込められて,正月料理として用いられている。

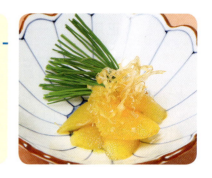

材料	基本調理(1人分)	調味%ほか	材料	給食への展開(1人分)	調味%ほか	備考
塩数の子	25g		塩数の子	20g		基 給 数の子の塩抜きは,前日から行う。
ひたし汁			ひたし汁			
薄口醤油	8g(7ml)	材料の3〜8%塩分	薄口醤油	2g	材料の1.6%塩分	
みりん	6g(5ml)	〃 6〜17%糖分	みりん	3g	〃 5%糖分	
出し汁(かつお節)*	8g		出し汁(かつお節)*	4g		
糸かつお	0.2g	数の子の0.8%				

* p.33,表Ⅰ-4参照

基本調理の作り方	給食への展開・作り方
①塩数の子はさっと水洗いし,薄い食塩水(0.6%,記載外)に3〜4時間つける。その後たっぷりの真水に3〜4時間つけ,途中1〜2回水を替え,塩味が少し残る程度に塩抜きする。 ②①の表面の白い薄皮を親指の腹でこするようにして,また,ひだの間の薄皮は竹串を用いてひっかけるようにしてきれいに除く。水洗い後,ザルに上げて布巾で水気をふきとり,食べやすい大きさに切る。 ③ひたし汁を作る。鍋に薄口醤油,みりん,出し汁を入れて火にかけ,沸騰したら火からおろし,バットまたはボウルに移して冷ましておく。 ④③に②をひたし,味がなじんだら器に盛り,糸かつおを天盛りにする。	下調理:塩数の子を塩抜き(塩抜きの方法参照)した後,薄皮を除き,ひと口大に切る。 調理手順:ひたし汁を煮合わせ,沸騰したら火からおろし,バットに移して急冷しておく。ひたし汁が冷めたら数の子をひたし,味がなじんだら器に盛る。

塩抜きの方法

　塩抜きの方法には真水に浸漬する場合と,1〜1.5%程度の食塩水に浸漬する場合がある。塩数の子や塩鮭などの塩蔵品には,後者が用いられることが多い。これは,「迎え塩」「呼び塩」ともいわれる手法で,水よりも塩水の方が食品中の塩分との濃度差が小さくなり,外側の急速な塩の溶出を防ぎ,材料の中心部から平均して塩を抜くことができるため,過剰な膨潤や風味・うま味の溶出を防ぐことができる。塩を抜きすぎると,味気なく,おいしくなくなるので,塩の抜き加減を確認しながら行う。また,塩水の濃度が濃くなるので,途中で何度か塩水を替えるようにする。

正月料理　一の重（口取り）

昆布巻き

こんぶは喜ぶにつながり，また，巻き物は文化や学問の繁栄を意味するので，祝いごとに用いられる。

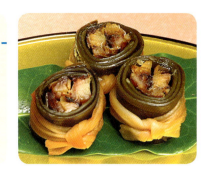

日本料理

材料	基本調理（1人分）	調味%ほか	材料	給食への展開（1人分）	調味%ほか	備考
日高こんぶ	10g	戻すと3倍	日高こんぶ	10g	戻すと3倍	基 給 早煮こんぶではなく，日高こんぶなどの煮出しこんぶを用いる。こんぶの芯には鮭，鶏胸肉，鶏ひき肉，豚もも肉，ごぼう，にんじんなどを巻いてもよい。また，こんぶのみを巻いてもよい。
水	250g	こんぶの20～30倍	水	200g	こんぶの20倍	
身欠きにしん	25g		身欠きにしん	25g		
かんぴょう	5g	水洗い後2倍	かんぴょう	5g	水洗い後2倍	
酒	10g		酒	2g		
酢	3g		酢	2g		
濃口醤油	6g(5ml)	材料の1～1.5%塩分	濃口醤油	6g	材料の1%塩分	
砂糖	9g(15ml)	〃　10～20%糖分	砂糖	9g	〃　10%糖分	

基本調理の作り方	給食への展開・作り方
①身欠きにしんの下ごしらえをする。身欠きにしんは頭と尾を切り落とし，米のとぎ汁（記載外）で一晩戻して渋味をとる。その後，たわしで汚れを落としたら，うろこやかたい背びれを除いて，さらによく水洗いし，腹骨をすきとる。長さを2等分にしてから縦に2～4等分くらいの細切りにする。 ②こんぶは，かたくしぼったぬれ布巾で表面をふいて汚れを落とし，バットに入れて水を加え，約10分，しんなりするまで戻す。戻したらにしんの長さに合わせて切り，戻し汁はこしておく。 ③かんぴょうは長いまま水で洗い，塩（記載外）でもみ，さっと水洗いして水気をしぼる。 ④こんぶの水気をきってまな板に広げ，①を芯にして巻き込む。 ⑤③を④の中央に2回巻いて結び目の分を残して切り離す。ほどけないように2回結び，端が両側に垂れるように形をととのえる。こんぶ巻きの長さにより，数箇所，かんぴょうで同様に結ぶとよい。 ⑥⑤を重ならないように鍋に一列に並べ，②の戻し汁（足りないときは水を加える，記載外），酒，酢を加え，紙蓋をして，煮立つまでは強火，その後は弱火にして約30分煮る。途中，煮汁が少なくなったときは，戻し汁や水を適宜（記載外）加える。 ⑦こんぶに竹串がスッと通るくらいにやわらかく煮えたら，砂糖を加えてさらに10～15分煮る。 ⑧⑦に濃口醤油を加え，煮汁が少し残るくらいまで，ゆっくりと弱火で煮る。	**下調理**：身欠きにしんは洗浄後，米のとぎ汁に一晩ひたして戻し，水に戻したこんぶの幅に合わせて切っておく。こんぶはさっと洗浄後，水に戻してしんなりさせる。かんぴょうは洗浄後，塩（記載外）でもみ，水で洗い流しておく。 **調理手順**：こんぶでにしんを巻いてかんぴょうで結び，鍋に一列に並べ，こんぶの戻し汁，酒，酢を加えてやわらかくなるまで煮る。その後，砂糖を加えて煮たら，さらに醤油を加えて煮る。 **応用**：圧力鍋を使用することもできる。

かんぴょうの戻し重量
→乾物の戻し重量，p.50，表Ⅰ-9参照

正月料理 一の重（口取り）

伊達巻き

伊達巻きは，巻き物に通じるものとされ，教養を高め，文化的な生活を送ることができるようにという願いが込められている。

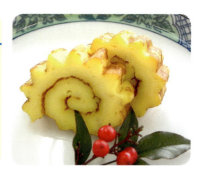

材　料	基本調理（1本分）調味% ほか		材　料	給食への展開（1本分）調味% ほか		備　考
卵	200g	Mサイズ4個分	卵	200g		基 白身魚はあらかじめすり身に加工されているものを用いてもよい。
白身魚	40g	卵の20%	はんぺん	100g	材料の0.5〜0.8%塩分	
大和いも	8g	〃 4%	薄口醤油	6g		基 白身魚の替わりにはんぺんを用いてもよいが，その場合は塩分を加減する。
薄口醤油	6g(5ml)	材料の1〜2%塩分	砂糖	42g	〃 10〜20%糖分	
塩	3g(2.5ml)	〔塩分比〕塩：醤油＝3：1	みりん	21g		
砂糖	40g(67ml)	〃 10〜20%糖分	酒	12g		基 すり鉢を用いずフードプロセッサーを用いてもよい。
みりん	18g(15ml)		出し汁（かつお節）*	60g		
出し汁（かつお節）*	60g	卵の30%	サラダ油	9g		給 大和いものすりおろしを加えると口当たりがなめらかになる。
酒	12g	〃 6%				
サラダ油	適量					

*p.33，表Ⅰ-4参照

基本調理の作り方

①白身魚は骨，皮をとり，細かくたたいてすり鉢でよくする。なめらかになったら，皮をむいた大和いもをすり入れ，よくすり混ぜる。酒，出し汁，塩を加えてさらによくすり，砂糖，みりん，薄口醤油を加えて，さらにすり混ぜる。
②①にときほぐした卵を少しずつ加えて，なめらかになるまですり混ぜる。
③卵焼き器を熱し，油を多めに入れて全体によくなじませてから，余分な油をあけて油ならしをする。
④卵焼き器が四隅まで熱せられたところに②を流し入れ，蓋をして，弱火で焼く。均一に焼き色を付けるため，途中，卵焼き器の位置を替えるとよい。
⑤表面の卵液が流れなくなり，きれいな焼き色が付いたら，一度とり出して，卵焼き器をもう一度，油をしみ込ませた布でふく。
⑥裏も表と同様に焼き，全体に火が通ったら，卵焼き器を逆手に持ち，まな板にのせ，巻きやすいように手前に数本，浅めの包丁目を入れる。
⑦⑥を鬼すだれにのせ，手前からきっちりと巻く。
⑧巻き終わりを下にして数箇所輪ゴムで固定し，そのまま冷ます。
⑨冷めたら，適当な厚さに切って，盛り付ける。

給食への展開・作り方

下調理：卵の扱いについては，p.22参照。出し汁は冷ましておく。

調理手順：㋖使用。フードプロセッサーを用いて，はんぺん，調味料，卵を混ぜ合わせる。これを，サラダ油を塗った天板または流し缶に流し入れ*，湯煎をしながら，150〜160℃で約10分，その後，120〜130℃で約45分焼く。焼けたら鬼すだれの上にとり出し，手前に包丁目を数本入れて巻き，冷めたら人数分に切り分け，器に盛る。巻かずに型から出して，そのまま切り分けてもよい。

*湯煎には，①卵液の入った天板とは別の天板に湯を入れて一緒に加熱する方法と，②流し缶を天板にのせて湯をはり加熱する方法がある。

正月料理 一の重（口取り）
くりきんとん

「きんとん」は金団と書き，財宝に恵まれ，お金が貯まるようにとの願いが込められている一品である。

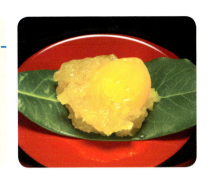

材料	基本調理（1人分）	調味％ほか	材料	給食への展開（1人分）	調味％ほか	備考
さつまいも	30g	金時いも	さつまいも	30g	金時いも	墓絵 さつまいもは，なるべく金時いもを用いる。
焼きみょうばん		浸漬水の0.3％	焼きみょうばん		浸漬水の0.3％	
くちなしの実	0.5g		くちなしの実	0.2g		
砂糖	15g(25ml)	材料の40～70％糖分	砂糖	15g	材料の40～70％糖分	墓絵 裏ごしを用いずフードプロセッサーを用いてもよい。
みりん	2.4g(2ml)		みりん	2g		
水	18g		水	5g		
塩	少々		塩	0.01g		
くりの甘露煮	10g	1個	くりの甘露煮	10g		

基本調理の作り方

①さつまいもは2cm厚さくらいの輪切りにし，皮を厚めにむく。よく洗って，色止めのために0.3％みょうばん水に15分くらいつける。

②①をみょうばん水のまま火にかけて煮立てる。泡が出てきて，いもの色が黄色に変わったら，ゆで水は捨て，きれいに洗う。次にかぶるぐらいの水とガーゼに包んだくちなしの実を入れ，やわらかくなるまで十分に煮る。

③②のゆで水を少量を残して捨て，くちなしの実の入ったガーゼをとり除く。ここに砂糖の半量を加えて，さつまいもを粗くつぶしてゆで水になじませ，熱いうちに裏ごしにかける。

④残りの砂糖，みりん，水，塩を加えて煮立て，そこに③を少しずつ木じゃくしでかき混ぜながら加えて，焦げないように注意しながら練る。

⑤④にくりの甘露煮を加え，形がくずれないように静かにかき混ぜながら，くりに火が通るまで煮る。冷めるとかたくなるので，すこしゆるいと思うくらいで火をとめるとよい。

給食への展開・作り方

下調理：さつまいもは2cm位の輪切りにし，皮を厚めにむく。よく洗って，みょうばん水に15分くらいつける。

調理手順：㋜スチーム，コンビ機能使用。穴あきのホテルパンにさつまいもを入れ，スチーム（100℃）でやわらかくなるまで蒸す。いもを深型ホテルパンに移し，調味料を加えて蓋をしたら，コンビ機能（150℃）で煮る。味がしみたら，煮汁と共にさつまいもをフードプロセッサーにかける。味とかたさを見ながら煮汁を加える。再び，深型ホテルパンに移したら，くりの甘露煮を加え，蓋をしてコンビ機能（150℃）湿度100％20分でくりに火が通るまで加熱する。

いも類の調理性
→マッシュポテト，p.130参照

くちなしによる色付けについて

くちなしの実には，カロテノイド色素クロチンが含まれている。この色素は水溶性なので，実を半分に割った上で，中の種子が出ないようにガーゼに包んでからゆで汁に入れると，きれいな黄色が出る。

正月料理　与の重（酢の物）

紅白なます

赤は魔よけ，白はけがれのないことを意味し，縁起ものとして用いられる。また，「源平なます」とも呼ばれるが，これは，源氏が白旗，平氏が赤旗を用いたことに由来するものである。

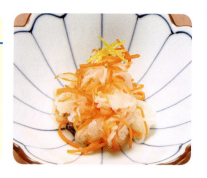

材　料	基本調理（1人分）	調味％ ほか	材　料	給食への展開（1人分）	調味％ ほか
だいこん	40g		だいこん	40g	
にんじん	4g	だいこんの10％	にんじん	4g	だいこんの10％
塩	0.4g（0.3ml）	だいこん＋にんじんの0.8〜1.2％塩分	甘酢		
甘酢			酢	8g	材料の20％
酢	9g	材料の10〜20％	砂糖	4g	〃　5〜10％糖分
砂糖	4g（7ml）	〃　5〜10％糖分	塩	0.3g	〃　0.5〜0.7％塩分
塩	0.4g（0.3ml）	〃　1％塩分			
ゆず	0.1g	〃　0.2％			
白ごま	0.1g	〃　0.2％			

基本調理の作り方	給食への展開・作り方
①だいこん，にんじんは，桂むきをした後に4cm長さのせん切りにして，それぞれ1/2量の塩で塩もみする。しんなりしたら，水気をしっかりしぼっておく。 ②甘酢の調味料を合わせ，砂糖をとかしておく。 ③白ごまは軽く炒り，ゆずは皮のみ2cm長さの細いせん切りにする。 ④②で①をあえて，味がなじむまで甘酢に浸しておく。器に盛り，天盛りに，③の炒りごまとゆずを飾る。	調理手順：①だいこん，にんじんはせん切りにし，歯ごたえが残る程度にさっとゆでて水冷し水気をきる。②甘酢の材料を混ぜて加熱し，急冷する。③①と②を合わせて，味がなじんだら器に盛り付ける。 別法：㋐スチーム機能使用。①穴あきパンに野菜をそれぞれ別に入れ，75℃の中心温度でスチーム加熱する。②加熱後は，水気をきって直ちに冷却する。急冷後に野菜を混合し，盛り付ける直前に甘酢と合わせる。

食塩による野菜の脱水作用と調味液の浸透

　野菜に食塩を加えると，食塩が溶け，野菜細胞は濃厚な食塩水で取り囲まれる。これにより浸透圧に差が生じ，野菜細胞から水分が引き出される（脱水作用）。さらに野菜をよくしぼることで，野菜細胞に調味料が入りやすくなる（調味料の浸透）。

　短時間で調理をしたい場合には，強めの塩分で塩もみをし，すぐに水気をしっかりしぼってから甘酢に浸すと，塩味を抑えて仕上げることができる。

　この現象は，野菜の切り方や塩もみ後のつけ込み時間，しぼり方によって差が生じるので，状況に応じて調味料や塩分を調整する必要がある。

合わせ酢の割合

　→p.85，表Ⅰ－15参照

焼き物　主菜　松花堂弁当　正月料理（二の重）

豚肉の手綱巻き

しっかりと味がついているので，冷めてもおいしく食べられる。そのため，おせち料理のほか，お弁当の一品としても用いられる。肉の種類や中の具材を変えるとバリエーションが広がる。

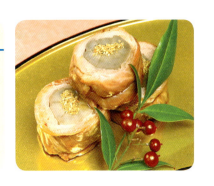

材　料	基本調理（1人分）調味%ほか		作り方
豚肉（もも）	40g	薄切り	①豚肉は1枚ずつ開いて，合わせておいた調味料に15分ほどつけておく。つけ汁は2/3程度に煮詰めておく。
濃口醤油	5g(4.2ml)	肉の1.8%塩分	②ごぼうは皮をこそげたら15cm長さに切って，縦方向に4～6本に割り，酢水（記載外）につけてアクを抜く。
砂糖	1.2g(2ml)	〃　4%糖分	③②を酢少々（記載外）を加えた湯でかためにゆで，別鍋に入れた出し汁と調味料で汁気がなくなるまで煮て，冷ましておく。
みりん	1.2g(1ml)		
出し汁*	7g		
ごぼう	20g	〃　50%	④③を筒状にまとめて芯にして，豚肉を斜め方向にきつめに巻く。さらに，たこ糸で手綱のように巻いていく。
出し汁*	30g	ごぼうの150%	
薄口醤油	1.5g(1.3ml)	〃　1.2%塩分	⑤④をオーブン(170℃)で焼く。転がしながら焼き色を付け，八分通り火が通ったら，はけで①のつけ汁を塗りながら焼き，照りを出す。
砂糖	0.4g(0.7ml)	〃　2%糖分	
粉さんしょう	少々		⑥⑤をたこ糸をはずしてからひと口大に切り，粉さんしょうをふる。

*p.33，表Ⅰ－4参照

松花堂弁当について

　松花堂弁当は、松花堂縁高に盛った弁当のことをいう。この松花堂縁高は中に十文字の仕切りがあり、縁の高いかぶせ蓋が付いている。茶の湯の正式な「懐石」ではなく、軽い形式で出す料理である「点心」に用いられる器のひとつである。仕切りがあるため、盛り込んだ料理それぞれに味や香りが移り合うことなく、彩りよく料理を盛ることができる。なお、「松花堂」の名は、石清水八幡宮（京都府八幡市）の社僧、松花堂昭乗（1582～1639）にちなむものである。

　松花堂弁当は、四季折々の食材を、味や彩り、また、調理法の組み合わせを考慮して盛り付けることが大事である。松花堂縁高は深さがあるため、小皿や小鉢を組み入れることができる。そのため、煮物やあえ物など汁気の多いものを盛るときには、小鉢を用いるとよい。

　松花堂弁当の詰め方の例を以下に示す。

1．飯

　白飯（p.41）のほか、五目炊き込みご飯（p.42）、えだまめご飯（p.43）、たけのこご飯（p.44）、強飯（p.47）なども用いることができる。季節はもちろん、主菜・副菜の味や色合い、食感などを考慮するとよい。飯は松花堂縁高の4つの仕切りの中の、左下の位置に盛る。その際、飯は物相型で抜き、杉板の上に盛り付ける。杉板の木目は平行で、右上の角が切ってある。なお、物相型には、松、竹、梅、桜、菊、もみじ、末広、瓢箪、満月などの種類があるので、季節や目的に応じて選ぶとよい。

2．主菜および副菜

　焼き物、揚げ物、煮物、酢の物、甘味などを取り合わせる。冷めても味が変わらないものを用いるとよい。

① **焼き物**　魚の照り焼き（p.74）、松風（p.75）、うに焼き（p.76）、西京焼き（p.77）、豚肉の手綱巻き（p.111）、だし巻き卵（p.79）、など

② **揚げ物**　天ぷら（p.80）、さんまの南蛮揚げ（p.82）、鶏肉の竜田揚げ（p.83）、など

③ **煮　物**　筑前煮（p.58）、かぼちゃのそぼろあんかけ（p.59）、ひじきの炒り煮（p.60）、きんぴらごぼう（p.61）、さといもの含め煮（p.62）、ふきの青煮（p.63）、炊き合わせ（図Ⅰ-33）（梅花にんじん〈季節によって形を変える〉（p.64））、手綱こんにゃく（p.65）、亀甲しいたけ（p.66）、さやえんどうの青煮（p.67）、高野豆腐の含め煮（p.68））、など

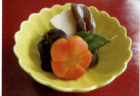

図Ⅰ-33　炊き合わせ

④ **甘　味**　黒豆（p.104）、くりきんとん（p.109）、くりやゆり根、豆類を甘く含め煮したもの、など

⑤ **あえ物・酢の物**　ほうれん草のごま和え（p.86）、菊花かぶの甘酢漬（p.91）、蛇腹きゅうりの甘酢漬（p.92）、紅白なます（p.110）、酢どりしょうが（p.77）、など

⑥ **香の物**　キャベツとしその即席漬（p.89）、即席柴漬（p.89）、なすの辛子漬、奈良漬、みそ漬、梅干し、など

3．汁

　一般的にすまし汁が用いられるが、味のバランスを考慮してみそ汁の場合もある。
　吉野鶏のすまし汁（p.33）、菊花豆腐のすまし汁（p.34）、若竹汁（p.35）、かきたま汁（p.36）、けんちん汁（p.37）、はまぐりの潮汁（p.38）、赤だし（p.39）、など。

盛り付け例を図Ⅰ-34に，季節の献立例を表Ⅰ-20に示す。

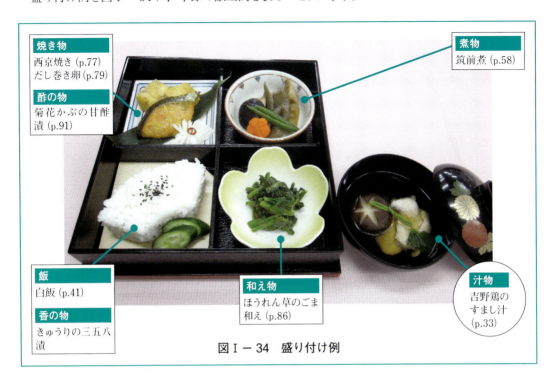

図Ⅰ-34 盛り付け例

焼き物
西京焼き (p.77)
だし巻き卵 (p.79)

酢の物
菊花かぶの甘酢漬 (p.91)

煮物
筑前煮 (p.58)

飯
白飯 (p.41)

香の物
きゅうりの三五八漬

和え物
ほうれん草のごま和え (p.86)

汁物
吉野鶏のすまし汁 (p.33)

表Ⅰ-20 季節の献立例

	春	夏	秋	冬	通年
飯（漬物）	たけのこご飯*（うどのかす漬と桜の花の塩漬）	ちぎり梅とじゃこご飯（キャベツとしその即席漬*）	五目炊き込みご飯*（きゅうりとにんじんの三五八漬）	白飯*（山ごぼうのみそ漬）	強飯*（奈良漬）
主菜および副菜	西京焼き*（筆しょうが*）	天ぷら*（抹茶塩）	さけの幽庵焼き（かぼす，みょうがの甘酢漬）	たらのホイル焼き	魚の照り焼き*（菊花かぶ*）
	たいの子とふきの炊き合わせ	かぼちゃのそぼろあんかけ*	なすのはさみ揚げ	筑前煮*	炊き合わせ*
	豚肉の手綱巻き*	う巻き卵	高野豆腐の含め煮*	黒豆*	だし巻き卵*
	菜の花の辛し和え	さやいんげんのごま和え	切干しだいこんのピリ辛酢の物	こまつなと黄菊のゆずひたし	ごま酢風味の七色なます
水菓子・デザート	桜餅*	水ようかん*	くり蒸しようかん	ゆずまんじゅう*	りんごのコンポート*
汁	若竹汁*	庄内麩とじゅんさいの赤だし	きのこ汁	菊花豆腐のすまし汁*	花えびとそうめんのすまし汁

＊本教科書に掲載のレシピ

注）水菓子・デザートは松花堂縁高の中には盛り込まないが，別扱いにして供すると喫食者が満足感を得ることができる。

【参考文献】

1) 小川宣子編『基礎調理実習　食品・栄養・大量調理へのアプローチ』化学同人，2007
2) 川端晶子，大羽和子，森高初恵『時代とともに歩む 新しい調理学』学建書院，2009
3) 山崎清子，島田キミエ，渋川祥子，下村道子，市川朝子，杉山久仁子『NEW 調理と理論』同文書院，2013
4) 調理師養成施設協会編『改訂　調理用語辞典』調理師養成施設協会，1998
5) 早坂千枝子，角野幸子編『改訂　調理学実習－献立と調理－』アイ・ケイコーポレーション，2004
6) 粟津原広子他，『たのしい調理－基礎と実習－』医歯薬出版，2008
7) 新調理研究会『基礎から学ぶ調理実習』理工学社，2006
8) 金谷昭子『食べ物と健康　調理学』医歯薬出版，2004
9) 松本元子，中野和子，外西壽鶴子，二木栄子，池田博子『操作別調理学実習』同文書院，2001
10) 河村フジ子『系統的調理学－食事計画から食卓まで』家政教育社，2012
11) 女子栄養大学出版部『五訂増補 食品成分表 2011』女子栄養大学出版部，2007
12) 中嶋加代子編『調理学の基本－おいしさと健康を科学する』同文書院，2010

西洋料理の特徴と構成

　西洋料理とは，欧米料理の総称である。国や地域によって，それぞれに特徴があるが，その中心的存在といえるのがフランス料理である。

1）西洋料理の特徴

① 主材料は獣鳥肉類である。出し汁（スープストック：p.120，表Ⅱ－3参照）にも，これらの骨，肉などを用いる。また，牛乳や乳製品は，飲料のほか，料理にも用いられる。
② 調味料は塩が基本で，バターなどの油脂で調理し，肉のくさみ消しと風味付けのために各種香辛料・香草や酒類が用いられている。
③ 加熱調理が中心で，長時間加熱する調理法が発達してきた。また，それにともない，ソースが工夫されている。
④ 穀類は，粒食より粉食が中心である。
⑤ 主食，副食という分け方をせず，熱いものは熱いまま供するため，一皿ごとに出す時系列型の食事になっている。

2）西洋料理の構成

　現在の日本における西洋料理はフランス料理を基調としているが，テーブルセッティングとマナーにおいては，イギリス式が取り入れられている。

① 正餐（仏：Dîner）（英：Dinner）の構成
　正餐（フルコース）は，正式に出される食事のことで，多くの料理を組み合わせたもっとも正式な供応の形である。正餐のテーブルセッティング（イギリス式：図Ⅱ－1）と，その構成（表Ⅱ－1）を以下に示す。

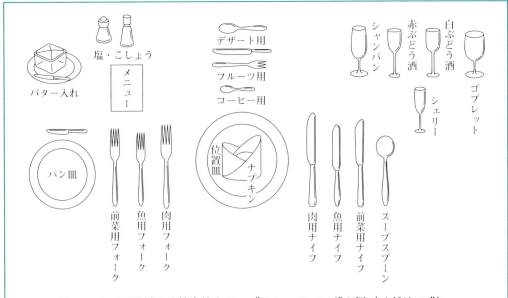

図Ⅱ－1　西洋料理の基本的なテーブルセッティングの例（イギリス式）

資料）「ディナーの配置図」早坂千枝子編『新版　調理学実習　おいしさと健康』アイ・ケイコーポレーション，p.104，2006を一部改変

西洋料理

表Ⅱ-1　正餐の構成と内容

構成	仏語	供される酒類	内容
前菜	Entrée（アントレ）またはHors-d'œuvre（オール ドゥ ヴル）	シェリーシャンパン	本来は，別室で酒と共に供される。食事の最初に出され，食欲増進のため，色彩，風味が配慮される。
スープ	Potage（ポタージュ）		正餐では，澄んだスープが出される。食欲増進の役割を果たす。一緒にパンが供される。
魚料理	Viands（ヴィヤンド）またはPoisson（ポワソン）	白ワイン	前後のバランスを考えて，魚甲殻類がいろいろな調理法で出される。
肉料理	Entrée（アントレ）	赤ワイン	献立の中心となる，獣鳥肉類の料理。
冷菓	Sorbet（ソルベ）		肉料理の間で味の変化をもたせるため，酒類を用いたシャーベットが出される。省かれることもある。
蒸し焼き料理	Rôti（ロティ）	赤ワイン	肉料理と重ならない獣鳥肉が用いられる。省かれることもある。
野菜料理	Légumes（レギューム）		温野菜料理。単品で出されることもあるが，通常は，魚肉料理の付け合せとして供される。
サラダ	Salade（サラード）		酸味あるドレッシングをかけた生野菜が供され，口の中をさっぱりさせる。
甘味料理	Entremets（アントルメ）	甘口ワイン発泡ワイン	デザートコースの最初に出され，甘味で味覚の満足度を高める。
果物	Fruits（フリュイ）		季節の果物，またその盛り合わせ。満足感の仕上げとなる。
コーヒー	Café（カフェ）		デミタスコーヒー（1/2量の濃いコーヒー）が供され，食事全体をひきしめる。

資料）新調理研究会編『基礎から学ぶ調理実習』理工学社，p.99，2006を一部改変

② 日常食の構成

　日常食の構成は簡略化されており，スープ→主菜（魚料理・肉料理）→副菜（野菜料理）→デザート・飲み物で構成され，これにパンとバターが添えられる。しかし国によって，構成（献立や順番）が異なる。その一例として，イタリア料理の構成を表Ⅱ-2に示す。

表Ⅱ-2　イタリア料理の構成

Antipasto（アンティパスト）	「食事の前の」という意味で前菜のこと。冷製と温製がある。
Primo piatto（プリモ ピアット）	「第一の皿」の意味。パスタやリゾット，ミネストラ（スープ）などがある。ほかに，ニョッキやピッツァなどもある。
Second piatto（セコンド ピアット）	「第二の皿」の意味。肉・魚料理および付け合わせ（メインディッシュ）。
Dessert（デセールトゥ）	Dolce（ドルチェ）（甘い物の意味：菓子），またはFrutta（フルッタ）（果物）が出される。

資料）新星出版社編『イタリア料理＆食材カタログ』新星出版社，p.14，15，1999を参考にして作成

3）西洋料理の食事作法（テーブルマナー）

　テーブルマナーは，一緒に食卓を囲む人たちに不快感を与えず，楽しくなごやかに食事をするためのものである。ここでは，右利きの場合を前提に説明する。

（1）着座のし方
　椅子の左側から出入りする。座るときに右手で背もたれを持つようにすると間違わない。椅子に腰を落としたら，テーブルと体の距離が約10～15 cmになるよう，静かに椅子を引き寄せる。着座したら背筋を伸ばし，ひじをついたり足を組んだりしない。あらかじめ食べ物は左から，飲み物は右から出されることを認識したうえでサービスを受けると，美しいふるまいができる。

（2）ナプキンの扱い方
　ナプキンは，料理が運ばれる前にふたつ折りにし，輪になる部分が手前側にくるよう膝の上に置く。ワインなどを飲む前に，ナプキンの内側を使って口元をふくことで，グラスを汚すことなく味や香りを楽しむことができる。ナプキンは中座するときは椅子の上に，食事が終わったら軽くたたんで食卓の左側に置く。

（3）スープの飲み方
　スープスプーンは，ペンと同じような持ち方で持つ。西洋料理では，スープは食べるものとされ，熱いときに息を吹きかけて冷ましたり，音を出してすすったりしない。イギリス式では手前から向こう側に，フランス式では向こう側から手前にスープをすくう。このとき，左手は器に添える。スープが少なくなったら左手で器を傾け，イギリス式では向こう側に，フランス式では手前側にためてからすくう。食べ終わったら，スープ皿の中央にスプーンを置く。スープカップの場合には，取っ手を持って飲むことができる。

（4）パンの食べ方
　パンは，スープが終わるころから食べはじめる。バターナイフを使って，バター入れからパン皿にバターを移し，手で一口大にちぎったパンに付けて食べる。バターナイフは使うたびにパン皿に戻す。デザートの前までに食べ終わる。

（5）カトラリー（ナイフやフォーク類）の扱い方（図Ⅱ－2）
　カトラリーは，セットされている外側から順に使う。勢いよく使って，食器に当てるようなことはしない。ナイフは右手に持ち，左手でフォークを持つ。このとき，人差し指を背にかけると，安定して使いやすくなる。フィッシュソーススプーンは，ペンを持つように持つ。料理は，左側から右側へと，食べやすい大きさに切って食べる。やわらかい食べ物は，フォークを右手に持ち替えて食べてもよいが，正式にはナイフとフォークを使用する。食事中，ナイフとフォークを置くときには，皿の上に「ハ」の字を描くようにして置くが，このとき，ナイフの刃は内側に，フォー

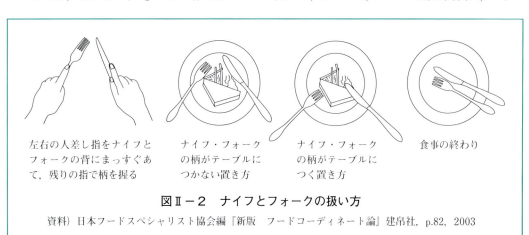

| 左右の人差し指をナイフとフォークの背にまっすぐあて，残りの指で柄を握る | ナイフ・フォークの柄がテーブルにつかない置き方 | ナイフ・フォークの柄がテーブルにつく置き方 | 食事の終わり |

図Ⅱ－2　ナイフとフォークの扱い方

資料）日本フードスペシャリスト協会編『新版　フードコーディネート論』建帛社，p.82，2003

西洋料理

クの先は下に向けたままにする。また、料理を食べ終えた合図としては、柄を右側にそろえて置く。このときのフォークの先は、上に向ける。

(6) グラスの扱い方
飲み物を注いでもらうときは、グラスをテーブルに置いたまま受ける。グラスを持つときは、指の温度が伝わらないよう脚の部分を持つ。乾杯は、目の高さまで持ち上げ、目礼を交わして飲む。飲み物を断るときは、グラスの口の部分に軽く手をかざす。

(7) フィンガーボールの扱い方
直接手を使って食べるフルーツなどの後には、フィンガーボールで手を清める。片手ずつ指先を洗い、ナプキンを近づけてふく。

(8) コーヒーカップの扱い方
コーヒーは、砂糖やクリームを入れるときには左手でカップの取っ手を抑え、スプーンで静かにかき混ぜる。使い終わったスプーンは、カップの向う側に置く。ソーサーの上でカップの向きを変えて、右手で取っ手を持って飲む。

(9) 座席の決め方
座席の決め方には、フランス式と英米式がある（図Ⅱ-3）。いずれの場合も、通路や入り口から離れている席が上位席となる。男女は交互に座る。ホストとホステスが対座し、その右側に主賓が座る。

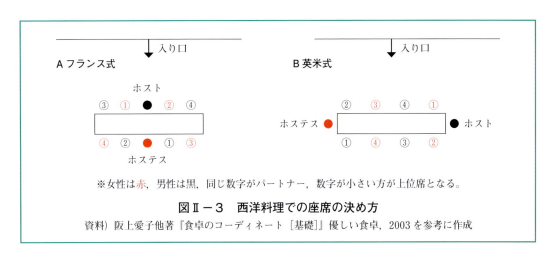

※女性は赤、男性は黒、同じ数字がパートナー、数字が小さい方が上位席となる。

図Ⅱ-3　西洋料理での座席の決め方

資料) 阪上愛子他著『食卓のコーディネート [基礎]』優しい食卓, 2003を参考に作成

スープ 汁
コンソメ・オルディネール

フランス料理の基礎となる出し汁（スープストック）のとり方を示す。それを基にしたスープ（コンソメ）が，オリディネールである。

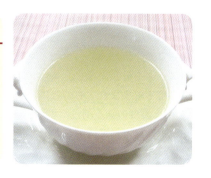

材　料	基本調理（1人分）調味% ほか		作　り　方
A ストック*		できあがり 240g	A p.120 表Ⅱ-3，「基本調理（ストック）」を参照。
水	600g		
牛肉（すね）	120g	水の 20%	
鶏がら	60g	〃 10%	
たまねぎ	30g	〃 5%	
にんじん	15g	〃 2.5%	
セロリ	15g	〃 2.5%	
粒こしょう（白）	0.1g	2粒	
ローリエ	0.04g	1/4 枚	
B コンソメ・オルディネール		できあがり 150g	B スープの作り方
ストック*	240g	または水	① 牛肉は粗びきにするか包丁で5mm角位に刻む。野菜は薄切りにする。
牛肉（すね）	60g		② 深鍋に①とローリエを加え，卵白が材料にからむように手でよく練り混ぜる。
たまねぎ	20g		③ ②に40℃くらいに温めておいたストックを注ぎ，さらによく混ぜる。強火にかけ，木べらでゆっくり鍋底からかき混ぜるようにしながら加熱し，80℃になったら木べらを引き上げる。沸騰直前に材料が層状に浮き上がってきたら，弱火にし，蓋をせず，かき混ぜないで1時間ほど加熱する。
にんじん	10g		
セロリ	4g		
卵白	6g		
ローリエ	0.04g	1/4 枚	
塩	0.75g(0.6ml)	できあがりの0.5〜0.6%塩分	④ ③を熱いうちにこす*。これを別鍋で加熱し，浮いている脂をキッチンペーパーで吸いとり，塩こしょうで味をととのえる。
こしょう	0.01g		⑤ 温めた器に④を注ぐ。好みの浮き実（記載外**）を散らしてもよい。

資料）柴田圭子，渡邉容子，安原安代「スープストックの食味及び呈味成分に及ぼす抽出材料（牛すね・鶏がら・野菜）の種類と添加量の影響」日本調理科学会雑誌，Vol.40, No.6, pp.411-419, 2007
* p.120，表Ⅱ-3参照　** 浮き実の種類，p.121，表Ⅱ-4参照

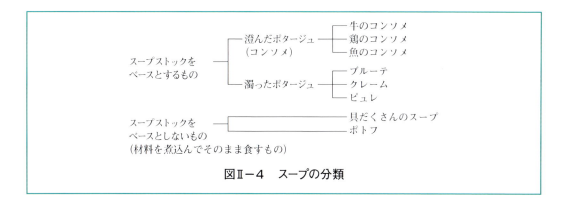

図Ⅱ-4　スープの分類

スープの分類

　スープを分類すると，スープストックをベースにするものと，スープストックを用いず材料を煮込んでそのまま食すものとに分かれる。さらにブイヨンを用いたものは，澄んだポタージュ（コンソメ）と濃度のある濁ったポタージュに分類される。澄んだポタージュは，うま味の基になる材料（牛・鶏・魚）によって区分される。一方，濁ったポタージュは濃度を付ける材料によって，次のように分けられる。

　ブルーテ（バターと小麦粉のルーに卵黄とクリーム），クレーム（ソース・ベシャメル），ピュレ（野菜や豆などのピューレ）の3つがある。なお，ピュレの中でも，えびやかにを用いたものはビスクと呼ばれる。

<参考文献>
資料）下村道子，渋川祥子ほか「NEW 調理と理論」同文書院，p.27，2011
資料）鈴木博，村上信夫「スープの本」婦人画報，p.14, 15，1966
資料）角田明訳「エスコフィエ・フランス料理」柴田書店，p.144, 145，1970

表Ⅱ-3　スープストックのとり方*

基本調理（ストック）**	給食（ストック・スープの素）	
①牛すね肉は3cm角に切る。鶏がらはよく洗い，細かく砕く。 ②たまねぎ，にんじん，セロリは薄切りにする。 ③スープ用の深鍋に分量の水と①，②，白粒こしょう，ローリエを入れ，蓋をしないで強火にかける。沸騰したら火を弱め，アクが散らないうちにすくいとる。中央部が弱く沸騰し続ける程度に火力を調節し，アクをすくいながら2時間ほど加熱する。 ④水分量が半量ほどに煮詰まったら，水でかたくしぼったネルまたは，2枚重ねの布巾でこす。	①牛すね肉を使用する場合には，切った状態のものを用いる。鶏がらは洗浄済みのものを使用する。未洗浄の場合は，専用のシンクで，専用の装備で洗浄する。洗浄済み，未洗浄のものともに，使用前には熱湯をかける。 ②でき上がり量の1.2～1.3倍の水に，すね肉，鶏がら，野菜，ローリエ，塩，こしょうを入れて加熱し，沸騰後は弱火で2時間程度，アクをとりながら加熱する。 ③上澄みをシノワでこしながら，ほかの鍋に移す。	市販の固形または顆粒だしを用いる。 ①ブイヨン ・固形：4g／個 　（塩分57.2％） ②コンソメ ・固形：5.3g／個 　（塩分44.1％） ・顆粒：5.3g／小さじ2 　（塩分44.1％） ③チキンコンソメ ・固形：7.1g／個 　（塩分34.0％） ④減塩タイプのコンソメ ・固形：5.3g／個 　（塩分24.5％）

*素材から調理する場合の材料分量はp.119のA参照
**ストックとは，煮出した"スープストック"を意味している。市販のスープの素を使用する場合には，ストックを水に変更してスープの素をとかす。

資料）松本仲子監修「調理のためのベーシックデータ第4版」女子栄養大学出版部，p.153，2014

スープ 汁

コンソメ・ジュリエンヌ
細切り野菜のスープ

澄んだスープの代表的なもの。ジュリエンヌの名は，浮き実の切り方からきている。季節や予算によって，いろいろな浮き実のスープ料理が楽しめる。

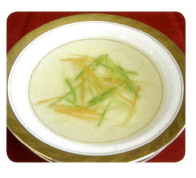

材　料	基本調理（1人分）	調味％ほか	材　料	給食への展開（1人分）	調味％ほか
ストック*	150g	できあがり150g	水	150g	できあがり150g
塩	0.75g(0.6ml)	できあがりの0.5～0.6％塩分	減塩スープの素*	2.7g	できあがりの 0.5～0.6％塩分
こしょう	適量		塩	0.05g	
浮き実**			こしょう	0.01g	
にんじん	2g		ローリエ	0.04g	1/4枚
さやえんどう	2g		浮き実**		
セロリ	2g		にんじん	2g	
ストック*	20g	浮き実用	さやえんどう	2g	
			セロリ	2g	

* p.120，表Ⅱ-3参照
** 具だくさんのスープにする場合には，材料の分量を適宜増やす。

基本調理の作り方	給食への展開・作り方
①ストックまたは，コンソメ・オルディネール（塩味なしのもの）に，塩，こしょうで味をととのえる。②浮き実の野菜を，ごく細いせん切り*にし，浮き実用のストックで軽く煮る。③温めたスープ皿に①を張り，②の浮き実の野菜を散らす。	調理手順：⑤スチーム機能使用。①スープにローリエを入れて加熱し，塩とこしょうで味をととのえる。②浮き実用の野菜をせん切りにして穴あきパンに入れ，95℃で1～3分加熱し，急冷する。③器に②を盛りつけ，①を張る。

* p.24 参照

浮き実

スープ料理は，浮き実の材料や切り方によって，名前が付けられることが多い。浮き実は，次に出る料理の材料，色彩などと重ならないような配慮が必要となる。浮き実の種類を，表Ⅱ-4に示した。

表Ⅱ-4　浮き実の種類

名　称	材　料・作　り　方
ジュリエンヌ（Julienne）	野菜のごく細いせん切り
ブリュノワーズ（Brunois）	〃　1～2mmの角切り
エマンセ（Èmincé）	〃　薄切り
ペイザンヌ（Paysanne）	〃　1cm角の薄切り
	これらをスープストックでゆでるか，バターで炒めて用いる。
ヌイユ（Nouilles）	マカロニ，スパゲッティ，ヌードルなどをゆでて用いる。
クレープ（Crêpe）	粉，卵，牛乳を混ぜてクレープを焼き四角や細長く切る。
ロワイヤル（Royale）	卵，牛乳，ブイヨンで卵豆腐を作り，あられやひし形に切る。
クルトン（Croûtons）	パンを0.7cm角に切り，オーブンで乾燥させたり，揚げるかきつね色に炒めたりする。
クネル（Quenelle）	肉や魚のすり身に生クリーム，卵などを加え，クネル（ラグビーボール）形にし，焼くか蒸し煮する。

スープ 汁

コーンクリームスープ

とうもろこしの甘さがおいしさを引き立てる，とろみのあるスープ。とうもろこしの旬の時季には，生のものを用いると，より風味高いスープ料理となる。

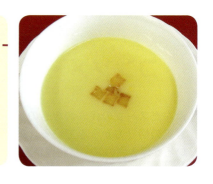

材料	基本調理（1人分）	調味％ ほか	材料	給食への展開（1人分）	調味％ ほか	備考
スイートコーン	50g	できあがり150g 缶詰・クリーム（食塩不使用）	スイートコーン	40g	できあがり150g 缶詰・クリーム（食塩不使用）	㊟給食用ホワイトソースをスープでとかして作る方法もある。 ㊟仕上げに生クリームを加えてもよい。
たまねぎ	10g		たまねぎ	10g		
小麦粉	4g(6.7ml)		小麦粉	4g		
牛乳	60g(57ml)		牛乳	50g		
ストック*	70g		水	70g		
バター	3g	できあがりの0.3〜0.4％塩分	減塩スープの素*	1.5g	できあがりの0.3〜0.4％塩分	
塩	0.5g(0.4ml)		バター	3g		
こしょう	適量		塩	0.2g		
生クリーム	10g(10ml)		こしょう	0.01g		
クルトン			パセリ**	0.3g		
食パン	1.5 g					
揚げ油	適量					

*p.120，表Ⅱ－3 参照　**ドライパセリを使用しても良い。

基本調理の作り方	給食への展開・作り方
①クルトン*を準備しておく。たまねぎは，みじん切りにする。 ②鍋にバターをとかし，弱火でたまねぎを炒め，小麦粉をふってさらに炒め，さらりとした状態になるまで焦げないようにする。 ③②にストックを少しずつ加え，だまにならないよう伸ばす。スイートコーン（塩分等含まないもの）を加え，焦げないように絶えず鍋底をこそぐようにして，とろみが出るまでかき混ぜる。 ④③を裏ごして再び鍋に戻し入れ，弱火で加熱し，牛乳を徐々に加える。適度なとろみが付いたら塩とこしょうを加え，味をととのえる。 ⑤温めておいたスープ皿に④のスープを注ぎ，生クリームを浮かし，クルトンを散らす。	㊟の③まで同じ。④ミキサーにかけて再び鍋に戻す。以下㊟と同じ。浮き実のパセリは，みじん切りにした後，水にさらし，布巾で水気をしぼっておく。器にスープを注ぎ，さらしパセリを浮かせる。

*p.121，表Ⅱ－4 参照

ポタージュの調味
　ポタージュのようなコクの強い汁ものの調味では，塩分を 0.2〜0.5％程度と，かなり抑えることができる。

ソース・ベシャメル
　ホワイト・ソースのこと。厚手の鍋を弱火にかけ，バターをとかして小麦粉を入れ，かき混ぜながら焦がさないように注意して炒める。加熱のはじめは重たく感じるが，水分が蒸発して120℃くらいになるとさらさらとした流動性をもつ状態となる。これがホワイト・ルーである。小麦粉の炒め方が不十分だと，ソースにしたときの口当たりが粉っぽくなるので注意する。牛乳を加えるときは，ルーを火からおろして40℃くらいに冷まし，牛乳を少しずつ加えてルーを伸ばしてから再び加熱して糊化させると失敗が少ない。牛乳は，60℃以下に温めたものか低温のものを用いるとよい。これは，小麦粉の糊化温度である58℃以下で牛乳を加えると"だま"ができにくくなることを利用した方法である。

ルーの種類とリエゾンについて

料理にとろみを付けるために用いられるのが，ルーとリエゾンである。

表Ⅱ-5　ルーとリエゾンの種類と概要

	特徴	種類	作り方
ルー	ポタージュスープやシチューなどは，煮込みの最初から加えられる	白色ルー	バターを鍋に入れ弱火にかけて溶かし，ふるった小麦粉を入れて焦がさないように炒める。粘りのある状態からサラリとした状態になれば完成である。小麦粉の濃度によって用途が変わる。 ①2〜5%　ポタージュスープ　②3〜6%　ソース　③8〜9%　あえるとき ④8〜10%　クリーム　⑤12〜15%　コロッケ
		黄色ルー	白色ルーと同様の作り方をするが，クリーム色に仕上げるため白色ルーが仕上がる直前に火を少し強める。
		褐色ルー	鍋またはフライパンにバターあるいはサラダ油を入れ，熱したところにふるった小麦粉を入れて弱火で炒める。徐々に火力を強め褐色になるまで炒める。あまり火を強めると焦げる。
リエゾン	仕上げに，濃度を付けたい，または足したいときに加える		代表的なものにブールマニエがある。小麦粉とバターを同量ずつ炒めずに，そのまま練り合わせる。ソースを煮立てた中に加え，素早くかき混ぜる。小麦粉のにおいがあるのでよく煮る必要がある。 その他，コーンスターチなどのでん粉を水ときしたものを用いたり，卵黄，バター，生クリームを用いたりする。特殊なものに家禽の血液がある。

資料）山崎清子ほか「NEW 調理と理論」同文書院, p.151-153, 2016
資料）辻勲「家庭料理全書　西洋料理」婦人画報社, p.70, 71, 1971 を一部改変

ソースについて

フランス料理のソースには700種類があるといわれるが，表Ⅱ-6に示す8種類にソース・ショー・フロワ*を加えた9種類のソースが，すべてのソースの基本となる。とくに，**太字で示した5種類**のソースは，"マザーソース"といわれ，これらをベースにして，非常に多くのソースが作られる。

*ソース・ショー・フロワ：温かい料理を冷ました後，装飾をかねて料理の上からかけ，冷やし固めるソースのこと。各種ソースにゼラチンを加えて用いる。

表Ⅱ-6　基本ソースの種類と特徴

分類		ソースの種類	特徴
温製ソース	白色	**ソース・ベシャメル (Sauce bechamel)**	白色ルーを牛乳でのばしたもの。魚・仔牛・野菜料理に用いられる。一般的には「ホワイトソース」のことをいう。
		ソース・ブルーテ (Sauce veloute)	黄色ルーをブイヨンで伸ばしたもの。使うブイヨンには，魚，鶏，仔牛の各ブイヨンがそれぞれの目的に応じて用いられる。
	褐色	**ソース・エスパニョール (Sauce espagnole)**	褐色ルーにトマトを加えて煮たもの。これに良質の肉ブイヨンを加えて仕上げたものはドゥミグラスという。ドゥミグラスは，ステーキ類，牛の煮込み，タンシチューなどに用いる。一般的には「ブラウンソース」のことをいう。
	赤色	**ソース・トマト (Sauce Tomato)**	ルー（ルーの種類は，料理に合わせて選ぶ）にトマトを加えて煮たもの。スパゲッティ，マカロニ，ヌードルなどをあえるのに用いる。
		ソース・アメリケーヌ (Sauce Americaine)	トマトソースにエビの味を加えた赤色のソース。パスタや魚介類の料理によくあう。
冷製ソース	黄色	ソース・オランデーズ (Sauce Hollandaise)	卵の黄身とバターでかきあげたもの。魚料理，アスパラガス，カリフラワーなどの料理に用いる。
		ソース・マヨネーズ (Sauce mayonnaise)	卵の黄身とサラダ油でかきあげたもの。中に入れるもので多様に変化する。
		ソース・ビネグレット (Sauce ravigoto)	酢と油を加えてよく混ぜ合わせたもの。中に入れるもので多様に変化する。サラダには欠かせない。

資料）村上信夫「村上信夫の西洋料理」経済界, p.160, 2000 を一部改変

スープ 汁
トマトのクリームスープ

トマトの酸味と舌ざわりのまろやかさが楽しめるスープである。色の美しさを、楽しむこともでき、また、トマトのもつうまみ成分が、味を一層引き立てる。

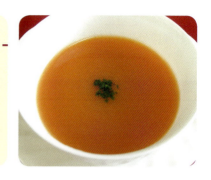

材 料	基本調理（1人分）調味％ ほか		材 料	給食への展開（1人分）調味％ ほか		備 考
		できあがり 150g 完熟のもの			できあがり 150g	給 生トマトを用いる替わりに、トマトピューレを使用する。 裏 給 浮き実には、クルトンや砕いたソーダ・クラッカーやパセリのみじん切り（約 0.4g）を使用してもよい。
トマト	50g		トマトピューレ	40g		
たまねぎ	6g		たまねぎ	5g		
バター	1g		バター	1g		
ソース・ベシャメル			ソース・ベシャメル		できあがりの 0.4～0.5％塩分	
バター	3.5g		バター	3g		
小麦粉	3.5g(5.8ml)		小麦粉	3g		
牛乳	80g(76ml)		牛乳	60g		
ストック*	80g		水	70g		
塩	0.6g(0.5ml)	できあがりの0.4～0.5％塩分	減塩スープの素*	2g		
こしょう	適量		塩	0.2g		
生クリーム	14g(14ml)		こしょう	0.01g		
こねぎ	0.5g		砂糖	0.2g	〃 0.1％糖分	
			生クリーム	10g		
			こねぎ	0.5g		

*p.120, 表Ⅱ-3参照

基本調理の作り方	給食への展開・作り方
①トマトは，ヘタをとって湯むきし*，種を除いてざく切りにする。こねぎは，小口切りにしてから水にさらし，しばらくしたら，さらし布巾で水気をしぼる。 ②たまねぎは，繊維に対して直角になるように，横方向に薄く切る。鍋にバターを熱し，たまねぎとトマトを炒め，弱火で15分ほど煮る。 ③ソース・ベシャメルを作る**。 ④②の中に③のソース・ベシャメルを少しずつ木べらを用いて混ぜ入れ，弱火で15分ほど煮る。濃度があるので，焦げつかないよう注意する。 ⑤④を少量のストックとともにミキサーにかける（ストックは，濃度や味をととのえるのに使うため，全量を加えず適量を残しておく）。 ⑥⑤をこして再び火にかけ，濃度をみながら残りのストックを加え，塩，こしょうで味をととのえる。最後に生クリームを加え，煮立つ直前に火を止める。 ⑦温めておいた器に⑥のスープを張り，こねぎを散らす。	下調理：こねぎの扱い方は，p.22参照。 調理手順：①1/3量のスープとトマトピューレを混ぜておく。②たまねぎを薄切りにしてバターで炒め，残りのスープを加えて約5分煮込んでからミキサーにかける。③ソース・ベシャメルを作る。④①②③を混合し，再び加熱して，塩，こしょう，砂糖で味をととのえる。⑤最後に生クリームを混ぜ，器に注いだらこねぎを散らす。 ※生クリームは，盛り付けてから入れてもよい。

*p.166, 図Ⅱ-15参照
**p.122, 123参照

牛乳に野菜を加えるスープの留意点

　牛乳の酸による凝固を防止するためには，有機酸の少ない完熟に近い素材を選ぶことが大切で，有機酸を揮発させるために，加熱時間を長くする。また，最後に少量ずつ撹拌しながら牛乳を加えたり，汁にとろみを付けたりしておくと，なめらかな仕上がりとなる。

スープ 汁・副菜

ミネストローネ

イタリアのスープ料理で，具だくさん汁のことである。地域によって使われる食材が異なるが，トマトをはじめとした野菜類，米やパスタなどがよく用いられる。

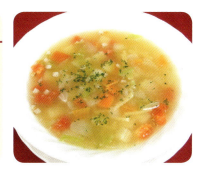

材 料	基本調理（1人分）調味％ ほか		材 料	給食への展開（1人分）調味％ ほか	
		できあがり200g			できあがり200g
たまねぎ	20g		たまねぎ	15g	
じゃがいも	20g		じゃがいも	20g	
にんじん	5g		にんじん	5g	
セロリ	5g		セロリ	5g	
トマト	20g		キャベツ	20g	
キャベツ	10g		トマト	20g	缶詰，カットトマト
スパゲッティ	10g	ゆでると2.5倍	ベーコン	5g	
ベーコン	5g		マカロニ	3g	ゆでると2.5倍
パセリ	0.3g		パセリ	0.3g	
オリーブ油	2g(2.5ml)		水	150g	
ストック*	150g		減塩スープの素*	2.7g	できあがりの
塩	0.9g(0.75ml)	できあがりの0.4～0.5％塩分	塩	0.3g	0.4～0.5％塩分
こしょう	適量		こしょう	0.01g	
白ワイン	3g(3ml)		オレガノ（乾燥）	0.01g	
ローリエ	0.04g	1/4枚	粉チーズ	1g	
粉チーズ	1.5g				

*p.120，表Ⅱ-3参照

基本調理の作り方	給食への展開・作り方
①たまねぎ，じゃがいも，にんじん，セロリは，1cmの色紙切りにする。じゃがいもは，変色を防ぐために水につけておく。 ②トマトは皮を湯むいて種を除き*，1.5cmの角切りにする。キャベツの葉柄部は斜め薄切り，葉は2cm角に切る。スパゲッティは布巾で包んで，端から2cmほどの長さに折っておく。ベーコンはさっとゆでた後，1cm角の色紙に切る。パセリはみじん切りにして，水にさらした後，水気をしっかりきっておく。 ③鍋にオリーブ油を熱し，焦がさないよう注意しながらベーコンを炒める。次に，たまねぎ，にんじん，セロリを加えてしんなりするまで炒める。キャベツと水気をきったじゃがいもを加えてさらに炒め，ストック，白ワイン，ローリエを加え，トマト，スパゲッティを加える。沸騰するまでは強火にし，あとは弱火でアクをとりながら煮込む。じゃがいもとスパゲッティが煮えたらローリエをとり出し，塩，こしょうで味をととのえる。 ④温めた器に③を張り，②のパセリと粉チーズを散らす。	下調理：じゃがいもは皮をむいて（p.22参照）1.5cm角に切って水に入れておく。ほかの野菜は，1cm角の色紙切りにする。マカロニはかためにゆでておく。 調理手順：＊スチームおよびコンビ機能使用。①切った野菜を穴あきパンに入れ，100℃で15分加熱する。②鍋にスープ，カットトマト，香辛料を入れて沸騰させ，じゃがいも以外の野菜を入れて，塩で味をととのえる。③②にじゃがいもとマカロニを入れて再沸騰させる。④ベーコンは1.5cm角の色紙切りにしてフライパンで油を用いず炒め，みじん切りにしたパセリとともに器に盛り付けておく。⑤④の器に③を盛り付け，最後に粉チーズをふりかける。

*p.166，図Ⅱ-15参照

付け合わせ　副菜

にんじんのグラッセ

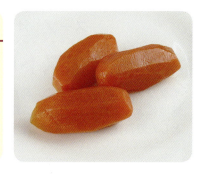

「グラッセ」は，氷（グラス）のように食材につやを出して仕上げることからこの名がある。にんじんのグラッセに施される「シャトー切り」は，シャトーブリアンステーキの付け合せとして用いられることから，このように呼ばれている。

材料	基本調理（1人分）調味％ ほか		材料	給食への展開（1人分）調味％ ほか	
にんじん	30g	形成前40〜50g	にんじん	30g	
水	25g		砂糖	1.5g	にんじんの5％糖分
砂糖	1.5g(2.5ml)	にんじんの3〜5％糖分	バター	1g	〃　0.3％塩分
バター	1g	〃　0.3％塩分	塩	0.07g	
塩	0.07g(0.06ml)		こしょう	0.01g	
こしょう	適量				

基本調理の作り方	給食への展開・作り方
①にんじんは，長さ4〜5cmのシャトー切り*にする。 ②鍋に，にんじん，水，バター，砂糖，塩を入れて，落とし蓋または紙蓋をし，さらに蓋をして弱火で煮る。にんじんがやわらかくなったら，水分をとばすために落とし蓋をとり，火を強める。最後に，こしょうをふる。	下調理：にんじんは，4cm長さに切って縦に四つ割り（太い場合は六つ割）にする。 調理手順：ⓢスチームおよびコンビ機能使用。①ホテルパンににんじんを入れて，100℃で15分，スチーム加熱する。②①にバターと調味料を入れてよく混ぜ，クッキングシートをかぶせて150℃，湿度100％で5〜10分コンビ加熱する。盛り付ける前に，再度，混ぜ合せる。

*p.126，図Ⅱ－5参照

ガルニチュール

ガルニチュールとは，料理の付け合せのことである（p.126〜p.131）。主要料理に調和する材料や調理法，また栄養バランスを考慮する必要がある。一般的に，味付けは淡白にする。にんじんのグラッセは，一般にガルニチュールとして広く用いられている。

1. 丸のままのにんじん　2. 筒切りにした，にんじん

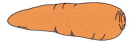
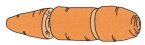

3. 筒切りから小片に切る　4. 面取りをして完成

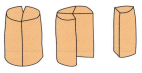

図Ⅱ－5　シャトー切りの仕方（にんじんの場合）

資料）ロジェ・プリュイレール，ロジェ・ラルマン『基礎フランス料理教本』柴田書店，p.121，p.122，1997を基に作成

付け合わせ　副菜

野菜のソテー

ソテーとは，少量の油やバターで炒めることをいう。語源は，「跳ぶ」「踊る」という意味で，鍋をゆすることからきている。欧米の方には，やわらかめに仕上げると喜ばれる。

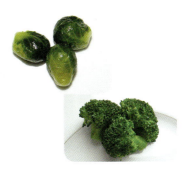

材　料	基本調理（1人分）調味% ほか		材　料	給食への展開（1人分）調味% ほか		備　考
A ほうれん草 B さやいんげん C グリーンアスパラガス D ブロッコリー E 芽キャベツ	各20g		A ほうれん草 B さやいんげん C グリーンアスパラガス D ブロッコリー E 芽キャベツ	各30g		㊿提供するまでに冷める可能性がある場合には，バターをサラダ油に変更する。
*［バター 　塩 　こしょう	1g 0.1g(0.08ml) 適量	野菜の0.5～ 0.6％塩分	*［バター 　塩 　こしょう	1g 0.15g 0.01g	野菜の0.5～ 0.6％塩分	

＊A～Eのソテーそれぞれに必要とする。

基本調理の作り方

A ①ほうれん草はよく洗う。たっぷりの沸騰した湯に塩（1％：記載外）を入れ，かためにゆでる。水にとって冷まし，根元をそろえて水気をしぼり，3～4cm長さに切る。
②フライパンにバターを熱し，①のほうれん草を炒めて，塩，こしょうで味をととのえる。

B さやいんげんは筋をとり，たっぷりの沸騰湯に1％の塩（記載外）を入れて，2～3分間ゆでる。水にとって冷まして4～5cm長さに切った後，Aの②と同様にソテーする。

C アスパラガスは根元のかたい部分を除いた後，ピーラーで下半分の皮をむき，半分の長さに切る。たっぷりの沸騰湯に1％の塩（記載外）を入れ，下の茎を先にゆでる。10秒後に穂先を加え，やわらかくなるまで，さらに2～3分ゆでる。水にとって冷まして4～5cm長さに切って，Aの②と同様にソテーする。

D ブロッコリーは小房に分け，たっぷりの沸騰湯に1％の塩（記載外）を入れ，3～5分かためにゆでる。ザルに上げて湯をきり，バットなどに広げて冷ましてから，Aの②と同様にソテーする。
※ブロッコリーは，水に入れて冷まさない。

E 芽キャベツは外側の葉を1～2枚むき，つけ根を少し切り落として十文字に切り込みを入れる。たっぷりの沸騰湯に塩（1％：記載外）を入れ，10分間ゆでる。これを，Aの②と同様にソテーする。

給食への展開・作り方

下調理：野菜は洗浄し（p.22参照），㊿と同様に切っておく。
調理手順：㊂スチームおよびコンビ機能使用。
A：①ほうれん草をホテルパンに入れ，100℃で3～5分，かために加熱する。軽く水気をしぼり，バター，塩，こしょうをよく混ぜ合せる。
②クッキングシートをかぶせ，150～180℃，湿度50～100％で3～5分加熱する。加熱後は再度よく混ぜる。
B，C，D，E：①それぞれ塩（適量：記載外）でもんで5分くらいおき，水洗いする。ホテルパンに入れ，100℃で5～8分加熱する。②軽く水気をしぼり，バター，塩，こしょうをよく混ぜ合せる。クッキングシートをかぶせ，150～180℃，湿度50～100％で3～5分加熱する。加熱後は，再度，よく混ぜる。
別法：スチーム加熱した野菜の水気をきって，フライパンなどで，㊿のAの②と同様にソテーする。

西洋料理

緑色野菜をゆでる際の要領

→ p.84 参照

給食への展開のポイント

　大量の野菜をゆでる場合，野菜の投入から再沸騰までの時間が長くなると色や味が落ちてしまう。そのため，ゆで水の量に対して野菜の投入量は10％程度がよい。ゆでずに，緑色野菜をスチームコンベクションオーブン加熱する場合は，加熱前に塩をふりかける，または，もむなどして水洗いしておく。加熱終了時は付属のシャワーを利用するか急速冷却機を使用して色止めする。

資料）殿塚婦美子『改訂新版　大量調理－品質管理と調理の実際－』学建書院，2014

付け合わせ　副菜

かぶのコンソメ蒸し煮

かぶのもつ優しい甘みが，蒸し煮にすることで，より一層引き出される。料理の付け合せに，広く用いられる。

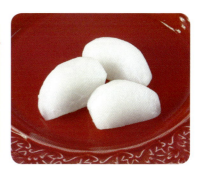

材　料	基本調理（1人分）調味%ほか		材　料	給食への展開（1人分）調味%ほか	
かぶ	30g	形成前60～75g	かぶ	30g	
ストック*	15g		水	15g	
塩	0.1g(0.08ml)	かぶの0.3～0.4％塩分	減塩スープの素*	0.3g	かぶの0.3％塩分
こしょう	適量		塩	0.02g	
			こしょう	0.01g	

* p.120，表Ⅱ－3参照

基本調理の作り方	給食への展開・作り方
①かぶはシャトー切り*にしたら，熱湯で5分ほどゆでて，湯をきっておく。 ②鍋に①とストック，塩，こしょうを加え，紙蓋をして，かぶがやわらかくなるまでごく弱火で蒸し煮する。	**下調理**：かぶは皮をむき，縦に六つ割，大きいものは八つ割にする。 **調理手順**：③コンビ機能使用。ホテルパンにかぶを入れ，スープと調味料を入れる。クッキングシートをかぶせ，さらにホテルパンの蓋をかぶせ，130～150℃，湿度100％で20～30分加熱する。

* p.126，図Ⅱ－5参照

西洋料理

付け合わせ　副菜
粉ふきいも・マッシュポテト

じゃがいも料理の基本の2品。だれにでも好かれる味付けは，付け合せとして，広く用いられる。

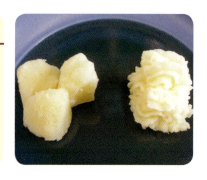

材料	基本調理（1人分）調味％ ほか		材料	給食への展開（1人分）調味％ ほか	
A 粉ふきいも じゃがいも 塩 こしょう	60g 0.3g(0.25ml) 適量	じゃがいもの0.5％塩分	A 粉ふきいも じゃがいも 塩 こしょう	60g 0.3g 0.01g	じゃがいもの0.5％塩分
B マッシュポテト じゃがいも 牛乳 バター 塩 こしょう	60g 12g(12ml) 6g 0.2g(0.16ml) 適量	じゃがいもの0.5％塩分	B マッシュポテト じゃがいも 牛乳 バター 塩 こしょう	60g 12g 6g 0.2g 0.01g	じゃがいもの0.5％塩分

基本調理の作り方

A 粉ふきいも
① じゃがいもの皮をむき，芽の部分を取り除く。これを3～4個に切ったらすぐに水につけ，褐変を防ぐ。2～3度，水を替える。
② 鍋に入れたじゃがいもよりも2～3cm高くなるくらいまで水を入れ，強火にかける。沸騰したら火を弱め，20～25分ほどゆでる。竹串で刺して，やわらかくなったか確かめる。
③ 鍋の蓋をずらして，じゃがいもを押さえながら湯をすてる。蓋をはずして弱火にかけ，ゆすりながら水分を飛ばし，水分がなくなったら塩，こしょうで味をととのえる。最終的に，いもの表面に粉がふいたような状態に仕上げる。

B マッシュポテト
① Aの①②と同様にして，じゃがいもをゆで上げ，③の手順で味付けしない粉ふきいもを作る。
② じゃがいもが熱いうちに裏ごしをする。これを鍋に移してバターを加え，弱火にかけて木べらで絶えず練り混ぜる。さらに混ぜながら牛乳を加えて練り合わせ，塩，こしょうで味をととのえる。写真右は，絞り袋に入れてしぼり出したものである。

給食への展開・作り方

下調理：じゃがいもの皮をむき（p.22参照），4つに切って，水に入れておく。
調理手順：㋐スチーム機能使用。
A 粉ふきいも
① 穴あきパンにじゃがいもを入れ，100℃で20分加熱する。②①を温めた鍋に移して激しくふり粉をふかせ，塩・こしょうで調味する。
別法：普通のホテルパンで蒸し上げ，ホテルパンの蓋または浅型のホテルパンを蓋替わりにしてかぶせ，激しくふり粉をふかせる。
B マッシュポテト
① 穴あきパンにじゃがいもを入れ，100℃で20分加熱する。②ホテルパンに入っている状態のまま，マッシャーでつぶす。以下，㋐の②と同じ。

じゃがいもペクチンと調理要領

　ここで紹介のじゃがいも料理は，加熱により細胞壁のペクチンが分離して軟化し，でんぷん細胞が分離する性質を利用したものである。じゃがいもに含まれるペクチンは，熱いうちは流動性があるが，冷めると流動性を失う。そのため，粉をふかせたり，裏ごしたりする作業は，熱いうちに行うようにする。冷めると裏ごしがしにくくなるばかりでなく，無理に力を加えると細胞壁がやぶれて，糊化したでんぷん粒が流出し，粘りのあるマッシュポテトになってしまう。また，新じゃがはでんぷんの成熟が不十分であると同時に，細胞間をつなぐペクチン質は水に不溶のプロトペクチンが多く，加熱しても水溶化しにくいため，これらの調理には向かない。

付け合わせ　副菜

フライドポテト・ポテトチップス

フライドポテトの切り方は，通常ポン・ヌフ（p.24）であるが，その切り方に不満をもたれた料理人が，じゃがいもを薄く切ってから，揚げて出したのがポテトチップスの誕生との逸話がある。

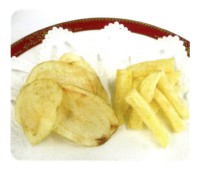

西洋料理

材　料	基本調理（1人分）	調味% ほか	材　料	給食への展開（1人分）	調味% ほか
A フライドポテト じゃがいも 揚げ油 塩 こしょう	50g 適量 0.1g(0.08ml) 適量	揚げると25〜30g 揚げたじゃがいもの0.4〜0.6%塩分	A フライドポテト じゃがいも サラダ油 塩 こしょう	50g 1g 0.1g 0.01g	揚げると25〜30g 揚げたじゃがいもの0.4〜0.6%塩分
B ポテトチップス じゃがいも 揚げ油 塩 こしょう	50g 適量 0.07g(0.06ml) 適量	揚げると約13g 揚げたじゃがいもの0.5〜0.6%塩分	B ポテトチップス じゃがいも 揚げ油 塩 こしょう	50g 適量 0.07g 0.01g	揚げると約13g 吸油率15% 揚げたじゃがいもの0.5〜0.6%塩分

基本調理の作り方	給食への展開・作り方
A フライドポテト ①じゃがいもは，皮をむいて芽取りをした後，1cm角，長さ5cmの拍子木切りにする。切ったものはすぐに水につける。切り終わったら，じゃがいもを軽く水洗いし，水分をよくふきとる。 ②じゃがいもは，二度揚げ法*を用いて揚げる。揚げ油を120℃〜130℃に熱し，色が付かないように揚げる。竹串で刺して，スッと通るまで火を通したら，一度，油から出す。 ③揚げ油を160℃〜170℃に熱し，②のじゃがいもをからりと色よく揚げる。揚げたての熱いうちに，塩，こしょうをまぶす。	A フライドポテト 下調理：じゃがいもの皮をむき（p.22参照），㊧のAの①と同様に切って，水に入れておく。 調理手順：㋐ホット機能使用。①じゃがいもの水気をしっかりきって，サラダ油をまんべんなくからめる。②ホテルパンに①をあまり重ならないように入れ，210〜220℃で18分加熱する。火が通りやすいように前加熱をしてもよい。③加熱後，熱いうちに塩とこしょうをかける（油で揚げる場合，吸油率は約4%）。
B ポテトチップス ①じゃがいもを0.1cmほどの薄い輪切りにし，水にさらし，よく水気をふきとる。 ②揚げ油の温度を160℃にして1分間揚げたら，一度，油から上げる。 ③揚げ油を180℃にして，②を再び30秒揚げる。すぐに，塩，こしょうをふりかける。	B ポテトチップス 下調理：じゃがいもの皮をむき（p.22参照），スライサーで薄く切って，水にさらす。 調理手順：①じゃがいもの水気をしっかりきる。量が多い場合は，野菜脱水機を使用する。②フライヤーで揚げる。③油をよくきって，熱いうちに塩とこしょうをかける。

*この別法として下ゆで法がある。じゃがいもをかために塩ゆでし，160℃の揚げ油で，徐々に180℃になるよう温度を調整し，黄金色になるまで，約7〜8分揚げる。

じゃがいもの褐変現象と防止法

　じゃがいもの切り口は，空気に触れると褐変する。これは，じゃがいもに含まれるチロシンに酸化酵素チロシナーゼが作用することによって褐色のメラニン色素が生成されるためである。これを防ぐには，切断後すぐに水につけるとよい。そうすることで酸素を遮断し，酸化酵素による褐変を防ぐことができる。

　また，フライドポテトやポテトチップスを揚げたときに褐変するのは，アミノ酸と糖によるアミノ・カルボニル反応によるものである。じゃがいもを揚げる前に水に浸漬して切り口のでんぷんや糖，アク成分などを洗い流すことにより，過度の褐変反応を防ぐことができる。

卵料理　主菜

ゆで卵・ポーチドエッグ

卵は，加熱時間によっては半熟のゆで卵になったり，温度によっては温泉卵になったりする。「ポーチドエッグ」は，蒸しゆで（ポシェ）するところから名付けられた。日本語では，「落とし卵」とも呼ばれる。

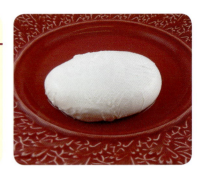

材料	基本調理（1人分）調味％ ほか		材料	給食への展開（1人分）調味％ ほか		備考
A ゆで卵 卵	50g	Mサイズ1個	A ゆで卵 卵	50g	Mサイズ1個	基 卵黄が中心になるようにするには，水から沸騰までの間，卵を動かすとよい。
B ポーチドエッグ 卵 ゆで汁 　水 　塩 　酢	50g 適量 〃 〃	Mサイズ1個 水の1％塩分 水の3〜5％	B ポーチドエッグ 卵 ゆで水 　水 　塩 　酢	50g 適量 〃 〃	Mサイズ1個 水の1％塩分 水の3〜5％	基 給 湯せんにした卵，落とし卵ともいう。 基 給 卵たんぱく質の等電点（pH4.7〜4.9）近くまで酸を添加すると，凝固しやすくなる。そのため，ゆで水に酢を3〜5％になるよう加えるとよい。また，食塩にも同じ作用があるので1％の食塩を加えるとよい。

基本調理の作り方	給食への展開・作り方
A ゆで卵 ①卵は，ゆでる前に冷蔵庫から出して室温に戻しておく。 ②鍋に①の卵を入れ，卵が十分にかぶるくらい，たっぷりの水を入れたら火にかける。沸騰後，火を弱めてゆでる。6分で半熟，12分で全熟のゆで卵となる。 ③ゆで上がったら卵を水に入れて冷まし，殻をむく。	調理手順：卵が少量の場合には，ゆで水が80℃になったときから沸騰している状態を含めて，12〜13分加熱する。卵の量が多く，沸騰までの時間が13分以上かかるときには，それ以上は加熱しない。 ※消火後の温度低下が緩慢になるので，このときの余熱利用も有効である。
B ポーチドエッグ ①卵*は，室温に戻しておく。 ②たっぷりの湯（深さが最低でも7cmになる分量）に3〜5％の酢と1％の塩を加え，わずかに沸騰している状態（90〜95℃）に火加減を調節する。①の卵は，小さい器に黄身を崩さないようにして割り入れておく。湯を箸でくるくるとかき回し，その鍋の中央に割った卵を滑らせるように静かに落とし入れ，3〜5分ゆでて好みの固さに仕上げる。固まったら網じゃくしですくいとり，布巾を敷いたザルに上げる。	下調理：割卵は，p.22参照 調理手順：鍋は，表面積の大きい浅手のものを使用し，深さ10cmほどの水を準備すると作業がしやすい。ゆで方は，基の②と同じ。

*新鮮なものを選ぶと形がきれいに仕上がる。

ゆで卵の加熱温度と凝固状態

　鶏卵は種々のたんぱく質により構成されているため，凝固温度に幅がある（卵の熱凝固性，p.71参照）。この温度差を利用し，目的に応じてかたさや状態の異なる卵料理に仕上げることができる。かたゆで卵は，水に卵を入れ，沸騰後に火を弱め12分加熱してから水で冷やす。卵黄，卵白とも半熟にするには65〜75℃のお湯で10〜15分加熱する。または，75〜80℃のお湯で8〜11分加熱する。卵黄は半熟，卵白は凝固の状態にするには100℃のお湯で5分間加熱する。温泉卵（卵黄は凝固，卵白は半熟）を作るには65〜70℃（68℃前後）のお湯で30分加熱する。

卵料理　主菜

プレーンオムレツ

朝食や，昼食の卵料理として供されることが多い一品。いろいろな具を混ぜ込んだり，包んだりすることで，バリエーションが広がる。

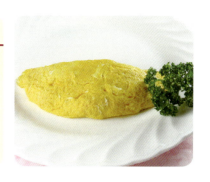

材　料	基本調理（1人分）	調味％ ほか	材　料	給食への展開（1人分）	調味％ ほか	備　考
卵	100g	Mサイズ2個	卵	50g	Mサイズ1個	総 風味付けのためにバターで焼いてもよいが，焦がしやすいので注意する。
牛乳	20g	卵の10～30％	牛乳	5g	卵の10％	
塩	0.4g(0.3ml)	材料の0.4～0.5％塩分	塩	0.25g	材料の0.4～0.5％塩分	
バター	10g		こしょう	0.01g		
こしょう	適量		サラダ油	3g		
パセリ	1g					

基本調理の作り方

①卵は室温に戻しておく。卵をボウルに割り入れ，卵白を切るようにして混ぜる。このとき，泡立てないようにほぐす。塩，こしょうを加え，さらに牛乳を加える。
②フライパンに多めの油（記載外）を入れて火にかけ，十分に熱したら油をあけ，油をなじませておく。
③②のフライパンを強めの中火にかける。ここにバターを入れてとかしたら，①を流し入れて手早く混ぜる。半熟状態になりかけたら手前からフライパンの先の方へと形よくまとめる。次にフライパンの柄元をたたいて卵を回転させ，形をととのえたら，合わせ目が底になるよう皿に移す。形がくずれたときには，クッキングペーパーかさらし布巾で軽く押さえて，形をととのえるとよい。
④③を器に盛り，パセリを添える。

給食への展開・作り方

下調理：卵は大きいボウルに移しておく（p.22参照）。
調理手順：焼き方は⑭の②，③と同じ。中心温度が85℃以上であることを確認する。2人分を一緒に焼いて斜め半分に切り，クッキングペーパーなどで形をととのえて供することもできる。
※調理にかかわる人数や時間，提供する食数により，給食の献立としては制限される。

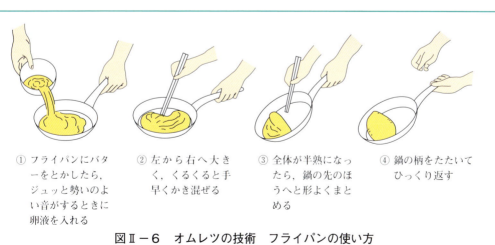

① フライパンにバターをとかしたら，ジュッと勢いのよい音がするときに卵液を入れる
② 左から右へ大きく，くるくると手早くかき混ぜる
③ 全体が半熟になったら，鍋の先のほうへと形よくまとめる
④ 鍋の柄をたたいてひっくり返す

図Ⅱ-6　オムレツの技術　フライパンの使い方
資料）山崎清子ほか『新版 調理と理論』同文書院，p.287，2002を一部改変

卵料理　主菜

スペイン風オムレツ

大航海時代，じゃがいもがスペイン人によってヨーロッパにもたらされたことにより付いた名。ベーコンやたまねぎなどの具が入り，フライパンの丸い形に焼き上げるのが特徴。

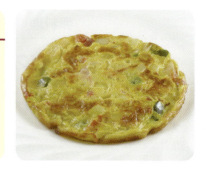

材　料	基本調理（1人分）調味％ ほか		材　料	給食への展開（1人分）調味％ ほか		備　考
卵	50g		卵	50g		㊼ サラダ油でもよい。
生クリーム	7g		具			
塩	0.2g（0.17ml）	卵の0.4%塩分	じゃがいも	25g		
こしょう	適量		たまねぎ	10g		
オリーブ油	8g（10ml）		ピーマン	5g		
具			赤ピーマン	15g		
じゃがいも	25g		ベーコン	5g		
たまねぎ	10g		にんにく	0.3g		
トマト	15g		オリーブ油	3g		
ピーマン	5g		塩	0.5g	卵と具の0.4〜0.5%塩分	
ベーコン	5g		こしょう	0.02g		
オリーブ油	4g（5ml）					
にんにく	0.3g					
塩	0.3g（0.25ml）	具の0.5%塩分				
こしょう	適量					

基本調理の作り方

①じゃがいもは洗った後，皮をむき，芽（くぼみ）の部分を包丁の刃元を使ってえぐるようにして，除いておく。0.7cm厚さの1cm角に切り，かためにゆでておく。
②にんにくはみじん切り，たまねぎ，ピーマン，ベーコンは1cm角の色紙切り，トマトは湯むきして種を除き，1cmの角切りにする。
③フライパンに具用の油を熱し，にんにく，たまねぎ，ベーコンを炒める。しんなりしてきたら，じゃがいもと残りの野菜を炒め，塩，こしょうで調味し，とり出して冷ましておく。
④卵を割りほぐし，生クリームを加えて塩，こしょうで調味し，③を入れて混ぜる。フライパン用の蓋を準備し，油（記載外）を薄く塗っておく。
⑤フライパンに卵用の油（1/2量）を熱し，④を流し入れ，箸で手早くかき混ぜて半熟状態にする。周囲がかたまるまで，フライパンを動かしながら加熱する。蓋をかぶせて，フライパンをひっくり返し，蓋の上にオムレツをのせる。残りの油をフライパンに補い，オムレツを静かにすべらせてフライパンに戻し入れて，色よく焼き上げる。

給食への展開・作り方

下調理：野菜の切り方は㊼と同じ。じゃがいもは切って水に入れておく。卵は割っておく（p.22参照）。
調理手順㊳スチームおよびコンビ機能使用。⑦使用。①オリーブ油でにんにくとベーコンを炒めておく。②穴あきパンに切った野菜をそれぞれ入れ，100℃で15分，スチーム加熱したら，急速冷却機に短時間入れて熱を冷ます。③卵をほぐして①を油ごと加え，塩，こしょう，②を入れてよく混ぜる。④ホテルパンにクッキングシートを敷き（または，サラダ油を塗り），③を入れて具を均等にする。コンビ機能180〜200℃，湿度100%で20分前後加熱，または中心温度85〜90℃で加熱を行う。

給食への展開のポイント

衛生面を考慮した鶏卵の取り扱い

　鶏卵内にサルモネラ菌が存在することが，報告されている。鶏卵内のサルモネラは，卵白成分に殺菌作用があることから急速には増殖できないが，卵黄成分が混ざると直ちに増殖を開始する。したがって，割卵した状態で室温に放置すると，サルモネラの増殖が起こるので注意が必要である。さらに，細菌の増殖を防ぐため，卵の撹拌は加熱直前に行うとよい。

魚料理　主菜

さけのムニエル

ムニエルは，「粉屋風」という意味で，調理の途中で魚肉が粉まみれになるところからきた料理名である。小麦粉をまぶしてバターで焼くことから，バター焼きともいう。

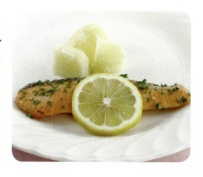

西洋料理

材　料	基本調理（1人分）調味％ほか		材　料	給食への展開（1人分）調味％ほか		備　考
生さけ	80g	1切れ	生さけ	80g	1切れ	基給 輪切り用レモンは，ワックスをたわしでこすり，よく洗い流す。
塩	0.4g(0.3ml)	魚の0.5％塩分	塩	0.4g		
こしょう	適量		こしょう	0.02g		
小麦粉	4g(6.7ml)		牛乳	10g		
サラダ油	3g(3.8ml)		小麦粉	4g		
バター	4g		サラダ油	3g		
レモン汁	3g		プールノワゼット		焦がしバター	
パセリ	0.2〜0.3g		バター	4g		
レモン	10g	輪切り1枚	レモン	10g		
			パセリ	0.3g		

基本調理の作り方	給食への展開・作り方
①生さけは，両面に塩，こしょうをふって10分ほど置く。 ②パセリは，みじん切りにしておく。 ③焼く直前に，①の生さけの水気をふきとり，小麦粉をまぶしたら，余分な小麦粉をはたき落とす。 ④フライパンに油を熱し，上身*から焼いていく。フライパンをゆすりながら強火で焼き，焼き色がついたら火を弱めてバターを加える。3分ほど焼いて内部に火を通すようにする。魚を返して，裏面も同様に焼く。 ⑤焼き上がりにレモン汁をふりかけ，パセリのみじん切りを散らして香りをつける。 ⑥温めておいた皿に魚を盛り，中央にレモンの輪切りをのせる。ガルニチュールとして粉ふきいも**（記載外）を添える。	調理手順：㋳コンビ機能使用。①さけの両面に塩とこしょうをふって10分ほど置き，さらに10分牛乳につけて水気をきってから，小麦粉をまぶす。②ホテルパンにクッキングシートを敷き，①の皮目を上にして並べ，サラダ油を噴霧し（または，上からかける），200〜220℃，湿度100％で10分加熱する。③プールノワゼットを作る。フライパンでバターを加熱し，一部が茶色になったら直ちに火を消し，余熱を利用する。仕上げにレモン汁を混ぜてもよい。④②を器に盛り，③をかける。⑤パセリのみじん切りを散らしレモンの輪切りをのせる。

*盛りつけ時に上になる方のこと。切り身であれば皮が上に，1尾であれば頭が左で腹側が手前になる。
**p.130，粉ふきいも参照

ムニエルの調理法

　まぶした小麦粉が油脂で焼かれることにより，魚のうま味を包み込んで，ふっくらとした仕上がりになる。また，小麦粉が香ばしく焼かれることで風味が増すため，塩味を控えることができる。好みによっては，タルタルソース（サラダ用ソースの種類，p.163，表Ⅱ−11参照）をかけて供してもよい。

魚の種類

　さけのほかにも，あじ，かれい，したびらめなどを用いることができる。あじの場合には，ぜいご（特有のかたいとげ状のうろこ）をそぎとる必要がある。また，あじなど1尾のままで使用する場合には，料理を美しく仕上げるために頭と尾には小麦粉をつけない。

魚料理　主菜

白身魚の紙包み焼き

前もって準備がしやすく，オーブンでの加熱時間も短かくてすむ。紙包みを開くときの楽しみも味わえる料理。給食への展開では，フォイル包み焼きとした。

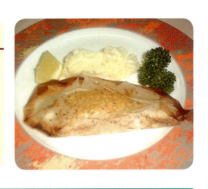

材料	基本調理（1人分）	調味%ほか	材料	給食への展開（1人分）	調味%ほか
白身魚	80g	一切れ	白身魚	80g	一切れ
塩	0.4g(0.3ml)	魚の0.5%塩分	塩	0.4g	魚の0.5%塩分
こしょう	適量		こしょう	0.02g	
白ワイン	5g		白ワイン	5g	
シャンピニオンデュクセル			たまねぎ	10g	
たまねぎ	10g		生しいたけ	5g	
マッシュルーム	15g		ぶなしめじ	8g	
レモン汁	2g		にんじん	2g	
白ワイン	5g		白ワイン	3g	
バター	2g	野菜の0.4〜0.5%塩分	サラダ油	1g	
塩	0.1g(0.08ml)		バター	0.5g	野菜の0.4〜0.5%塩分
レモン	10g		塩	0.1g	
			こしょう	0.01g	
			レモン	10g	

基本調理の作り方	給食への展開・作り方
①魚は，皮・骨などを除き，両面に塩，こしょうをふり，白ワインをかけて20分おく。バターは，室温に戻す。 ②たまねぎはみじん切り，マッシュルームは変色を防ぐためレモン汁をかけながら，みじん切りにする。これらをバターで炒め，白ワインを加え，塩で調味し，シャンピニオンデュクセルを作っておく。また，オーブンを220℃に温めておく。 ③21cm×18cmに切ったクッキングシートをハート型*のように切り，開いて内側にサラダ油（記載外）を塗る。その片側に①の魚をのせた上にさらに②のデュクセルをのせる。もう一方の紙をかぶせて図Ⅱ-7のように空気を抜きながらパピヨットに折りたたむ。 ④220℃のオーブンで約7分焼き，ふくれ上がった状態で皿に盛って，くし形切りにしてから1/2長さに切ったレモンとマッシュポテト，パセリ（記載外）を添えて，供する。	調理手順：㋐コンビまたはホット機能使用。①魚の両面に塩とこしょうをふり10分程度おいてから白ワインをふりかける。しめじは手でほぐし，にんじんは短冊切り，たまねぎと生しいたけは薄切りにする。②ホテルパンに野菜類，サラダ油，白ワイン，塩，こしょうを入れてまんべんなく混ぜ合せ，180℃，湿度100%で7分加熱後，バターを加えて再びよく混ぜる（1人分の重量を算出しておく）。③レモンは洗浄，消毒の後，輪切りにする。④アルミホイルに皮目を上にして魚を置き，②と③をのせて，簡易法で包む*。160〜180℃，湿度40%で10分加熱するか，中心温度85℃で加熱を行う。 ※バターは1人分ずつ切っておき，包むときに上にのせてもよい。 ※アルミホイルを開いて皿に盛る場合は，レモンを後からのせてもよい。

*p.137，図Ⅱ-7参照

パピヨット：包み焼きは，アルミホイルや紙に包んで蒸し焼きにして，素材から出てくる香りとうま味を楽しむ料理で，レモンバター（p.142，ビーフステーキ参照）を用いることもある。焼き上がったら，アルミホイルや紙の上部を，ナイフで切り開いて（図Ⅱ－7参照）食べる。

デュクセル：味出しや詰め物として用いられるもの。17世紀の貴族 d'Uxelles に由来する。

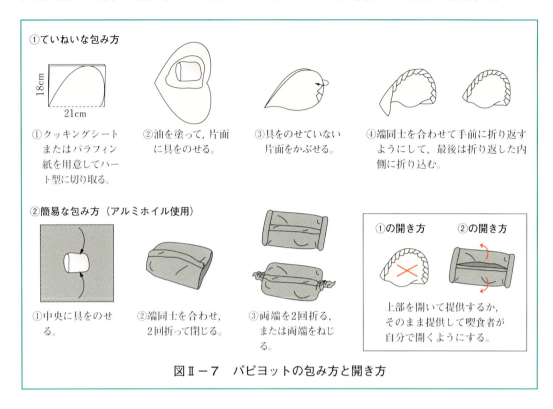

図Ⅱ－7　パピヨットの包み方と開き方

魚料理　副菜

スモークサーモンのマリネ

食品の調味したつけ汁にひたし，味や香りを付けた料理をマリネという。幅広い食材を用いることができる。また，肉の下処理の方法として，くさみ取りや軟化の効果もある。

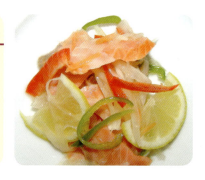

材　料	基本調理（1人分）調味％ ほか		材　料	給食への展開（1人分）調味％ ほか	
A スモークサーモンのマリネ			B シーフードマリネ		
スモークサーモン（薄切り）	20g		シーフードミックス	40g	冷凍
たまねぎ	20g		白ワイン	5g	
にんじん	10g		たまねぎ	10g	
セロリ	5g		マリナード		
青ピーマン	5g		酢	4g	
パプリカ（赤）	5g		サラダ油	2g	
レモン	15g		塩	0.3g	材料の0.6～0.7％塩分
マリナード			こしょう	0.01g	
酢	7.5g				
サラダ油	15g(19ml)	材料の0.3～0.4％塩分	C 野菜マリネ		
塩	0.2g(0.17ml)	〃　 0.6～0.8％糖分	カリフラワー	30g	
砂糖	0.5g(0.8ml)		酢	ゆで水の1～1.5％	ゆでる用
白ワイン	7.5g		赤ピーマン	10g	
こしょう	適量		黄ピーマン	10g	
			たまねぎ	5g	
			マリナード		
			酢	5g	
			サラダ油	2.5g	
			塩	0.4g	材料の0.6～0.7％塩分
			こしょう	0.01g	

基本調理の作り方	給食への展開・作り方
A スモークサーモン ①スモークサーモンは，4cm幅ほどの食べやすい大きさに切る。 ②レモンは半月切り，たまねぎはうす切りにし，水にさらし辛みがとれたら水気をきる。そのほかの野菜はせん切りにする。 ③材料をつけ込めるような少し深めの器にせん切り野菜の1/3量くらいを敷き，①の1/3量くらいをのせる。交互にこれを繰り返して重ね，レモンの半月切りを上に置く。 ④マリナード用の調味料を合わせてよくかき混ぜ，③の上からかけてつけ込む。 ⑤野菜とともにサーモンのマリネを盛り付ける。	調理手順：㋐スチーム機能使用。㋑使用。 B：①薄切りにしたたまねぎを穴あきパンに入れ，中心温度75℃で加熱後，急冷する。②調味料を合わせ，マリナードを作っておく。③解凍したシーフードミックスをホテルパンに入れ，白ワインをかけて混ぜたら100℃で5～8分加熱し，急冷する。水気をきって②につけ込む。 C：①カリフラワーは小房に分けて酢を加えた湯でゆで，水気をきり，熱いうちに，合わせておいたマリナードにつける。②せん切りにしたピーマンと薄切りにしたたまねぎは穴あきパンに入れ，中心温度75度で加熱したら急冷する。水気をきったら①に混ぜてつけ込む。

マリネ法

　マリネとはつけ汁につけることをいい，本来，保存を目的として作られたものである。このつけ汁（マリネ液ともいわれる）のことを，マリナードという。スモークサーモンのほかに，生のあじやいわし，ハムなどを用いることができる。揚げた魚やソテーにした魚を用いるとエスカベーシュと呼ばれる。

魚料理　主菜

きすのエスカベーシュ

「エスカベーシュ」とは，揚げた魚を酢油につけ込んだものである。スペインの漁村で行われていた料理法であることから，その地名にちなんで名前が付けられた。

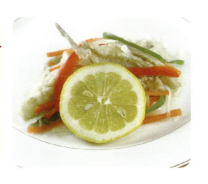

西洋料理

材料	基本調理（1人分）調味％ ほか		材料	給食への展開（1人分）調味％ ほか		備考
きす*	60g	3尾	きす	60g	3尾	㊙サラダ油は，スプレー式オイルを使う。
塩	0.3g（0.25ml）	魚の0.5％塩分	塩	0.3g	魚の0.5％塩分	
こしょう	0.01g		こしょう	0.01g		
小麦粉	6g（10ml）		小麦粉	6g		
揚げ油	適量		サラダ油	4g		
たまねぎ	20g		たまねぎ	15g		
にんじん	5g		にんじん	5g		
ピーマン	5g		ピーマン	5g		
パプリカ（赤）	5g		ぶなしめじ	7g		
マリナード			マリナード			
酢	15g		酢	16g		
サラダ油	8g（10ml）		サラダ油	6g		
塩	0.2g（0.17ml）	魚以外の材料の0.5〜0.7％塩分	塩	0.2g	魚以外の材料の0.5〜0.7％塩分	
こしょう	適量		こしょう	0.02g		
白ワイン	5g		白ワイン	5g		
ローリエ	0.04g	1/4枚	ローリエ	0.04g	1/4枚	
レモン	10g	輪切り	レモン	10g		

*わかさぎやはぜなどの小魚を用いてもよい。

基本調理の作り方	給食への展開・作り方
①野菜はすべてせん切りにし，さっとゆでたら水気をきっておく。 ②マリナードを作り，①を混ぜておく。 ③きすは，水気をふいて，塩，こしょうをする。これに小麦粉をまぶし，余分な粉をはたき落としたら180℃の油で揚げる。 ④揚げたきすをバットに並べ，熱いうちに②をかける。30分〜1時間ほど冷蔵庫に入れて，味をしみ込ませる。 ⑤器にきすと野菜を盛り付けて，輪切りのレモンを添える。	調理手順：㋐スチームおよびコンビ機能使用。㋑使用。①調味料とローリエを混ぜてマリナードを作っておく。せん切りにした野菜をそれぞれ穴あきパンに入れ，にんじんとしめじは100℃で5分，たまねぎとピーマンは中心温度75℃または95℃で2分前後加熱し，急冷する。水気をきってからマリナードと混ぜておく。②きすに塩とこしょうをふり，小麦粉をまぶす。ホテルパンにクッキングシートを敷き，きすを重ならないように並べて油を噴霧，または上からかけて，200〜220℃，湿度100％で8〜10分加熱する。③②のクッキングシートをとり除き，熱いうちに①を上からかける（油で揚げる場合，吸油率は約20％）。 ※ホテルパン1枚当たり何人分かを決めておくようにする。

エスカベーシュの手法

　エスカベーシュは，魚を用いたマリネの一種である。魚を揚げてから調味料，香味野菜とともにつけ込むことで味がよくしみ込み，日持ちもよくなる。また，マリナード（つけ汁）に用いられる酢には，殺菌・制菌作用があるため冷蔵庫で2〜3日間保存できる。これに白ワインを加えると風味が増す。マリナードは一度煮立てて用いてもよい。揚げた魚が熱いうちにマリナードにつけると調味料の浸透がよくなる（さんまの南蛮漬，p.82参照）。また，小魚を骨ごと用いると，酢の作用で骨が軟化して食べやすくなり，カルシウムのよい補給源になる。魚は切り身を用いてもよい。

肉料理　主菜

ローストチキン

「ロースト」とは，大きな塊のままオーブンで焼いたもののことをいう。パーティ料理の中心的な存在となるもので，丸ごと1羽を焼くことで鶏肉のおいしさを引き出すことができる。

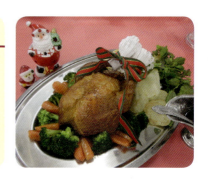

西洋料理

材　料	基本調理（4～5人分）調味％ ほか		材　料	給食への展開（骨付き1本分）調理%ほか		備　考
鶏肉	1kg	ロースト用・1羽	鶏肉（もも）	300g	骨付・正身 240g	(給) 肉の上にハーブをのせてもよい。 (給) バターは，とかしバターを使う。
塩	6g(5ml)	肉の0.6％塩分	塩	1.6g	肉の0.5％塩分	
こしょう	0.01g		こしょう	0.03g		
サラダ油	20g(25ml)		サラダ油	4g		
ミルポワ			バター	3g		
たまねぎ	適量		レモン	10g		
にんじん	〃					
セロリ	〃					
グレービーソース		できあがり 125g				
焼き汁						
ストック*	250g					
塩	1.25g(1ml)	肉の0.1％塩分				
こしょう	適量					

*p.120，表Ⅱ－3 参照

基本調理の作り方	給食への展開・作り方
①鶏は，首の皮だけを残して，首の骨を落とす。表面と腹の内部を水で流して洗い，キッチンペーパーを差し込んできれいに水気をふきとる。次に，鶏の腹の中と体表面に塩，こしょうを手でよくすりこみ，最後に油を鶏の体表面にすり込む。天火は210℃に温めておく。 ②鶏肉は，図Ⅱ－8のように形をととのえる。脚の先が焦げないように，脚の部分にはゆるめにアルミホイルを巻いておく。 ③天板に油（記載外）を塗り，薄切りにした野菜（ミルポワ）をのせ，その上に②の鶏を腹側を上にして乗せる。15分焼いて焼き色を付けたら，アルミホイルで全体を覆って，180℃で約50分蒸し焼きにする。途中で表面が乾くときには，天板にたまった焼き汁をすくってかけるとよい。 ④グレービーソースを作る。天板にたまった焼き汁にストックを加え，こびりついた肉汁のうま味を木じゃくしでこそげとるようにしながらとかして鍋に入れる。半量になるまで煮詰めたら，これを布巾でこし，浮いている油は，すくいとる。塩，こしょうで味をととのえて，グレービーソースを仕上げ，ソースポットに入れる。 ⑤焼き上がった鶏は，ペーパーフリル*を付け，リボンで飾る。 ⑥付け合わせ**（記載外）を添える。 ⑦テーブルに一度供した後，別室で切り分けて***，1人分ずつ器に盛り付け，④のソースとともに供する。	調理手順：(ス)コンビ機能使用。①鶏肉は，内側から骨に沿って浅く切り込みを入れる。皮目からは数か所包丁を刺し，塩とこしょうをすり込んで10分以上おく。②①の全体に油を塗ってから皮目を上にしてホテルパンに並べ，200℃で湿度100％，中心温度85℃で加熱する。③②にバターを塗り，200℃，湿度40％で5分加熱する。④器に盛り，レモンを添えて提供する。※③の工程で再度加熱せず，バターを塗って終了でもよい。

*p.141，図Ⅱ－10 参照
**p.126～p.131 参照
***p.141，図Ⅱ－9 参照

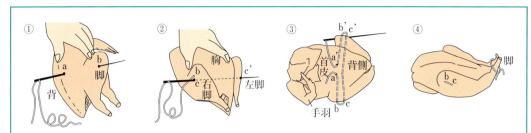

①鶏の頭をおさえ，背側 a から右脚の関節 b に糸をつけた金串を刺す。
②金串を抜き，骨をおさえるように，近くの c から，右脚，胴，左脚 c'へ金串を刺す。
③c'で抜きとり，近くの b'に刺して，背の a'に抜く。脚と胴をくっつけるように a に残っていた糸と a'から出た糸を結ぶ。首皮を背にくっつけて手羽を背側にまとめ，金串と糸を用いてととのえる。鶏肉が 1kg くらいならば，糸でしばらなくても，竹串を刺して形をととのえることもできる。
④脚をしばって形をととのえる。

図Ⅱ-8　ローストチキンの形のととのえ方

資料）山崎清子ほか『NEW 調理と理論』同文書院，p.256，2011を一部改変

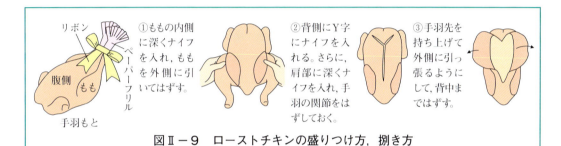

図Ⅱ-9　ローストチキンの盛りつけ方，捌き方

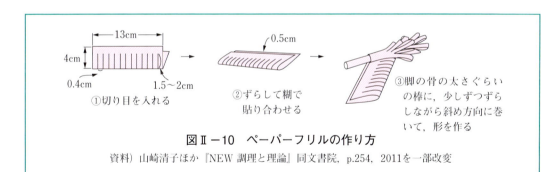

図Ⅱ-10　ペーパーフリルの作り方

資料）山崎清子ほか『NEW 調理と理論』同文書院，p.254，2011を一部改変

肉料理　主菜
ビーフステーキ

ステーキとは，ある程度厚切りにした肉片を，好みの焼き加減にシンプルに焼いた料理。ソースを変化させて，いろいろな味を楽しむことができる。

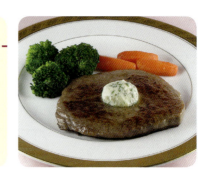

材　料	基本調理（1人分）	調味％ ほか	備　考
牛肉 （ヒレまたはロース）	100〜150g		レストランなどでは，200gくらいのものを用いる。
塩	0.7〜1g（0.6〜0.8ml）	肉の0.7％塩分	
こしょう	0.01〜0.03g		
サラダ油	5g（6.3ml）		
バター	5g		
バターソース			
バター	10g		
レモン汁	2g		
パセリ	0.3g		

基本調理の作り方（価格や提供するタイミングの問題で，給食への展開には適さない）

①牛肉は，焼く30分前に冷蔵庫から出し，室温に戻しておく。
②バターソースを作る。室温に戻しておいたバターをクリーム状に練り，レモン汁とパセリのみじん切りを練り混ぜ，パラフィン紙で棒状に巻いて形をととのえ，冷蔵庫で冷やし固めておく。
③①の牛肉は，肉たたきでたたき，筋切りをしておく。たたいて伸びた分を寄せるように元の厚みにしながら，形をととのえる。焼く直前に，肉の両面に塩，こしょうする。
④厚手のフライパンを中火にかけて十分に熱し，サラダ油とバターを入れる。盛り付けたときに上面になる方の肉を下にして強火で約30秒焼き，弱火に落として肉を動かしながら1分間焼く。肉の周りが灰色に変わり，赤い肉汁が表面ににじみ出てきたら，強火にして裏返し，表と同様に焼き上げる。焼き加減は3通りある*。
⑤温めた皿に肉を盛る。好みの付け合わせ**（記載外）を添える。②のバターソースを輪切りにして肉に乗せ，温かいうちに供する。
＜備考＞バターソースの替わりにグレービーソースを用いてもよい。肉を焼いたフライパンの油を捨て，水を大さじ2杯と赤ワイン大さじ1杯を杯入れ，木べらを用いて鍋底をこそげるようにして肉のうま味をとかしながら，半量になるまで煮詰めると，グレービーソースができる。

*表Ⅱ－7参照　**p.126〜p.131参照

表Ⅱ－7　肉の加熱要領（厚さ2cm，重さ150gの場合）

加熱の程度	内部温度	肉汁の色	焼き方と肉の状態
レア （生焼き）	60℃前後	赤い汁	片面で強火30秒，弱火1分 外側1mmほど褐変して中は生の状態。肉汁が多い。
ミディアム （中焼き）	65〜70℃	薄桃色	片面で強火30秒，弱火2分 外は褐変，中央部はバラ色。肉汁が出るが少ない。
ウェルダン （よく焼き）	70〜80℃	澄んだ汁	片面で強火30秒，弱火で2.5分 中央部まで火が通り，中まで褐変している状態。

相川 方他『基本の基本シリーズ① 初めての料理 肉と卵』女子栄養大学出版部，1987，p.21 を参考に作成

バターソース：バターソースの作り方は基本調理の作り方の「②」の工程の通りであるが，これをメートルド・テール・バター（(仏)maître d'hôtel ＋ (英)butter：給仕長のバター）ともいう。このソースは，料理にバターのコクとレモンとパセリのさわやかな香りを加えるものである。

肉料理　主菜

ハンバーグステーキ

ドイツ・ハンブルグの港湾労働者たちが，安価なかたいひき肉にパン粉やたまねぎを加え，やわらかく仕上げたことが名前の由来である。口あたりがやわらかく，どの年代にも好まれる。

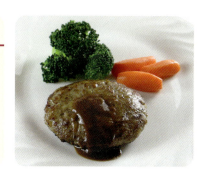

西洋料理

材　料	基本調理（1人分）調味％ほか		材　料	給食への展開（1人分）調味％ほか	
合びき肉	80g		合びき肉	80g	
たまねぎ	25g	肉の25～40％	たまねぎ	25g	肉の25～40％
サラダ油	2g(2.5ml)	たまねぎの8％	サラダ油	2g	たまねぎの8％
生パン粉	8g	肉の10～15％	生パン粉	7g	肉の9～15％
牛乳	16g(16ml)	〃の10～20％	牛乳	10g	〃の10～20％
卵	8g	〃の10～15％	卵	10g	〃の10～15％
塩	0.4g(0.3ml)	〃の0.5～0.6％塩分	塩	0.4g	〃の0.3～0.5％塩分
こしょう	0.01g		こしょう	0.01g	
ナツメグ	0.01g		ナツメグ	0.01g	
サラダ油	10g(12ml)		ハンバーグソース		
ブラウンソース			水	5g	
小麦粉	3g(5ml)		減塩スープの素	0.4g	
バター	2g	ハンバーグの材料の	ケチャップ	3g	ハンバーグの材料の
ストック*	40g	0.2～0.3％塩分	ウスターソース	2g	0.2～0.3％塩分
塩	0.2g(0.17ml)		バター	0.5g	
こしょう	0.01g		コーンスターチ	0.3g	

*p.120，表Ⅱ－3参照

基本調理の作り方	給食への展開・作り方
①たまねぎはみじん切りにし，透き通るまでサラダ油で炒めて冷ましておく。 ②生パン粉は牛乳で湿らせておく。 ③ひき肉に塩，こしょう，ナツメグを加えてよく混ぜ合わせ，さらに①と②，卵を加えて弾力が出るまでよく練り混ぜておく。 ④手にサラダ油（記載外）をつけて，③のたねを手のひらに打ちつけるようにして，空気を抜きながら丸め，厚さ約1cmの楕円形に形作ったら中央を少しくぼませる。 ⑤フライパンにサラダ油を熱し，④を盛り付けたときに表側になる面から焼き始め，最初は中火で，フライパンを揺り動かしながら焼く。焦げ目がついたら，裏返して同様に焼く。次に，火を弱めて蓋をし，中心部まで火が通るように焼く。肉の上面に澄んだ肉汁が出てきたら，火をとめる。 ⑥ブラウンソースを作る。⑤のフライパンにバターと小麦粉を加えて炒め，ルー・ブラウンを作る。ここにストックを加え，だまにならないようにとき伸ばす。塩，こしょうを加えて味をととのえ，濃度を調整したら，火からおろす。 ⑦温めた皿にハンバーグと好みの付け合わせ*（記載外）を盛り，⑥のブラウンソースをかけて供する。	下調理：卵の下処理は，p.22を参照。1回に作る量（人数分）を決めておく。 調理手順：③コンビ機能使用。①たまねぎをサラダ油で炒めて急冷し，計量しておく。②肉に，①と香辛料までの材料を入れて，粘り気（弾力）が出るまでよく混ぜる。このとき，牛乳，卵，パン粉は，あらかじめ混ぜておいてもよい。③ホテルパンにクッキングシートを敷いて②を形成して並べ，200～250℃で湿度40％，中心温度85℃で加熱する。④ハンバーグソースを作る。ソースのバター以外の材料を全部混ぜ，加熱してとろみを付けたら，最後にバターをとかす。

*p.126～p.131参照

ひき肉料理の調理要領

ひき肉は，肉のかたい部位や切り落としなどの肉片が用いられている。合いびき肉（牛肉と豚肉を合わせたもの）は，口当たりがやわらかくなるだけではなく，加熱した際の脂の香りが異なるため新しい風味が生まれる。

ひき肉に塩を加えてよく混ぜ合わせると，塩に可溶の筋原繊維たんぱく質であるアクチン，ミオシンが結合し，高分子で繊維状のアクトミオシンが形成される。これが絡み合うことによって粘性が生じ，ハンバーグや肉団子などの形が作りやすくなる。

ひき肉料理では，さまざまな副材料を混ぜ込むことによって増量やテクスチャー，味，風味の改善に役立つ。ハンバーグステーキの調理では，表Ⅱ-8に示す通り，副材料がそれぞれの役割をもつ。ミートソースやそぼろ煮，麻婆豆腐など，ひき肉をそのままの形で利用する調理法は，水溶性たんぱく質とうまみ成分を煮汁に溶出させ，料理全体の味をよくする。

ハンバーグステーキや肉団子は，空気を含むため熱伝導が悪くなるので乾式加熱による調理では，内部温度の確実な上昇が得られるよう留意する。また，ひき肉は表面積が大きいため脂質の酸化が促進されたり，細菌がつきやすかったりするので保存する際は注意が必要である。

表Ⅱ-8　ハンバーグの副材料の割合と役割

副材料	肉に対する割合(%)	役割
たまねぎ	20～50	風味をよくするために加える。炒めてすぐの熱いものは肉の鮮度を悪くするので，必ず冷ましてから加える。
生パン粉	5～15	量を増やし，やわらかくする効果がある。つなぎの役割はない。
牛乳	10～20	パン粉とともに用い，肉の臭みを和らげる役割を果たす。加熱中の水分蒸発を補い，やわらかさに寄与する。
卵	10	肉の味にコクを強化する。つなぎの役割をする。

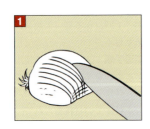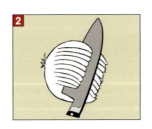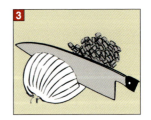

図Ⅱ-11　たまねぎのみじん切り

資料）山崎清子ほか『NEW 調理と理論』同文書院，p.48，2016を一部改変

肉料理　主菜
ミートローフ

「ローフ（英）Loaf」とは塊を意味するもので，型を用いずに作ることもある。ここでは，ゆで卵を中心に入れ，周囲をベーコンで巻くことで，供応料理用に仕上げた。ゆで野菜を入れ込んでもよい。

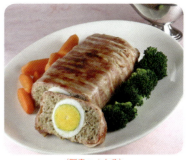

（写真：4人分）

西洋料理

材　料	基本調理（4人分）調味％ ほか		材　料	給食への展開（1人分）調味％ ほか	
牛ひき肉	200g		合びき肉	80g	
豚ひき肉	100g		たまねぎ	16g	肉の20〜40%
たまねぎ	120g	肉の40%	サラダ油	1.5g	
サラダ油	10g(12ml)		生パン粉	8g	〃の10〜15%
生パン粉	30g	〃の10〜15%	牛乳	11g	〃の10〜20%
牛乳	60g(57ml)	〃の10〜20%	卵	10g	〃の10〜15%
卵	40g	〃の10〜15%	塩	0.4g	〃の0.3〜0.5%塩分
塩	1g(0.8ml)	〃の0.5〜0.6%塩分	こしょう	0.02g	
こしょう	0.04g		ナツメグ	0.03g	
ナツメグ	0.04g		入れ込み用		
入れ込み用			アスパラガス	10g	
卵	250g	5個	にんじん	10g	
ベーコン	90g	5枚	シャンピニオンソース		
ソース			マッシュルーム	6g	缶詰（スライス）
トマトケチャップ	30g	ミートローフの材料の0.3〜0.4%塩分	たまねぎ	5g	
ウスターソース	20g		水	20g	
バター	10g		減塩スープの素*	0.4g	ミートローフの材料の0.3〜0.4%塩分
赤ワイン	100g(100ml)		塩	0.1g	
			バター	1.5g	
			トマトケチャップ	8g	
			こしょう	0.01g	

*p.120，表Ⅱ-3参照

基本調理の作り方	給食への展開・作り方
①型に合わせてクッキングシートを敷いておく。 ②入れ込み用の卵は，黄身が中心になるように転がしながらゆでて，横にしたときに両端になる白身部分を（切り分けたときに黄身が出るように）少し切っておく。 ③たまねぎはみじん切りにし，透き通るまで油で炒めたら冷ましておく。 ④生パン粉は牛乳で湿らせておく。 ⑤ひき肉に塩，こしょう，ナツメグを加えよく混ぜ合わせ，さらに③と④，とき卵を加えたら弾力が出るまでよく練り混ぜ，生地を作る。 ⑥①の型底を横断するようにベーコンを並べ，その両端がはみ出すように敷いておく。⑤の半量を型に詰めたら②のゆで卵を並べ，残りの生地を詰める。はみ出したベーコンをかぶせ，アルミホイルで蓋をするように包み，200℃のオーブンでおよそ40分間焼く。 ⑦⑥の焼き汁と，バター以外のソースの調味料を小鍋に入れ，2/3量になるまで煮詰める。最後にバターを入れ，鍋をゆすりながらとかす。 ⑧ミートローフを切り分けて盛り付け，好みの付け合わせ*（記載外）を添える。別の器に⑦のソースを入れて供する。	下調理：卵の割卵（p.22参照）。ホテルパン1枚に作る量（人数分）を決めておく。にんじんは長い拍子木切り，マッシュルームとたまねぎはみじん切りにしておく。 調理手順：②コンビ機能使用。①にんじんとアスパラガスは適量の塩（記載外）でゆでておく。②肉用のたまねぎはサラダ油で炒めて急冷し，計量しておく。③肉に②と香辛料までの材料を入れて粘り気（弾力）が出るまでよく混ぜる。このとき，牛乳，卵，パン粉はあらかじめ混ぜておいてもよい。④ホテルパンにクッキングシートを敷いて③の半量を入れて①を並べたら，③の残りを入れて形をととのえ，180〜200℃，湿度100%で20〜30分，または中心温度85℃で加熱する。⑤シャンピニオンソースを作る。バターでたまねぎとマッシュルームを炒め，スープと調味料を入れてミートローフの上にかける。 ※④の工程において，ミートローフの生地はホテルパン一面に詰めてもよいが，長方形にすると火の通りがよく，切り分けやすい。

*p.126〜p.131参照

肉料理　主菜
ポークソテー

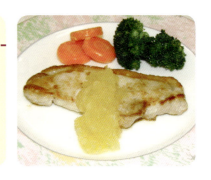

「ソテー」は，食材が鍋の中で跳ねる（仏：sauter）ように炒められることからきた名前。シンプルな調理法であるからこそ，ソースのバリエーションによって，いろいろな味を楽しむことができる。

材　料	基本調理（1人分）	調味％ ほか	材　料	給食への展開（1人分）	調味％ ほか
豚肉（ロース）	100g	1枚	豚肉（ロース）	80g	
塩	0.5g(0.4ml)	肉の0.5％塩分	塩	0.4g	肉の0.5％塩分
こしょう	0.01g		こしょう	0.02g	
サラダ油	4g(5ml)		サラダ油	2g	
白ワイン	10g(10ml)		オニオンソース		できあがり50g
アップルソース		できあがり50g	たまねぎ	50g	
りんご	50g		にんにく	1g	
レモン汁	5g		白ワイン	5g	
塩	0.2g(0.16ml)	肉の0.2％塩分	りんご酢	15g	
砂糖	3g	〃　3％糖分	サラダ油	2g	
水	20g		塩	0.25g	肉の0.3％塩分
バター	2g				

基本調理の作り方	給食への展開・作り方
①アップルソースを作る。りんごはいちょう切りにし，褐変しないように，一度，塩水（記載外）につけて水きりする。これを，レモン汁，塩，砂糖，水とともにホーロー鍋に入れ，やわらかく煮てバターを加えソースを仕上げ，冷めないよう保温しておく。 ②肉は筋切りをし*，肉たたきでやわらかくした後，元の大きさにととのえておく。焼く直前に塩，こしょうをふり，フライパンにサラダ油を熱し，上になる側から強火で焼く。一呼吸おいたらフライパンをゆすりながら焦がさないように焼いていく。焼き色が付いたら裏返し，少し焼いたら余分な油を捨てて白ワインをふりかけて中火にし，蓋をして中に火が通るまで蒸し焼きにする。 ③温めた皿に②の肉を盛って①のソースをかけ，好みの付け合わせ**（記載外）を組み合わせて供する。	調理手順：Ⓢコンビ機能使用。①肉は，筋切りをして肉たたきでやわらかくした後，塩，こしょうして10分程度おいておく。油を塗ってクッキングシートを敷いたホテルパンに並べ，220℃で5分，湿度100％で加熱する。②オニオンソースを作る。たまねぎは薄切り，にんにくはみじん切りにして炒め，ワインと酢を加える。③盛り付けた①の肉の上に②のソースをかける。

*図Ⅱ－12 参照　　**p.126～p.131 参照

ポークソテーに向くソースのバリエーション

ハニーマスタードソース：材料は，粒入りマスタード4g，白ワイン10g（10ml），ウスターソース2g，はちみつ3g。材料を混ぜ合わせ，軽く火を通す。

きのこクリームソース：材料は，たまねぎ10g，しめじ10g，マッシュルーム5g，油2g，小麦粉2g，バター2g，牛乳35g，塩0.2g，こしょう0.01g。たまねぎは薄切り，しめじは石づきをとり小房に分ける。マッシュルームは薄切り。これらを油で炒めバターを加える。ここに小麦粉をまぶしたあと牛乳でのばし，塩，こしょうで味をととのえる。好みで生クリーム（5～10g）を加えることもできる。

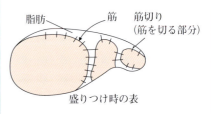

図Ⅱ－12　ロース肉の筋の切り方

資料）高橋敦子，松田康子，安原安代『調理学実習―基礎から応用―』女子栄養大出版部，p.35, 2005

肉料理　主菜

ポークカツレツ

フランス語の「コートレット」からきている。揚げ物というイメージがあるが，本来は，子羊や子牛の背骨付きの肉にパン粉の衣を付けて，バター焼き，網焼きにしたもの。

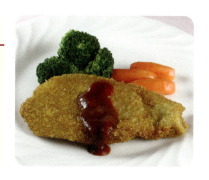

材　料	基本調理（1人分）調味% ほか		材　料	給食への展開（1人分）調味% ほか		備　考
豚肉（ロース）	80g	1枚	豚肉（ロース）	80g	1枚	㊝サラダ油は，スプレー式オイルを使用する。
塩	0.2g(0.16ml)	肉の0.2〜0.3%塩分	塩	0.3g	肉の0.3〜0.4%塩分	
こしょう	0.01g		こしょう	0.02g		
小麦粉	4g(6.7ml)		薄力粉	4g		
卵	10g		卵	8g		
生パン粉	10g		牛乳	2g		
揚げ油	適量		パン粉	10g		
トマトソース			サラダ油	4〜9g		
トマトピューレ	10g	〃 0.4〜0.5%塩分	トマトソース			
ウスターソース	5g		トマトピューレ	15g	〃 0.3〜0.4%塩分	
赤ワイン	2g(2ml)		塩	0.3g		
			赤ワイン	2g		
			サラダ油	2g		
			にんにく	0.5g		
			タバスコ	0.1g		

基本調理の作り方	給食への展開・作り方
①豚肉を軽くたたいてのばし，脂肪層と赤身の境目の筋の部分に包丁で切り込みを入れる*。これを元の形にととのえ，塩，こしょうをする。卵は，ときほぐしておく。 ②小麦粉はバットに広げ，①を両手で押さえるようにして付け，余分な粉を軽くはたく。次にとき卵を箸やトングを使い，まんべんなくからめる。最後にパン粉を，小麦粉と同様にまぶす。 ③網をのせたバットなどを準備しておく。 ④180℃の揚げ油の中に盛り付ける際に表になる方を上にして入れ，3分ほどかけて色付くまで揚げる。肉から出る泡が小さくなり，肉が浮き上がってきたら，裏返して20秒ほど揚げる。③に上げて油をきる。このとき，重ならないように，立てるようにして置くと油きれがよい。 ⑤トマトソース用の調味料を混ぜ合わせ，一度火を通しソースを作る。 ⑥好みの付け合わせ**（記載外）と④のポークカツレツを盛り，⑤のソースをかける。	**下調理**：卵の割卵は p.22 参照。 **調理手順**：㋛コンビ機能使用。①②は基本調理に同じ。③②を波型パンに並べて油を噴霧し，200℃，湿度40%で10分加熱する（油で揚げる場合，吸油率は約14%）。④トマトソースを作る。にんにくをみじん切りにして炒め，トマトピューレ，ワイン，塩，タバスコを入れて味を調える。

*p.146，図Ⅱ-12 参照
**p.126〜p.131 参照

パン粉揚げの材料と役割

　パン粉揚げは，材料に小麦粉，卵液，パン粉の順に衣を付けて揚げたものである。加熱により，小麦粉でんぷんの糊化と卵たんぱく質の熱凝固が起こり，これらが膜となって食材の水分を内部に閉じ込める。調理加熱後に時間が経過しても，パン粉揚げがサクサクした食感を損なわないのはこのためである。また，これらは同時に，材料のうま味を包み込む働きもしている。さらに卵液は，パン粉を付きやすくする役割もある。

パン粉には，大別して生，半生，乾燥の3種類があり，これらは，粒の大きさのほか，水分量が生35.0％，半生26.0％，乾燥14.6％と異なっている。したがって時間のかかる揚げ物には，水分の多い生パン粉を用いると揚げ時間を延長できる。パン粉揚げには，揚げている間にパン粉の脱水と油の吸収が同時に起こり，独特の美しい色と香ばしさが与えられる。

フライ料理に適する魚の種類
　身の薄いもの，味の淡白なものがフライに適している。

フライ料理に向くソースのバリエーション
タルタルソース
　材料は，マヨネーズ15g，全熟卵10g，たまねぎ2g，ピクルス2g，パセリ0.5g，粉辛子0.1g。たまねぎはみじん切りにして水にさらした後，水気をきって，卵，ピクルス，パセリはみじん切りにしてマヨネーズに混ぜる。ここに粉辛子を練った後で加え，味をととのえる（給食への展開の場合は，塩を0.1g加える）。

オーロラソース
　材料は，マヨネーズ10g，トマトケチャップ5g，粉辛子0.1g。粉辛子を練って辛みを出した後，調味料を混ぜ合わせる。

給食への展開のポイント
　厚めの肉に粗目のパン粉をつけてたっぷりの油できつね色に揚げ，ソースと練り辛子で食すとんかつを給食で作る場合には，フライヤーで揚げるのがよい。スチームコンベクションオーブンを利用するときには，あらかじめパン粉をから煎りするか，少量の油で炒めてきつね色にしておくとよい。

肉料理 主菜・副菜

チキンクリームシチュー

淡泊な鶏肉とホワイトソースのとり合わせで作る，まろやかな一品である。

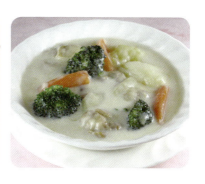

西洋料理

材　料	基本調理（1人分）調味％ほか		材　料	給食への展開（1人分）調味％ほか		備　考
鶏肉（もも）	80g		鶏肉（むね）	80g		鏔 小たまねぎ（ペコロス）を使用してもよい。
塩	0.5g(0.4ml)	肉の0.5〜0.6％塩分	塩	0.5	肉の0.5〜0.6％塩分	
こしょう	0.01g		こしょう	0.02g		
サラダ油	3g(3.75ml)		薄力粉	2.5g		
白ワイン	10g		サラダ油	6g		
ストック*	150g		白ワイン	10g		
ローリエ	0.04g	1/4枚	たまねぎ	35g		絽 ソース・ベシャメルは，市販のホワイトソースを使用してもよい。
たまねぎ	40g		にんじん	30g		
にんじん	30g	形成前60〜75g	じゃがいも	30g		
じゃがいも	50g	〃 100〜125g	マッシュルーム	10g	缶詰	
ブロッコリー	30g		ブロッコリー	25g		
ソース・ベシャメル			ローリエ	0.04g	1/4枚	
バター	6g	ソース・ベシャメルの材料の1〜1.2％塩分	水	130g		
小麦粉	6g(10ml)		減塩スープの素*	1.2g	ソース・ベシャメルの材料の1〜1.2％塩分	
牛乳	50g(48ml)		ソース・ベシャメル			
塩	0.6g(0.5ml)		バター	5g		
こしょう	0.01g		小麦粉	6g		
生クリーム	10g		牛乳	70g		
			塩	0.5g		
			こしょう	0.01g		
			生クリーム	5g		

*p.120，表Ⅱ-3参照

基本調理の作り方

①鶏肉は3cm角に切り，塩，こしょうで下味を付けておく。
②たまねぎはくし形切り，にんじんとじゃがいもはシャトー切りにし，じゃがいもは水につけておく。
③ブロッコリーは小房に分け，沸騰湯に1％の塩（記載外）を入れ，かためにゆで，水気をきって冷ましておく（水にさらさない）。
④厚手の鍋に油を熱し，①を炒め鶏肉の表面が白っぽくなったら白ワインを加えて火を弱め，蒸し煮する。1分ほどしたらストックとローリエを加えて強火にし，沸騰後に弱火にして約10分煮込む。②の野菜を加えたら再び強火にし，アクをとりながら弱火にして15分煮込む。
⑤ソース・ベシャメルを作る*。④の煮汁で適当に伸ばした後で，④に加える。③を加えて塩，こしょうで味をととのえ，最後に生クリームを加えて仕上げる。

*p.122，123参照

給食への展開・作り方

下調理：じゃがいもの下調理はp.22参照。じゃがいもとにんじんは乱切りにする。たまねぎはくし形に切る。
調理手順：㋐スチームおよびコンビ機能使用。①肉に塩とこしょうで下味を付ける。薄力粉をまぶして油で炒め，ワインを入れて煮詰める。②にんじん，じゃがいも，ブロッコリーは穴あきパンに入れ，100℃で10〜15分蒸し，ブロッコリーは急冷する。③ソース・ベシャメルを作り，スープと調味料を入れて味をととのえる。④ホテルパンに①とにんじん，じゃがいも，たまねぎ，マッシュルームを入れ，③を上からかけてクッキングシートをかぶせる。ホテルパンに蓋をして150℃で20〜30分，湿度100％で加熱する。⑤④に生クリームと②のブロッコリーを加える。

肉料理　主菜・副菜
ビーフシチュー

牛肉や野菜がゴロッと入った，ごちそう感のある料理。安価でかたい部位の肉を用いても，長時間，汁の中で煮込むことで，やわらかくして供することができる。

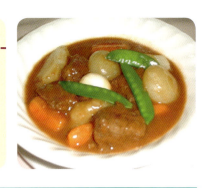

西洋料理

材　料	基本調理（1人分）調味% ほか		材　料	給食への展開（1人分）調味% ほか		備　考
牛肉（ばら）	100g	塊	牛肉（もも）	80g	3cm角に切ってあるもの	基 小たまねぎ（ペコロス）を使用してもよい。 給 ブラウン・ソースの替わりに，市販のドミグラスソースを使用してもよい。
塩	0.5g(0.4ml)	肉の0.5%塩分	塩	0.4g	肉の0.5%塩分	
こしょう	0.01g		こしょう	0.02g		
小麦粉	3g(5ml)		薄力粉	2.5g		
サラダ油	2g(2.5ml)		サラダ油	6g		
赤ワイン	10g		赤ワイン	10g		
ストック*	300g		たまねぎ	40g		
ブーケガルニ			にんじん	30g		
ローリエ	0.04g	1/4枚	じゃがいも	50g		
セロリ	3g		マッシュルーム	10g	缶詰（スライス）	
パセリの茎	0.5g		ブーケガルニ			
にんじん	40g	形成前55〜60g	ローリエ	0.04g		
たまねぎ	40g		セロリ	3g	1/4枚	
じゃがいも	70g	〃 90〜100g	パセリの茎	0.5g		
マッシュルーム	10g		水	210g		
さやえんどう**	10g		減塩スープの素*	2.5g		
サラダ油	2g(2.5ml)		塩	0.1g		
塩	0.7g(0.6ml)	スープ以外の材料の0.3〜0.4%塩分	こしょう	0.03g	スープ以外の材料の0.3〜0.4%塩分	
こしょう	0.01g		ブラウン・ソース			
ブラウン・ソース			バター	6g		
バター	6g		薄力粉	6g		
小麦粉	6g(10ml)		トマトピューレ	30g		
トマトピューレ	30g					

*p.120，表Ⅱ－3 参照　**P.67 参照。

基本調理の作り方	給食への展開・作り方
①牛肉は3cm角に切って，塩，こしょうで下味をつけ，小麦粉をまぶす。フライパンに油を熱し，肉の表面に焦げ目が付くまで炒めたら，肉を煮込み鍋に移す。肉を焼いた後のフライパンに赤ワインを入れ，木べらで底をこそげ落とすようにしてうま味を煮とかしたら，鍋に入れる。ストックとブーケガルニを加えて加熱し，沸騰したらアクを除き，弱火にして肉がやわらかくなるまで1時間ほど煮込む。煮汁は，最初の2/3量になるのが目安である。②にんじん，じゃがいもはシャトー切り，じゃがいもは水につけておく。たまねぎはくし形切りに。マッシュルームは洗っておく。さやえんどうは，すじを除き*10%の塩水（記載外）でさっとゆで，水冷し，水気をきる。③フライパンに油を熱してさやえんどうを除く②を炒め，①に入れてさらに煮込む。④ブラウン・ソースを作る**。トマトピューレを混ぜたら，③の煮汁で伸ばす。⑤④を①の鍋に入れ，少し煮てから味をなじませ，塩，こしょうで味をととのえ，さやえんどうを混ぜ温めた器に盛る。	下調理：じゃがいもの下処理はp.22参照。じゃがいもとにんじんは乱切りにする。たまねぎはくし形に切る。 調理手順：㋐スチームおよびコンビ機能使用。①牛肉の調理は，㋐の①と同じ。煮込み時間は，スープが1割くらい減るまで，およそ1時間。②ブラウン・ソースを作る**。トマトピューレを混ぜて①の煮汁で伸ばし，塩とこしょうで調味する。③にんじん，じゃがいもは穴あきパンに入れ，100℃で10〜15分蒸して加熱する。④ホテルパンに①②③とたまねぎを入れ，クッキングシートをかぶせ，ホテルパンに蓋をして150℃で20〜30分，湿度100%で加熱する。※褐色ルー（ルー・ブラウン）を作る時間などを考える。

*p.67 参照　**p.123，表Ⅱ－5，表Ⅱ－6 参照

ブーケガルニ
　香草や香味野菜の香辛料をタコ糸で束ねたもの。煮込み料理の肉のくさみ消しや香り付けに用いる。

肉料理　主菜・副菜

ロールキャベツ

ひき肉を，ゆでたキャベツで包み，スープでじっくりと煮た，温かみを感じさせる肉料理。ここではトマトソースで煮込んだが，好みによりホワイトソースで仕上げるなど，バリエーションが楽しめる。

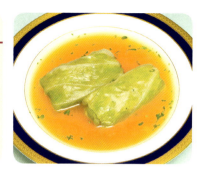

西洋料理

材　料	基本調理（1人分）	調味% ほか	材　料	給食への展開（2個分）	調味% ほか
キャベツ	150g	2枚	キャベツ	150g	2枚
牛ひき肉	20g		合びき肉	60g	
豚ひき肉	40g		塩	0.3g	肉の0.5％塩分
たまねぎ	20g		たまねぎ	20g	
生パン粉	5g		生パン粉	3g	
卵	5g		卵	7g	
塩	0.5g(0.4ml)	肉の0.8％塩分	牛乳	7g	
こしょう	0.01g		こしょう	0.01g	
ナツメグ	0.01g		ナツメグ	0.01g	
ストック*	200g		水	60g	
ローリエ	0.04g	1/4枚	減塩スープの素*	1g	
トマトピューレ	20g	ロールキャベツの材料の0.4〜0.5％塩分	トマトピューレ	20g	ロールキャベツの材料の0.4〜0.5％塩分
塩	1g(0.8ml)		トマトケチャップ	5g	
こしょう	0.01g		塩	0.8g	
パセリ	0.3g		ローリエ	0.04g	1/4枚

*p.120，表Ⅱ－3 参照

基本調理の作り方	給食への展開・作り方
①キャベツは芯をくり抜き，葉をはがしながらゆでたら，盆ザルにとり，冷まして太い葉脈の外側をそいで，厚さを均一にしておく。②たまねぎはみじん切りにしておく。ボウルに肉とたまねぎ，ナツメグまでの副材料を入れたら，粘りが出るまで練り混ぜ，1人分を2等分にする。③1枚のキャベツに②を1個のせて，きっちり包む*。これを2個作る。④平鍋に③の巻き終わりを下にして並べ，ストックとローリエを加えて，紙蓋をし，約20分弱火で煮込む。さらに，トマトピューレ，塩，こしょうを加えてさらに20分煮込む。⑤煮込んだロールキャベツを器に盛り，煮汁をかけみじん切りにしたパセリを散らし供する。	調理手順：㋐コンビ機能使用。①キャベツはゆでながら葉をはがすか，㋐のスチーム機能を利用してはがす。②たまねぎは，みじん切りにしておく。③肉に塩を入れて混ぜ，次に②と香辛料までの材料を入れて，粘り気（弾力）が出るまでよく混ぜる。このとき，あらかじめ牛乳，卵，パン粉を混ぜておいてもよい。ロールキャベツの包み方は㊾の③と同じ。④ホテルパンに③を並べ，スープからローリエまでの材料を入れてクッキングシートをかぶせる。ホテルパンの蓋をして，150℃で30分，湿度100％で加熱する。※ホテルパン1枚当たりに入る個数を確認する。

*p.151，図Ⅱ－13 参照

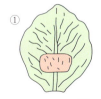

図Ⅱ－13　ロールキャベツの包み方

資料）調理指導研究会『新調理学実習 Cooking』光生館，p.99，2003

パン　主食・主菜
サンドウィッチ

イギリスのサンドイッチ伯爵が，カード遊びに熱中し，食事時間を惜しんだため，工夫してできた料理。食パン2枚ではさんだものをクローズド，3枚をダブルデッカー，4枚をスリーデッカーサンドウィッチという。

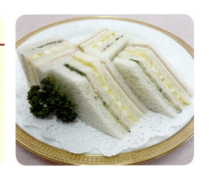

西洋料理

材　料	基本調理（1人分）	調味％ ほか	材　料	給食への展開（1人分）	調味％ ほか	備　考
スリーデッカーサンドウィッチ			クローズドサンドウィッチ			
食パン	72g	サンドウィッチ用食パン 4枚	食パン	72g	サンドウィッチ用食パン 4枚	
辛子バター			辛子マーガリン			基 給 具は、好みのものをはさんでよい。
バター	20g		マーガリン	20g		
辛子	1.2g	バターの6%	辛子	1g	マーガリンの5%	
A　ハム			A　卵			
角型ハム	20g		卵	50g		
スライスチーズ	18g		たまねぎ	5g		
B　卵			マヨネーズ	10g		
卵	25g		塩	0.2g	卵とたまねぎの0.4%塩分	
たまねぎ	5g		こしょう	0.01g		
マヨネーズ	5g(6.3ml)		B　ツナ			
塩	0.15g(0.1ml)	卵とたまねぎの0.5%塩分	ツナ	30g	缶詰	
こしょう	少々		きゅうり	20g		
C　ツナ			マヨネーズ	10g		
ツナ	15g	缶詰	塩	0.2g	ツナときゅうりの0.4%塩分	
マヨネーズ	5g(6.3ml)		こしょう	0.01g		
塩	0.08g(0.07ml)	ツナの0.4〜0.5%塩分				
こしょう	少々					
きゅうり	20g					
塩	0.2g(0.17ml)	きゅうりの1%塩分				
酢	0.4g	〃　　2%				
パセリ	1g	飾り用				

パンで具をはさむときの注意点

　パンの片面にバターを薄く塗るのは，中にはさむ具から出る水分がパンにしみ込まないようにするためである。肉類をはさむときには，辛子バターが適する。スモークサーモン，かになどのときにはレモンバターが適する（野菜の放水と油脂の役割は，p.162 参照）。

　具は，水分の出にくい味のよいものを，パンの厚さより控えめになるように用いるとよい。また，具は複数で用いることが多く，彩りや味のバランスを考えて組み合わせることが大切である。具の種類を，表Ⅱ-9に示す。

オープンサンドウィッチ

　少し厚めのパン（斜め切りにしたバケットなどが適する）の片面に，具をたっぷりとのせたもの。パンは，トーストしてもよい。具を高く重ねてのせたい場合は，オードブルピンやプロセットで突き刺すとよく，それが飾りにもなる。

基本調理の作り方	給食への展開・作り方
①バターと辛子を練り合わせ，辛子バターを作る。 ②食パン2枚の片面と，2枚の両面に辛子バターを塗る。 ③卵はかたゆでにしてみじん切りにする。たまねぎはみじん切りにして水にさらし，さらしなどで水気をしぼっておく。 ④③の材料を，マヨネーズ，塩，こしょうと一緒に混ぜ合わせる。 ⑤ツナの缶詰は，大きい塊をほぐしてからマヨネーズ，塩，こしょうと一緒に混ぜ合わせる。 ⑥きゅうりは縦に薄くスライスし，塩をふりかけてしんなりしたら，酢で洗っておく。 ⑦片面に辛子バターを塗ったパンにハムとチーズをのせる。その上に両面にバターを塗ったパンをのせ，卵の具をのせる。再び両面にバターを塗ったパンをのせ，ツナを塗った上に水気をきったきゅうりを並べ，最後に片面にバターを塗ったパンをのせる。 ⑧かたくしぼったさらしなどに⑦を包み，軽く重しをする。落ち着いたらサンドウィッチをとり出し，切り分けて盛り付ける。パセリを添える。	**調理手順**：生食するものなので，手袋を使用する。㋛スチーム機能使用。㋾を使用。①マーガリンと辛子をよく練り合わせ，パンの片面に塗っておく。②卵はかたゆでにした後，殻をむいてマッシャーでつぶす，または，みじん切りにしておく。③ツナはほぐしておく。④たまねぎは薄切り，きゅうりは塩（適量：分量比）で板ずりをしてから薄い輪切りにしてホテルパンに入れ，それぞれ75℃の中心温度でスチーム加熱し，急冷する。⑤卵とたまねぎ，ツナときゅうりをそれぞれ混ぜ合せ，調味する。⑥パン2枚で卵の具を，残りのパン2枚でツナの具をはさみ，バットまたはホテルパンに並べてラップをかける。これに軽く重しをし，冷蔵庫に一時入れて落ち着かせる。⑦長方形または三角形に切って盛り付ける。

西洋料理

ロールサンド

耳の部分を切り落としたサンドウィッチ用の食パンに巻きやすい具をのせ，くるくると巻き上げたもの。ラップや色鮮やかなセロファンなどで包み，キャンディーのように両端をねじってからテープやリボンで飾ると，見た目にも楽しめる，パーティ向きのサンドウィッチとなる。

具としては，ハム・レタス・スライスチーズなどのほか，ジャム・あん・クリーム・スライスしたフルーツなどが適する。

表Ⅱ-9 サンドウィッチの具と添え物

肉類（牛や鶏のロースト，豚肉カツレツ，ハム，コンビーフ，ソーセージなど），**チーズ類**，**魚介類とその加工品**（かに缶，さけ缶，まぐろ水煮缶，オイルサーディン，しばえびなど），**生野菜**（トマト，きゅうり，セロリ，サラダ菜，クレソンなど），**ゆで野菜**（アスパラガス，じゃがいも，にんじん，カリフラワーなど）	**酢漬け**（きゅうりピクルス，小たまねぎピクルスなど） **果物**（パインアップル，りんご，バナナ，オレンジ，プラムなど） **甘味類**（あんずジャム，マーマレードなど） **ペースト類**（レバーペースト，サンドウィッチスプレッドなど） **そのほか**（ピーナッツバター，マヨネーズソースなど） **添え物**：花形ラディッシュ，パセリ，生セロリの芯，きゅうりピクルス，塩づけオリーブなど

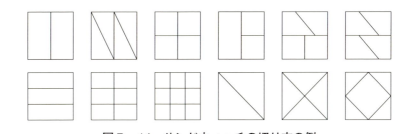

図Ⅱ-14 サンドウィッチの切り方の例

パン　主食・主菜

ピッツァ・マルゲリータ
（㊼ピザトースト）

トマト，モッツァレラチーズ，バジルを用いたピザ。赤，白，緑の色合いがイタリア国旗のように見えると気に入ったマルゲリータ王妃にちなんで名前が付けられた。

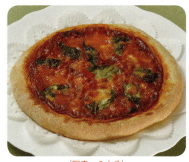

（写真：2人分）

西洋料理

材　料	基本調理（1人分）	調味％ほか	材　料	給食への展開（1人分）	調味％ほか	備　考
ピザ生地			食パン	90g	4枚切り・1枚	㊥㊼トッピングの具材は，好みで何をのせてもよい。
強力粉	48g（87.3ml）		マーガリン	3g		
薄力粉	12g（20ml）		ピザソース			
ドライイースト	1.2g		カットトマト	50g	缶詰	
塩	0.6g（0.5ml）	小麦粉の1％塩分	セロリ	3g		
砂糖	1g（1.7ml）	〃　1.7％糖分	たまねぎ	20g		
ぬるま湯	40〜60g		にんにく	1g		
サラダ油	少々	ボウル用	オリーブ油	3g		
薄力粉	適宜	打ち粉用	塩	0.5g	ピザソースの材料の0.6〜0.7％塩分	
ピザソース						
カットトマト	80g	缶詰	こしょう	0.01g		
たまねぎ	10g		オレガノ	0.01g		
にんにく	1g		タイム	0.01g		
オリーブ油	0.8g（1ml）		バジル	0.02g		
オレガノ	0.1g		ローリエ	0.04g	1/4枚	
ローリエ	0.04g	1/4枚	トッピング			
減塩スープの素	1.5g	ピザソースの材料の0.7〜0.8％塩分	ベーコン	7g		
塩	0.3g（0.25ml）		サラミソーセージ	7g		
砂糖	1g（1.7ml）	〃　1.1％糖分	マッシュルーム	3g		
こしょう	少々		ピーマン	10g		
トッピング			たまねぎ	10g		
モッツァレラチーズ	25g		ピザ用チーズ	20g		
バジルの葉（生）	2g	大きいもので4枚程度	サラダ油	適量	ホテルパンまたは天板用	
オリーブ油	4g（5ml）					

基本調理の作り方	給食への展開・作り方
①ピザ生地を作る。強力粉と薄力粉を混合して2～3回ストレーナーに通す。粉をボウルに入れ，砂糖とドライイーストを近いところに入れる。塩はドライイーストより遠いところに入れて軽くかき混ぜる。そこに少しずつぬるま湯を入れながら菜箸を用いて混ぜる。ぬるま湯は，生地が箸を使って少しやわらかいと感じるくらいまで加える。その後，手でたたみ込むようにして，100回ほど練る。 ②①の生地を丸め，薄くサラダ油を塗ったボウルに入れて，ぬれ布巾をかけ，温かいところで1時間以上発酵させる。発酵の目安は，ほぼ2倍の大きさになるまで（その間にソースを作る）。発酵したらガス抜きをし，さらに20分発酵させる。 ③にんにく，たまねぎはみじん切りにする。オリーブ油でにんにくとたまねぎを炒め，カットトマト，スープの素，香辛料を加えて炒める。沸騰したら弱火にし，ときどきかき混ぜながらソースが濃く，なめらかになるまで煮込む。砂糖，塩，こしょうで味をととのえる。 ④②の生地を丸めて打ち粉をふり，中央部が厚さ2～3mmになるように伸ばす。ふちの部分は，なるべくつぶさないようにする。 ⑤④に③のトマトソースを塗り，バジルの葉，チーズをトッピングし，オリーブ油を回しかけて250℃のオーブンでチーズに薄く焦げ目ができるまで焼く。	調理手順：㋐または㋒ホット機能で使用。①食パンにマーガリンを塗っておく（コクと風味がよくなる）。②たまねぎとセロリを一緒にフードカッターで細かくしておく。③にんにくをみじん切りにする。④オリーブ油でにんにくを炒め，②の野菜を入れて火が通ったらトマトと塩，こしょう，香辛料を入れて煮詰める。⑤ベーコンは3cm幅に切り，サラミは薄切り，マッシュルームとたまねぎは薄切り，ピーマンは輪切りにする。⑥ホテルパンまたは天板に薄く油を塗り，④のソースを塗ったパンをのせ，⑤の具とチーズをトッピングする。⑦200℃の㋐または㋒のホット加熱でチーズがとけるまで焼く。

グルテンの形成とイーストの発酵による膨化

ピザ生地の膨化は，小麦粉のグルテンとイーストの発酵による二酸化炭素を利用したものである。小麦粉に水を加えてこねることにより，粘弾性のあるグルテンが生じる。そして，イーストの発酵により生じた二酸化炭素がグルテンに包まれ，三次元の網状構造を形成することで膨らむ。そのため，イースト発酵に必要な，温度と時間の管理が大切となる。

ドライイーストの発酵

一次発酵のみの簡便法

㊀に記している方法は，ドライイーストを予備発酵させずに用いた直こね法によるもので，予備発酵にかかる時間と手間を必要としない簡便法である。

予備発酵と発酵を促す水の温度

ドライイーストの予備発酵には，40℃を超えない程度のぬるま湯を使用して，この温度を5～20分維持するとよい。ドライイーストは50℃以上では死滅し，冷水では冬眠状態に入るので発酵には時間がかかる。使用するドライイーストの種類により温度や時間が異なるので注意が必要である。

米・パスタ 主食
バターライス・サフランライス

カレーなどに添えられる，コクがあって風味のよい，少しぜいたくな主食。ガルニチュール（付け合せ）として用いられることもある。

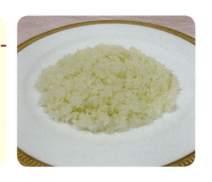

材料	基本調理（1人分）調味％ ほか		材料	給食への展開（1人分）調味％ ほか		備考
A バターライス			A バターライス			基 給 A, B ともに，五目炊き込みご飯 (p.42) 参照。給 サフランをターメリックにしてもよい。ターメリック (0.3g) を使用する場合も，事前にスープと混合しておく。
米	80g		米	80g		
たまねぎ	28g	米の30〜40％	たまねぎ	28g	米の30〜40％	
ストック*	104g	〃 1.3倍**	水	96g	〃 1.2倍	
バター	7.6g	米＋具の0.7〜	減塩スープの素*	2g	米＋具の0.7〜	
塩	0.7g(0.6ml)	0.8％塩分	バター	4g	0.8％塩分	
こしょう	少々		塩	0.2g		
			こしょう	0.01g		
B サフランライス			B サフランライス			
米	80g		米	80g		
たまねぎ	28g	米の30〜40％	たまねぎ	28g	米の30〜40％	
ストック*	104g	〃 1.3倍**	水	96g	〃 1.2倍	
バター	7.6g	米＋具の0.7〜	減塩スープの素*	2g	米＋具の0.7〜	
塩	0.7g(0.6ml)	0.8％塩分	バター	4g	0.8％塩分	
こしょう	少々		塩	0.2g		
サフラン	適量		こしょう	0.01g		
			サフラン	0.03g	米の0.04〜0.05％	

*p.120，表Ⅱ-3参照
**日本料理の炊き込みご飯が米重量の1.5倍の加水量であるのに対して，西洋料理の場合は米重量に対して1.3倍の加水量となる。

基本調理の作り方	給食への展開・作り方
A バターライス ①米は30分前に洗米し，ストレーナーにとって水気をきっておく。 ②たまねぎは，みじん切りにする。 ③文化鍋（または飯を炊くことができる鍋）に半分量のバターを入れ，②のたまねぎを透明になるまで炒める。 ④残りのバターを加え，①の米を入れて，半透明になるまで焦げつかないように注意しながら炒める。 ⑤温めておいたストックと塩，こしょうを入れ湯炊きにする。 B サフランライス 洗米する前に，あらかじめ，細かく切ったサフランを温めておいたストックに入れて色出しをしておく（このとき，色出しが不十分だと飯の色がまだらにでき上がるので注意する）。バターライスと同じ工程で米を炊く。	調理手順：㋛コンビ機能使用。①30分前に洗米しておく。②温めておいたスープに塩とこしょうを入れて冷ましておく。サフランライスの場合は，切ったサフランを入れておく。③みじん切りのたまねぎをホテルパンに入れ，ホテルパンの蓋をして150℃で10分，湿度100％で加熱し，熱いうちにバターを混ぜる。④炊飯器に①，②，③を入れて炊き，15分蒸らす。 別法：㋛コンビ機能使用。上記の③の工程のホテルパンに①と②を入れる。ホテルパンの蓋をして150℃で30分，湿度100％で加熱する。加熱終了後は，そのまま10〜15分蒸らす。

米・パスタ　主食・主菜

ピラフ

トルコからヨーロッパに伝わった米飯料理。日本には，アメリカ経由で伝わり，現在，一般に広く知られ，好まれている。米を炒めてから炊飯するのが特徴。

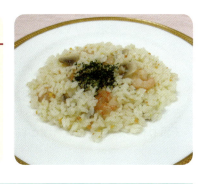

西洋料理

材料	基本調理（1人分）調味%ほか		材料	給食への展開（1人分）調味%ほか	
バターライス			米	80g	
米	80g		水	96g	米の1.2倍
たまねぎ	20g	米の30〜40%	減塩スープの素*	2g	
にんじん	5g		むきえび	30g	冷凍
ストック*	104g	〃1.3倍	かたくり粉	1g	えびの洗浄用
バター	7.4g	米+具の1%塩分	たまねぎ	20g	
塩	0.9g（0.7ml）		にんじん	5g	
こしょう	少々		マッシュルーム	5g	缶詰，スライスしたもの
むきえび	30g	冷凍	バター	10g	米+具の0.7〜0.8%塩分
かたくり粉	1g	えびの洗浄用	塩	0.4g	
マッシュルーム	5g		こしょう	0.03g	
バター	2.5g	えび+マッシュルームの0.4〜0.5%塩分	パセリ	0.3g	
塩	0.1g（0.08ml）				
こしょう	少々				
パセリ	0.3g				

*p.120，表Ⅱ-3参照

基本調理の作り方

①米は30分前に洗米し，ストレーナーにとって水気をきっておく。
②たまねぎとにんじんは，みじん切りにする。
③文化鍋（または飯を炊くことができる鍋）に半分量のバターを入れ，②のたまねぎとにんじんを入れる。たまねぎが透明になるまで炒める。
④残りのバターを加え，①の米を入れて，半透明になるまで焦げつかないように注意しながら炒める。
⑤温めておいたストックと塩，こしょうを入れ湯炊きにする。ただちに沸騰するので火加減には注意し，中火より弱火の時間を長くして炊飯する。蒸らし時間は15分とする。
⑥冷凍むきえびは，解凍後にかたくり粉をまぶしてから塩水（記載外）で洗い，汚れをとっておく。
⑦マッシュルームは薄切りにしておく。
⑧フライパンにバターを入れ，⑦のマッシュルームを炒めて軽く火が通ったら，⑥のえびを入れる。
⑨⑧を塩，こしょうで調味する。
※えびは，加熱しすぎるとかたくなるので，えびの食感をよくするためにも加熱しすぎには注意する。したがって，米と一緒に炊くことは避ける方がよい。
⑩蒸らし終わった⑤の飯に，⑨を混ぜ合わせる。
⑪器に盛り付け，パセリのみじん切りをふりかける。

給食への展開・作り方

調理手順：Ⓐコンビ機能使用。①30分前に洗米しておく。②温めておいたスープに塩とこしょうを入れて冷ましておく。③基の⑥と同様に処理したえび，みじん切りにしたたまねぎとにんじん，マッシュルームをホテルパンに入れ，ホテルパンの蓋をして150℃で10分，湿度100%で加熱し，熱いうちにバターを混ぜる。④炊飯器に①，②，③を入れて炊き，15分蒸らす。

別法：Ⓐコンビ機能使用。上記の③のホテルパンに①と②を入れる。ホテルパンの蓋をして150℃で30分，湿度100%で加熱する。加熱終了後は，そのまま10〜15分蒸らす。

応用：チキンピラフにする場合には，塩を0.5g減らし，具を炒めるときにケチャップを15g加える。

米・パスタ 主食・主菜
チキン・カレー

インド・タミール語のkariが語源でソース，汁を意味する。日本で一般的に食されているカレーはイギリスを経由して伝わり，日本独特の料理として発達したものである。

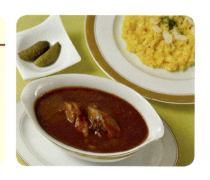

材料	基本調理（1人分）	調味％ ほか	材料	給食への展開（1人分）	調味％ ほか
飯	180g	サフランライスなど	飯	180g	サフランライスなど
鶏肉（もも）	100g	骨付	鶏肉（もも）	80g	骨付
塩	0.7g（0.58ml）	肉の0.7％塩分	塩	0.4g	肉の0.5％塩分
こしょう	少々		こしょう	0.02g	
サラダ油	3g（3.8ml）		サラダ油	3g	
ストック*	200g		水	140g	
			減塩スープの素*	1.5g	
たまねぎ　┐	50g		たまねぎ	50g	
にんじん　│A	20g		にんじん	20g	
しょうが　│	2g		しょうが　┐A	1.5g	
にんにく　┘	2g		にんにく　┘	0.5g	
バター	5g		サラダ油	3g	
ローリエ	0.08g	1/2枚	ローリエ	0.04g	1/4枚
カレールー			カレールー		
小麦粉	8g（13.3ml）		小麦粉	18g	
バター	10g		バター	10g	
カレー粉	4g		カレー粉	1.4g	
トマトピューレ	10g	飯以外の材料の	トマトピューレ	10g	飯以外の材料の
ウスターソース	4g	0.6～0.7％塩分	ウスターソース	5g	0.8～0.9％塩分
塩	0.7g（0.58ml）		塩	0.7g	
チャツネ	4g		チャツネ	4g	
ガラムマサラ	0.1g		ガラムマサラ	0.01g	
ピクルス	25g	好みのもの	福神漬	10g	
スライスアーモンド	3g	ローストしたもの			

*p.120，表Ⅱ-3 参照

基本調理の作り方	給食への展開・作り方
①鶏肉に塩とこしょうをふりかけておく。Aの材料とチャツネはそれぞれみじん切りにしておく。 ②鍋に油を入れ，鶏肉をこんがりと炒めてからとり出す。鶏肉をとり出した鍋にバターを足し，にんじん以外の野菜をきつね色になるまで炒め，次ににんじんを加えて炒めてからストックと鶏肉を入れて弱火で20～30分煮込む。 ③ルーを作る。小麦粉をバターで炒め，チョコレート色になったところでカレー粉を加える。焦がさないように注意して，さらに炒め合わせる。 ④③のカレールーに②のスープを少しずつ加えて伸ばしていく。 ⑤④を②の鍋に移し，チャツネ，トマトピューレ，ウスターソース，塩を入れて弱火で10～20分煮込み，最後にガラムマサラを入れ火を止める。 ⑥カレーを盛る。別の皿にサフランライスなどを盛り付け，上にローストしたスライスアーモンドやみじん切りのパセリ（記載外）をのせる。好みのピクルスを添える。	調理手順：⑩使用。①カレールーを作り，半量のスープで伸ばしておく。肉に塩とこしょうで下味を付ける。Aとチャツネはみじん切り，たまねぎはくし形，にんじんはいちょう切りにする。②釜でAとともに肉をこんがりと炒め，とり出す。たまねぎを炒め，残りのスープを入れて煮込む。途中で，下ゆでしたにんじんを加え，肉を戻す。③調味料とチャツネを加えて煮込み，カレールーをとき，最後にガラムマサラを加え味をととのえる。④飯にカレーをかける。薬味として，福神漬を添える。

カレーのバリエーション：使用される食材によって，ビーフカレー，ポークカレー，シーフードカレーなどがあり，なすなどを入れた夏野菜カレーや豆を使用したビーンズカレーもある。

スパイスについて：主として種子，皮，根，花を用い，香，色，辛味を与える役割がある。辛味料は，防腐作用，殺菌作用をもつ。スパイスの使用は，料理に深みを与え，食欲を増進させる。

ルーの作り方：→p.123 参照

風味を与える特殊材料：ガラムマサラとは，混合香辛料のこと。また，チャツネは，マンゴーなどの果物に，香辛料を加えた保存食である。

カレーの薬味：味に変化をもたらすため，塩味や甘味のある漬物や辛味をやわらげるナッツ類のロースト，ゆで卵などが添えられる。

米・パスタ　主食・主菜

スパゲッティ・ミートソース

日本で広く知られているミートソースは，イタリア北部，ボローニャ地方のソース（Salsa bolognese）といわれる。肉と野菜のうまみを煮詰めたソースをスパゲッティにからめて食す，おなじみの一品。

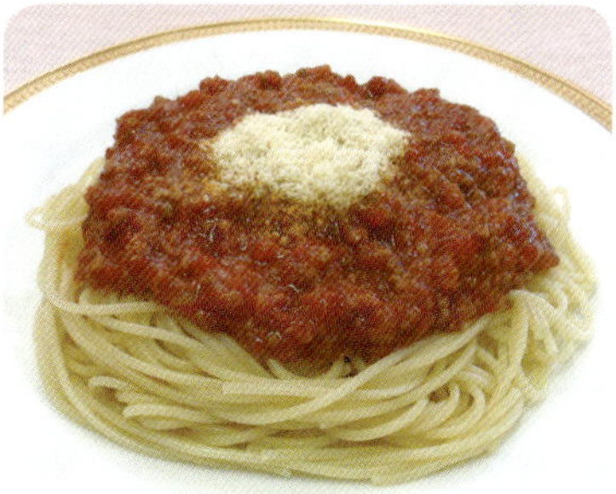

材料	基本調理（1人分）調味% ほか		材料	給食への展開（1人分）調味% ほか		備考
パスタ	100g	スパゲッティ	パスタ	90g	スパゲッティ	
オリーブ油	3g（3.8ml）	パスタ用	サラダ油	3g	パスタ用	
ミートソース			ミートソース			(給) 合いびき肉の比率は，予算により変更可。
牛ひき肉	50g		合びき肉	50g		
たまねぎ	20g		たまねぎ	20g		
にんじん	5g		にんじん	5g		
セロリ	5g		セロリ	5g		
マッシュルーム	5g	生	マッシュルーム	5g	缶詰，スライスしたもの	
にんにく	1g		にんにく	0.5g		
サラダ油	6g（7.5ml）		サラダ油	5g	炒め用	
小麦粉	3g（5ml）		小麦粉	3g		
ストック*	50g		水	30g		
ホールトマト	100g	缶詰	減塩スープの素*	0.9g		
ホールトマトの煮汁	40g	缶詰	カットトマト	100g	缶詰	
赤ワイン	10g		赤ワイン	5g		
ローリエ	0.08g	1/2 枚	ローリエ	0.04g	1/4 枚	(給) 粉チーズとタバスコは，卓上に置いてもよい。
塩	2g	ミートソースの材料の0.6～0.7%塩分	塩	0.7g	ミートソースの材料の0.4～0.6%塩分	
こしょう	少々		こしょう	0.01g		
粉チーズ	適量		粉チーズ	2g		
タバスコ	適量		タバスコ	0.15g		

*p.120，表Ⅱ－3参照

基本調理の作り方	給食への展開・作り方
①野菜をそれぞれみじん切りにする。ホールトマトは，種をとり出し粗みじん切りにしてから，残りの汁といっしょにしておく。 ②油でにんにくを炒めて香りを出し，次にたまねぎを炒める。たまねぎが透明になったら残りの野菜を入れて炒める。 ③野菜に油がなじんだら肉を加えて炒める。肉がほぐれたところで赤ワインを入れてアルコールを飛ばし，小麦粉を入れて焦げつかないように炒める。 ④ホールトマト，ストック，ローリエ，塩，こしょうを入れて5～10分煮詰める。 ⑤パスタはゆで水の1%の塩（記載外）を入れた湯でわずかに芯が残る程度（アルデンテ）にゆでる。ゆで上げたパスタにオリーブ油をからめ，ほぐしやすくする。 ⑥パスタを皿に盛り付け，④のミートソースを上からかける。食べる直前に粉チーズと好みでタバスコをふりかける。	**調理手順**：(回)，㋔使用。①野菜をそれぞれみじん切りにする。②にんにくを油で炒めた後，残りの野菜を加えて炒める（野菜類は事前にオーブンで軽く加熱しておくと余分な水分や加熱時間を抑えることができる）。③野菜に油がなじんだところで肉を入れ，色が変わったらワインを入れてアルコールを飛ばし，小麦粉を加えてさらに炒める。④カットトマトを加えてよく撹拌し，次いでスープ，ローリエ，塩，こしょうを入れて濃度がつくまで煮込む。⑤パスタはかためにゆでる。ゆで上げたパスタに油をからめ，ほぐしやすくする。以降は(基)の⑥と同様。

マカロニ・パスタの特徴と取り扱い方

パスタはイタリア料理に使用されるめん類の総称で，広義では小麦粉に液体を混ぜてこねたものを意味する。スパゲッティやマカロニは，その代表的なものである。日本では，一般的にロングパスタ（スパゲッティなど）とショートパスタ（マカロニなど）をさす言葉として使われている。デュラム小麦のセモリナ（粗挽き）粉を主原料として製造され，スパゲッティ，マカロニ，フェットチーネ，ラザーニャなどの種類がある。

米・パスタ 主食・主菜

スパゲッティ・ボンゴレ

「ボンゴレ」とは，イタリア語であさりのことをいう。白ワインを使用して作るビアンコ（白）と，トマトソースを使用するロッソ（赤）とがある。ここでは，ビアンコの作り方を紹介する。

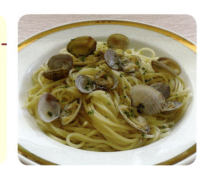

材　料	基本調理（1人分）調味％ ほか		作　り　方
パスタ	100g	スパゲッティ殻付	①あさりは3％食塩水（記載外）につけて砂をはかせた後，殻同士をこするようにして洗い，水気をきっておく。 ②にんにくはみじん切り，赤唐辛子は種をとって輪切りにする。 ③オリーブ油で赤唐辛子を炒め，辛味が油に移ったところで唐辛子をとり出す。 ④③の鍋でにんにくを炒めてからあさりを入れ，貝が開いたところで白ワインを入れてアルコールを飛ばす。このとき，あさりの1/3位は殻をとり除いておくとよい。 ⑤次いで，ストック，ローリエ，こしょうを入れて蒸し煮にする。煮すぎるとあさりの身がかたくなるので注意し，火が通ったところで取り出しておく。 ⑥パスタをゆでる**。 ⑦かためにゆでたパスタを⑤に入れてスープとからめて殻を除いた分のあさりを戻す。 ⑧パスタを盛り付け，上に殻つきのあさりをのせ，みじん切りにしたパセリを散らす。
あさり	100g		
オリーブ油	10g（12.5ml）		
にんにく	2g		
赤唐辛子	0.05g		
白ワイン	20g		
ストック*	30g		
こしょう	0.03g		
ローリエ	0.08g	1/2枚	
パセリ	0.3g		

*p.120，表Ⅱ－3参照
**p.159の㊟の工程⑤参照

表Ⅱ－10　ロングパスタの種類（長さ25cm）

断面の形	名　称	サ　イ　ズ
○	カッペリーニ［Capellini］	丸形，直径0.9mm
○	フェデリーニ［Fedelini］	丸形，直径1.3mm
○	スパゲティーニ［Spaghettini］	丸形，直径1.5mm～1.7mm
○	スパゲッティ［Spaghetti］	丸形，直径1.9mm
⬭	リングイネ［Linguine］	楕円形，短径1mm，長径3mm
◎	ブカティーニ［Bucatini］	丸形，中央に穴があいている
⋈	リッチャレッレ［Ricciarelle］	平形，周囲が波打っている
▭	フェットチーネ［Fettucine］	平形，5mm～8mm 幅

米・パスタ　主食・主菜

マカロニグラタン

「グラタン」とは，焦げ付いた薄い皮を意味するグラチネ（仏：gratiner）から付いた名。その名の通り，表面に付けた焼き目の香ばしさが，美味しさを引き立たせる。

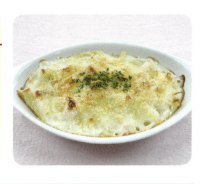

西洋料理

材　料	基本調理（1人分）調味％ ほか		材　料	給食への展開（1人分）調味％ ほか		備　考
マカロニ	25g	ゆでると2倍重量	マカロニ	25g	ゆでると2倍重量	㊰グラタン皿で焼くより高濃度。
鶏肉（むね）	30g		サラダ油	1g	マカロニ用	
たまねぎ	20g		鶏肉（むね）	30g		
マッシュルーム	5g		たまねぎ	20g		
バター	2g	具の0.4〜0.5％塩分	マッシュルーム	5g	缶詰，スライスしたもの	
塩	0.4g(0.3ml)		サラダ油	1g	炒め用	
こしょう	少々		塩	0.5g	具の0.5〜0.6％塩分	
ソース・ベシャメル			こしょう	0.01g		
バター	7g(8.8ml)	牛乳の7％	ソース・ベシャメル			
小麦粉	7g(11.7ml)	〃 7％	バター	8g		
牛乳	105g(100ml)	ソースの材料の	小麦粉	10g	ソースの材料の	
塩	0.5g(0.4ml)	0.5〜0.6％塩分	牛乳	100g	0.5〜0.6％塩分	
こしょう	少々		塩	0.5g		
粉チーズ	3g		こしょう	0.02g		
生パン粉	3g		粉チーズ	3g		
バター	5g	とかしバター用	生パン粉	3g		
バター	適量	器に塗る用	バター	5g	とかしバター用	
パセリ	0.3g		サラダ油	1g	器に塗る用	
			パセリ	0.3g		

基本調理の作り方

①グラタン皿にバターを薄く塗る。マカロニは，ゆで水の1％の塩（記載外）を入れた湯でゆでる。

②鶏肉は1cm角に切り，たまねぎは繊維に沿って，マッシュルームは縦にそれぞれ薄切りにする。

③②の材料を鶏肉から順にバターで炒め，次いでマカロニを入れて塩とこしょうで調味しておく。

④ソース・ベシャメルを作る*。塩とこしょうを入れて味をととのえたら火を止める。

⑤③の具に④の2/3量のソース・ベシャメルを混ぜ，①のグラタン皿に入れる。その上から残りのソースをかけ，その上に生パン粉，粉チーズ，とかしバターをふりかけ，200℃のオーブンで表面に軽く焦げ目が付くまで焼く。

⑥上にみじん切りしたパセリを散らす。

*p.122，123 参照

給食への展開・作り方

下調理：器に油を塗っておく。鶏肉は1cm角に，たまねぎは㊰と同様に薄切りにする。

調理手順：㊰使用。①具の材料を鶏肉から順にバターで炒め，次いで，ゆでたマカロニを入れて塩とこしょうで調味しておく。②ソース・ベシャメルを作る*。塩・こしょうで味をととのえる。③具に2/3量のソースを混ぜ合わせ器に盛り，残りのソースをかけ，チーズ，生パン粉，とかしバターをふりかけて220℃のオーブンで焼く。

※ホテルパンで数名分を一度に作る場合，1人分の重量となるように均等に分けて盛り付ける。

サラダ 副々菜

グリーンサラダ

「サラダ」という言葉は,ラテン語の塩(Sal)からきており,野菜に塩をかけて食べたことからこの名が付いた。生野菜やゆでた野菜を冷やし,酸味の強いソースで味を付けた料理である。

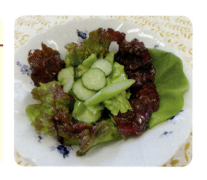

材料	基本調理(1人分)	調味%ほか	材料	給食への展開(1人分)	調味%ほか	備考
レタス	10g		レタス	15g		基 給 フレンチドレッシング(ソース・ビネグレットともいう)は,酢と油の割合が1:1～3。
サニーレタス	5g		きゅうり	20g		
サラダ菜	5g		セロリ	10g		
きゅうり	20g		アスパラガス	10g		
セロリ	5g		フレンチドレッシング			
アスパラガス	10g		サラダ油	7g	野菜の12～15%	
フレンチドレッシング			酢	3g	〃 5%	
サラダ油	7g(10ml)	野菜の12～15%	洋辛子	0.02g		
酢	3g	〃 5～6%	塩	0.2g	油+酢の2～3%塩分	
洋辛子	0.02g		こしょう	0.01g		
塩	0.3g(0.25ml)	油+酢の2～3%塩分				
こしょう	少々					

基本調理の作り方	給食への展開・作り方
①野菜を洗浄する。 ②レタスとサニーレタスは,適当な大きさに手でちぎっておく。サラダ菜は,1枚ずつにとりはずしておく。 ③セロリは,茎の太い部分の筋を除いてから長さ4cm,厚さ3mmになるように斜めに切っておく。きゅうりは,薄い輪切りにする。 ④アスパラガスは1%食塩水(記載外)でゆで,冷水にとったら水気をきり,セロリと同じように切っておく。 ⑤サラダ菜とサニーレタス以外の②～④の野菜を混ぜ合わせる。 ⑥酢に辛子と塩,こしょうを加えてよく混合する。サラダ油を少しずつ加えながらよく撹拌し,白っぽくなって乳化したら⑤に混ぜ合わせる。 ⑦器にサラダ菜とサニーレタスを敷き,その上に⑥を盛り付ける。 ※きゅうりとアスパラガスは,大きめに切って,最後に盛り付けてもよい。	下調理:非加熱野菜の洗浄は,p.22参照。 調理手順:生食するものなので,手袋を使用する。①レタスは,手でちぎっておく。②きゅうりは薄い輪切り,セロリとゆでたアスパラガスは斜めに切っておく。③①と②の野菜をすべて混合する。④ドレッシングを作り,供する直前に盛り付けた野菜にかける。

油脂と放水とのかかわり(エマルジョンとの関係)

ドレッシングの乳化が壊れないうちにかけると,全体に油分が行きわたり,野菜からの放水を防ぐことができる。分離している状態では油分が行きわたらないため,調味料の影響で放水が進む。

マヨネーズの作り方(できあがり量:120～220g)

材料:卵黄M 1個分(15～20g),サラダ油90～180g(100～200ml),酢15～20g,塩1g(卵黄+サラダ油の1%塩分:サラダ油180gで行う場合も同量でよい),こしょう(適量),練り辛子5g(好みでよい)

作り方：①卵黄に酢1/3量，塩，こしょう，辛子を加えてよく混合する。②①にサラダ油を少量ずつ加えながら撹拌する。こうすると乳化がはじまり，少しかたくなってくる。③再び酢を1/3量加えて撹拌して伸ばし，やわらかくなったところで残りの油を少しずつ加えながら，さらに撹拌する。ようすを見ながらこの操作をくり返し，好みのかたさに仕上げる。

作るときの注意点：①新鮮な卵黄を使用する。②油はゆっくり，少しずつ添加する。③一定の撹拌速度で行う。④酢を使うので，アルミなどの容器では行わない。調理器具としては，どんぶりとスプーンがあれば作ることが可能。給食への展開においては，手作りマヨネーズは使用しない。

表Ⅱ-11　サラダ用ソースの種類

	ソース名	材料	適する料理
フレンチドレッシングを主体とした応用	ラビゴットソース	すりおろしたたまねぎと，パセリやピクルスなどのみじん切りを20％程度，混合する。	サラダ，肉や魚の冷製
	トマトフレンチドレッシング	湯むきしたトマトのさいの目切りと，同じ大きさに切ったたまねぎなどを30％程度，混合する。	魚の蒸し物，ゆで卵など
	和風ドレッシング	塩を入れずにしょう油をドレッシングの13％程度加え，ごま，青じそのみじん切りを混合する。	サラダ，肉や魚の冷製あえ物など
	上記のほかに，すりおろした西洋わさびやしょうが，カリカリに炒めたベーコンやアンチョビ，クリームタイプのコーン，レーズンなどを混ぜてもよい。		
マヨネーズを主体とした応用	サウザンドアイランドソース	ケチャップを20％程度，みじん切りしたたまねぎやセロリ，ピクルス，ゆで卵などを10％程度，混合する。	サラダ，肉，魚料理
	タルタルソース	みじん切りしたきゅうりのピクルスやたまねぎなどを10％程度，ゆで卵を20％程度，混合する。	サラダ，肉，魚料理魚介類のフライなど
	和風ソース	しょう油，みそを30％程度加え，すりごまなどを混合する。	サラダ，肉，魚料理魚介類のフライなど
	上記のほかに，ケチャップ，ウスターソース，ペーストにした野菜（ほうれん草，にんじんほか），ヨーグルトなどを混合してもよい。		

給食への展開のポイント

　給食への展開でアスパラガスをスチームコンベクションオーブンによるスチーム加熱で行う場合は，使用するホテルパンは穴あきパンを用いるとよい。加熱後，付属のシャワーで粗熱をとり除いてからブラストチラーまたは冷蔵庫にて急冷する。色をよくする場合には，加熱前に塩でもんでおくとよい。また，味をよくするためには，シャワーによる水かけの操作を行わず，直接ブラストチラーに入れるとよい。

　ただし，野菜の収穫される時期や品質によっては，スチームコンベクションオーブンの加熱では色が悪くなる場合もあるので注意する。

西洋料理

サラダ　副々菜

コールスローサラダ

生キャベツを刻んだサラダのこと。オランダ語で，コールはキャベツ，スローはサラダを意味する。本来は，ソース・ビネグレットを使って作られるものであるが，現在はマヨネーズを使用したものが主流となっている。

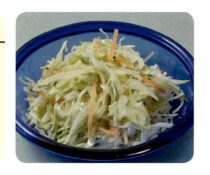

材料	基本調理（1人分）調味％ほか		材料	給食への展開（1人分）調味％ほか	
キャベツ	50g		キャベツ	50g	
にんじん	5g		にんじん	5g	
きゅうり	10g		きゅうり	10g	
たまねぎ	5g		たまねぎ	5g	
塩	0.35g(0.29ml)	材料の0.5%塩分	ドレッシング		
ドレッシング			マヨネーズ	15g	
マヨネーズ	20g(25ml)		レモン汁	3g	
レモン汁	5g		砂糖	6g	ドレッシングの材料の32%糖分
はちみつ	7g		粒マスタード	1g	
粒マスタード	1g		塩	0.5g	〃　1.8%塩分
塩	0.2g(1.7ml)	ドレッシングの材料の0.6%塩分	こしょう	0.02g	
こしょう	少々				

基本調理の作り方	給食への展開・作り方
①キャベツとにんじんは，少し太めのせん切りにする。きゅうりは斜めせん切りにする。 ②たまねぎは繊維に沿って薄切りにし，水にさらしたのち，ストレーナーにとり出して水気をきっておく。 ③野菜をすべて混合し，塩をふりかけてしんなりさせておく。野菜から水分が出るので，余分な水分は軽くしぼっておく。 ④ドレッシングを作る。ドレッシング用の材料をすべて混合し，よく撹拌する。 ⑤盛り付ける直前に③の野菜と④のドレッシングを混合する。	調理手順：②スチーム機能使用。⑦使用。 ①ドレッシングを作る。②キャベツ，にんじん，きゅうりはすべて少し太めのせん切りにし，玉ねぎは薄切りにする。③穴あきのホテルパンにそれぞれの野菜を別に入れ，75℃の中心温度でスチーム加熱する。③加熱後は水気をきって直ちに冷却する。急冷後は野菜を混合し，盛り付ける直前にドレッシングと混合する。

クリーミーなサラダドレッシング

卵黄・卵白など乳化性または起泡性のある食品を用いて，酢や蜂蜜，塩，こしょうを混合し，さらにサラダ油やオリーブ油を10％以上50％未満混合して作る半固体ドレッシングがサラダに向くものとなる。その半固体ドレッシングのひとつにマヨネーズソースがある。ここで紹介のコールスローサラダのドレッシングは，マヨネーズソースを用いた簡便法である。

資料）全国マヨネーズ・ドレッシング類協会ホームページ　http://www.mayonnaise.org/

給食への展開のポイント

給食への展開で行う場合，野菜を適度にしんなりさせる方法として，スチームコンベクションオーブンによるスチーム加熱がある。75℃で1分加熱の後，ブラストチラーに入れて急冷するとよい。この方法を用いると，衛生的に作業を進めることが可能となる。ただし，急冷する必要があるため，ブラストチラーがない場合は通常の方法にて行う。

サラダ　副々菜
マセドアンサラダ
(給 ポテトサラダ)

「マセドアン」とは，マケドニア風の意味。1cm 以内のさいの目切りにした野菜3種類以上をマヨネーズであえたものを，マセドアンサラダという。

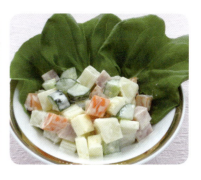

材料	基本調理（1人分）調味% ほか		材料	給食への展開（1人分）調味% ほか	
マセドアンサラダ			ポテトサラダ		
じゃがいも	30g		じゃがいも	60g	
にんじん	10g		にんじん	5g	
セロリ	10g		きゅうり	6g	
きゅうり	10g		たまねぎ	7g	
ハム	10g	厚さ1cmくらいのブロック状のもの	サラダ菜	10g	
チーズ	5g		マヨネーズ*	25g	
サラダ菜	10g		マスタード	1g	野菜の0.3%塩分
マヨネーズ*	10g(13ml)		塩	0.2g	
レモン汁	1g		こしょう	0.02g	
マスタード	1.5g				
塩	0.2g(0.17ml)	野菜の0.3%塩分			
こしょう	少々				

* p.162, 163 参照

基本調理の作り方	給食への展開・作り方
①サラダ菜以外の材料は，すべて1cmの角切りにする。 **別法**：にんじんは，ゆでてから切ってもよい。この場合，にんじんの甘味が活かされる。 ②じゃがいもとにんじんはゆでてから冷ましておく。ゆでるとき，じゃがいもは煮くずれしないように注意する。 ③サラダ菜は1枚ずつにとりはずしておく。 ④ゆでたじゃがいも，にんじんとセロリ，きゅうり，ハム，チーズを混合する。 ⑤マヨネーズ，レモン汁，マスタード，塩，こしょうを混合し，④と混ぜ合わせる。 ⑥器にサラダ菜を敷いて，その上に⑤を盛り付ける。	**下調理**：じゃがいもは皮をむいて（p.22参照），1/8くらいの大きさに切って水に入れておく。 **調理手順**：サラダ菜は，生食するものなので手袋を使用する。㋜スチーム機能で使用。㋐使用。①じゃがいもをホテルパンに並べ，スチームで蒸す。ホテルパンに入れたまま，マッシャーを用いて熱いうちにつぶす。②にんじんはいちょう切り，きゅうりは薄い輪切り，たまねぎは薄切りにし，それぞれホテルパンに入れて75℃の中心温度設定で蒸した後，急冷し，①に混ぜて調味料で味を付けサラダ菜を敷いた器に盛る。

給食への展開のポイント

ポテトサラダへの展開

　給食への展開では，じゃがいも，にんじんはもちろんであるが，きゅうりとたまねぎもスチームコンベクションオーブンによるスチーム加熱（75℃で1分）が有効である。加熱後は急冷する。じゃがいもの加熱後は，ホテルパンから移すことなく直ちに次の操作を行うことが可能なので，作業工程を楽に進めることができる。さらに，きゅうりは生に近い歯ごたえが残り，味にも変化はなく仕上がる。

サラダ　副々菜

トマトサラダ

この料理の正式名はインサラータ・カプレーゼ。イタリア南部のサラダで，カプリ島のサラダという意味。バジルの葉はそのまま添えるだけでなく，みじん切りにしてドレッシングと混ぜて，かけてもよい。

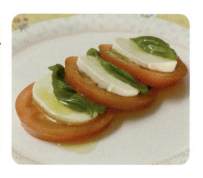

材　料	基本調理（1人分）	調味％ ほか	材　料	給食への展開（1人分）	調味％ ほか
トマト	60g	完熟トマト	トマト	60g	完熟トマト
モッツァレラチーズ	30g		たまねぎ	20g	
バジルの葉（生）	1g		パセリ	0.5g	
ドレッシング			ドレッシング		
オリーブ油	6g	EXバージンオイル	オリーブ油	10g	材料の13〜15％
レモン汁または	3g		酢	3g	〃　4％
バルサミコ酢			塩	0.3g	油＋酢の2〜3％塩分
塩	0.4g(0.33ml)	油＋酢の4〜5％塩分	こしょう	0.01g	
こしょう	0.01g				

基本調理の作り方	給食への展開・作り方
①トマトとチーズは厚さ5mmの輪切りにしておく。 ②トマト，チーズ，バジルの葉の順に重ねる。 ③ドレッシングの材料をすべて混合し，②の上からかける。 ※ドレッシングに，おろしにんにくを加えてもよい。	**下調理**：非加熱野菜の洗浄はp.22参照。 **調理手順**：生食するものなので手袋を使用する。㋜スチーム機能で使用。㋑使用。①トマトをホテルパンに並べ，95℃で30〜60秒，スチーム加熱し，直ちに冷水にとって皮をむく。②①のトマトは，輪切りまたはくし形に切る（3切れ／人）。切ったトマトは冷却する。③たまねぎはみじん切りにする。さらしたまねぎにするか，㋜で中心温度75℃でスチーム加熱した後，急冷する。④ドレッシングを作り，たまねぎを混ぜて冷却する。⑤②のトマトを器に盛って④をかけ，さらに，パセリのみじん切りを散らす。

トマトの湯むき

　トマトの皮をきれいにむく方法には，「お湯に入れる方法（湯むき）」と「火であぶる方法」がある。以下に，「湯むき」の方法を示す。
①トマトの皮に浅く十文字に切り目を入れる（深く切り過ぎないように注意する）。
②①のトマトを沸騰しているお湯に入れると，数秒で皮の切り目がはじけてくる（長時間お湯に入れていると，トマトが煮くずれする。さらに，一度に多くのトマトを入れると湯温が急に下がるので注意する）。
③②を直ちに冷水にとり，皮を手でむく。

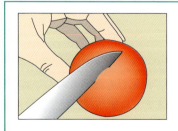 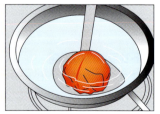

図Ⅱ－15　トマトの湯むき

サラダ　副々菜

花野菜のサラダ

花野菜とはカリフラワーのことである。中国名の「花耶菜」が，そのまま和名となった。花キャベツともいい，食する部分は野菜の花蕾である。ブロッコリーは，みどり花野菜ともいわれる。

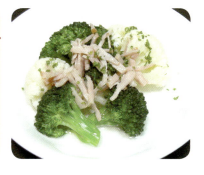

材　料	基本調理（1人分）調味％ ほか		材　料	給食への展開（1人分）調味％ ほか	
カリフラワー	30g		カリフラワー	30g	
塩	適量	それぞれゆで水の1％	塩	適量	それぞれゆで水の1％
小麦粉	〃		小麦粉	〃	
酢	〃		酢	〃	
ブロッコリー	30g		ブロッコリー	30g	
塩	適量	ゆで水の1％塩分	塩	適量	ゆで水の1％塩分
ベーコン	10g	油＋ワインの2.6％塩分	赤ピーマン	10g	
塩	0.3g		塩	適量	〃　1％塩分
サラダ油	12g(15ml)		ドレッシング		
白ワイン	7g		マヨネーズ	25g	ドレッシング材料の
こしょう	少々		塩	0.5g	2.4％塩分
パセリ	0.3g		ヨーグルト	15g	
			レモン汁	5g	
			こしょう	0.02g	

基本調理の作り方	給食への展開・作り方
①カリフラワーとブロッコリーは，洗浄してから小房に分けておく。 ②カリフラワーは，塩，小麦粉，酢を入れたお湯でゆでて，洗っておく。 ③ブロッコリーは，塩を入れたお湯でゆで，冷水に入れて急冷する。 ④ベーコンはせん切りにする。 ⑤サラダ油でベーコンを炒め，白ワインを入れてアルコール分を飛ばしたら，塩，こしょうで調味する。 ⑥カリフラワーとブロッコリーを器に盛り付け，⑤を熱いうちにかける。冷ましてからかけてもよい。 ⑦⑥にみじん切りにしたパセリを散らす。	下調理：カリフラワーとブロッコリーは，洗浄してから小房に分けておく。 調理手順：②スチーム機能で使用。⑦使用。①カリフラワーは，塩と小麦粉，酢を入れたお湯でゆで，冷水にとって，きれいに洗っておく。②ブロッコリーは，1％の塩を入れたお湯でゆでた後，バットかホテルパンに広げて急冷する。③赤ピーマンは色紙切りにしてホテルパンに入れ，75℃の中心温度でスチーム加熱し急冷する。④ドレッシングを作る。マヨネーズからこしょうまでの材料をすべて混ぜる。 ※ブロッコリーを③で加熱すると色が悪くなることがあるので注意する。

西洋料理

花野菜の調理法

　花野菜（花菜類）には，カリフラワー，ブロッコリー，きく（食用菊），みょうが，ナバナ，アーティーチョークなどがある。カリフラワーをゆでるときに塩のほかに小麦粉と酢を加えるのは，小麦粉によってうま味の溶出を抑え，酢によってフラボノイド色素を白くすることで，味よく，見た目もきれいにゆであげるためである。主に東北地方で食用とされているきくもまた，酢を少量入れると色鮮やかにゆであがる。

デザート　焼き菓子
デコレーションケーキ

デコレーションとは，装飾，飾り付けのことである。ケーキに，クリームやフルーツなどを使って飾り付けしたものをデコレーションケーキという。

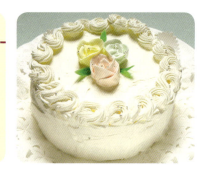

材　料	基本調理（φ18cm 型 1 個分）調味% ほか	
薄力粉	80g（145ml）	
卵	150g	
砂糖	80g（123ml）	A 卵の 53% 糖分
牛乳	21g	
バニラエッセンス	適量	
水	15g	
上白糖	15g（25ml）	B 水＋ブランデーの 75% 糖分
ブランデー	5g	
生クリーム	300g	高脂肪のもの
グラニュー糖	24g（40ml）	生クリームの 8% 糖分
バニラエッセンス	適量	
いちご	150g	
飾り用		
アンゼリカ，食紅など	適量	
飾り用（別法）		
いちご	60g	スライス用
いちご	120g	飾り用，中くらいのもの 8 個
ブラックベリー	30〜35g	大きめのもの 8 個
チャービル	0.15g	8 枚

生クリームの起泡性

　クリームには動物性クリームと植物性クリームがある。動物性クリームは味の面で優れているが，ホイップ終点までの時間が短く，オーバーランが低い。一方，植物性クリームは動物性クリームに比べて味の面で劣るものの，ホイップ終点までの時間が長いので扱いやすく，オーバーランも高い。したがって，この両方のクリームを混合して使うことで互いの欠点を補うことができ，扱いやすくなる。

　泡立ては，空気を含むように撹拌すると気泡の周りにたんぱくの膜ができ，脂肪粒子が凝集して安定したクリーム状となる。しかし，撹拌時の温度が高いと脂肪粒子が凝集しにくくなり，また，撹拌しすぎると脂肪が黄色いバター状のかたまりとなって分離してしまう。そのため，氷水などで冷しながら撹拌しすぎないように注意する。ババロアのように，空気をたっぷりと含んだ生クリームとゼラチン液を混合する場合には，ゼラチン液がぬるい液状のときに混合すると脂肪粒子がとけて泡の一部が消失し，なおかつ比重の違いから分離しやすくなる（p.182，ババロアの基本調理の作り方参照）。

基本調理の作り方

①薄力粉とAの砂糖を別々にふるいにかけておく。高い位置から空気を含ませるように行う。ケーキ型に薄く油（記載外）を塗って，パラフィン紙を敷いておく。
②卵は卵白と卵黄に分ける。卵白にAの砂糖の2/3量を3回に分けて入れながら，角が立つまで泡立てる。卵黄は，残りのAの1/3量の砂糖を加えて白っぽくふんわりするまで泡立てる。
③泡立てた卵白と卵黄を卵白の泡をつぶさないように混合し，バニラエッセンスと牛乳を加えて軽く攪拌する。
④①の薄力粉を再び高い位置からふるいを通してふり入れ，ゴムベラで縦に3回切るようにしたらボウルの底からすくうようにしながら混ぜ合わせる。このとき，ボウルごと半回転させ，手早く，泡を消さないように，粉を練らないように行う。
⑤④を①のケーキ型に入れたら，型ごと持ち上げて軽く1回トンと置き，大きい泡を消す。170℃に予熱したオーブンで25分前後焼く。焼き上がったら型からとり出してパラフィン紙をはがし，しばらく落ち着かせる。焼いてから半日～1日ねかせるとスポンジが落ち着き，しっとりとなる。

デコレーション（飾り付け）
①Bの砂糖と水を火にかけて，シロップを作っておく。冷めてからブランデーを加える。
②生クリームを軽く泡立て，次にグラニュー糖を加えて軽く角が立つくらいまで，氷水で冷しながら攪拌し，バニラエッセンスで香りを付ける。
③いちごは薄く切っておく。
④スポンジケーキを横から切って2枚にする。スポンジの切った面に①のシロップを塗り，②のクリームを薄く塗る。③のいちごを並べて，再びクリームを薄く塗る。その上に，切った面が上になるように（焼いた面が下に）スポンジをのせて，さらにシロップを塗る。
⑤ケーキ全体に（側面のいちごの層を見せたいときは上部にだけ）クリームを塗る。口金を付けたしぼり袋にクリームを入れ，アンゼリカなどとともにデコレーションする。

飾り付け（別法）
①飾り用のいちごはヘタをとって縦に切っておく。
②生クリームをしぼった後で①とブラックベリー，チャービルを飾る。季節や行事に合わせたオーナメントを飾ってもよい。写真（右）は，クリスマス用のオーナメントを飾ったものである。

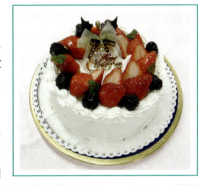

卵白の起泡性の特徴と泡立て法

　卵白の起泡性は，鮮度や温度，添加物によって影響を受ける。新鮮卵は濃厚卵白の割合が多く，泡立ちにくい（泡立てにくい）が，できた気泡は壊れにくい。古い卵では水様卵白の割合が多くなり，泡立ちやすい（泡立てやすい）が，できた気泡は壊れやすい。さらに，温度の低い卵白では泡立ちにくく（泡立てにくく），室温程度の卵白では泡立ちやすい（泡立てやすい）傾向にある。いずれも砂糖の添加で，きめが細かく粘度の高い安定した気泡になる。この安定化した卵白の気泡を利用して，バッターを膨化させた料理がスポンジケーキである。

　泡立てには別立て法と共立て法があり，卵黄と卵白を別々に泡立てる別立て法は泡立てやすく，泡立て器を用いる場合に適している。一方，全卵を一度に泡立てる共立て法は，卵白の泡の安定性と卵黄の乳化性が生かされた老化の遅いスポンジケーキに仕上がるが，泡立ちにくいのでハンドミキサーを用いるとよい。

ドウとバッターについて

　めん類やパンの生地のように，小麦粉に50～60％の水を加えてこね，粘弾性のあるかたまりにした状態をドウという。一方，ケーキや天ぷらの衣のように，水を100％以上含んだ流動性のある生地をバッターという。ドウは，グルテンの形成で生じる粘弾性と伸展性を活かした献立に利用され，使用される小麦粉はたんぱく質含量の多い強力粉や中力粉である。バッターは，グルテンの形成を抑えて粘弾性が生じないような献立に利用されるため，主として薄力粉が多く用いられる。

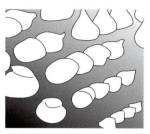

丸口金

飾りにも生地のしぼり出しにも活躍する，もっともベーシックな口金。細いものを選べば繊細な表現の飾りに，太いものはシューやビスキュイなどの生地に，と用途はさまざまである。

 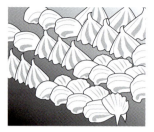

花口金

デコレーションを華やかに仕上げる，切り込みの入った口金。切り込みが多いほど豪華な印象に仕上がる。

 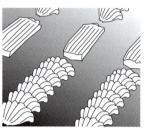

片目口金
両目口金

細い切り込みを入れた平たい口金。生クリームでラインを引いたり，ウェーブをかけてクッキー生地をしぼり出したりと，薄くしぼり出せることが最大の利点である。

 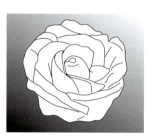

バラ口金
木の葉口金

セットで使うとバラの飾りがしぼり出せる，細工用の口金。単独でも使用することができる。色付けたバタークリームやイタリアンメレンゲなどでも作業できる。

 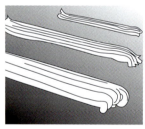

モンブラン口金

栗スイーツの定番，モンブラン用の口金。小田巻と同様に，何本もの細い糸状のクリームがしぼり出せる。生クリームをしぼり出す場合には，摩擦によってクリームが分離しやすくなるので注意が必要である。

 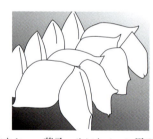

サントノーレ口金

フランスの伝統的なシュー菓子，サントノーレ用の口金。デコレーションケーキの生クリームの仕上げに使ったものもよく見かける。

図Ⅱ-16 デコレーション用口金としぼり方

資料）(株)クオカプランニング，ホームページより

デザート　焼き菓子
カップケーキ

ケーキ種をカップ型に入れて焼いた菓子で，切り分けることを必要としない手軽なケーキ。そのままでも楽しめるが，上部にデコレーションすると，目にも楽しいお菓子になる。

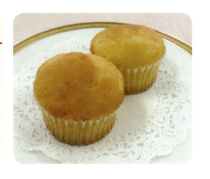

材　料	基本調理（φ4.5cm型1個）	調味% ほか	材　料	給食への展開（φ4.5cm型）	調味% ほか
薄力粉	13g(21.7ml)		薄力粉	13g	
ベーキングパウダー	0.5g	薄力粉の4%	ベーキングパウダー	0.5g	薄力粉の4%
無塩バター	5g		無塩バター	5g	
砂糖	7g(12ml)	薄力粉＋バター＋卵の10～30%糖分	砂糖	7g	薄力粉＋バター＋卵の10～30%糖分
塩	0.05g(0.04ml)	〃　0.2%塩分	塩	0.02g	〃　0.08%塩分
卵	7g		卵	7g	
牛乳	7g(6.7ml)		牛乳	7g	
バニラエッセンス	適量		バニラエッセンス	0.01g	

基本調理の作り方

①薄力粉とベーキングパウダーを一緒に，2～3回ふるいにかけておく。
②室温に戻してやわらかくなったバターを練り，塩と砂糖を加えて白っぽいクリーム状になるまでさらに撹拌する。砂糖は，3回くらいに分けて入れるとよい。
③②に，ときほぐした卵を少しずつ加えて，さらによく撹拌し，バニラエッセンスを加える。
④③に①の1/3量加えて軽くかき混ぜ，次に牛乳の1/3量を加えて軽くかき混ぜる。これをくり返し，①と牛乳をすべて混ぜ合せる。
⑤カップケーキ型に流し入れ，180℃に予熱済みのオーブンで18分前後加熱する。
⑥カップ型（専用の紙型またはプリン型でもよい）に流し入れ，180℃に予熱済みのオーブンで18分前後加熱する。

給食への展開・作り方

下調理：型に紙またはアルミカップを敷いておく。卵の割り方は，p.22を参照。
調理手順：㋐使用。生地をしぼり袋に詰めてから，カップケーキ型に等分にしぼり出す。175℃に温めたオーブンで20分前後加熱して焼き上げる。

西洋料理

デザート　焼き菓子
ロールケーキ

薄く焼いたスポンジケーキにジャムやクリームなどをのせて巻いた，シンプルなケーキ。クリスマスのケーキであるブッシュ・ド・ノエルの土台ともなり，デコレーションすることでパーティー用にもなる。

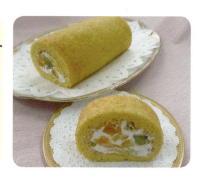

材　料	基本調理（内寸 25×29cm）調味％ ほか		作　り　方
スポンジケーキ			①薄力粉と砂糖を別々にふるいにかけておく。高い位置から空気を含ませるように行うとよい。パラフィン紙を天板に合わせて箱型に敷いておく。 ②ハンドミキサーを使用し，低速で卵（全卵）を泡立てる。続けて中速，高速と変化させながら泡立てる。途中，砂糖を3回に分けて加えながら撹拌するが，全体が白っぽくなり，泡立て器を持ち上げると角が立ち，のの字が書けるような状態になるまで行う。バニラエッセンスを加えてさらに撹拌する。 ③薄力粉を混ぜる*。 ④とかしバターをゴムベラに沿うようにして入れたら，軽く撹拌する。①の天板に流し込み，大きい泡を消したら**，180℃に予熱済みのオーブンで13分前後焼く。 ⑤焼き上がったら，かたくしぼったぬれ布巾の上に焼いた面を下にして乗せ，パラフィン紙をとり外す。パラフィン紙をかぶせたまま冷めるまで置いておく。こうすることで生地が落ち着く。以下は，図Ⅱ－17を参照。
薄力粉	60g（109ml）		
卵	150g		
砂糖	53g（81.5ml）	卵の35％糖分	
無塩バター	10g	とかしバター用	
バニラエッセンス	適量		
生クリーム	100g	高脂肪のもの	
砂糖	8g	生クリームの8〜10％糖分	
バニラエッセンス	適量		
黄桃	100g	缶詰，1/2切れのもの2個	
パインアップル	80g	缶詰，2枚	
キウイフルーツ	90g	1個	
洋酒	5g		

＊p.169の上段の④参照　　＊＊p.169の上段の⑤参照

①生クリームを泡立てる。砂糖は3回くらいに分けて加える。少しかために泡立てるとよい。
②黄桃，パインアップル，キウイフルーツは1cmくらいの角切りにして①に混ぜ，洋酒を加える。
③スポンジケーキを焼いた面を上にしてパラフィン紙の上に置いたら，端のかたい部分を少し切りとる。この際，パラフィン紙を切らないように注意する。手前から4分の1くらいまで1.5cm間隔で横に浅く切れ目を入れる。それ以降は大きめに間隔をとって切れ目を入れる。
④②を手前の方には厚く，巻き終わりの方には薄めに塗る。
⑤パラフィン紙を利用して巻いていく。そのままパラフィン紙で包み，巻き終わり部分を下にして落ち着かせる。

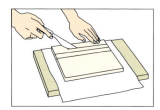

手前から浅く切れ目を入れる。

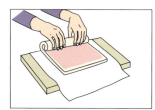

切れ目を入れた方から，パラフィン紙を利用して巻いていく。

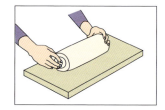

パラフィン紙で包んだまま，巻き終わりを下にして生地を落ち着かせる。

図Ⅱ－17　ロールケーキの巻き込み
資料）山崎清子ほか「NEW 調理と理論」p.140，2016，同文書院を一部改変

デザート 焼き菓子
プレーンクッキー

かための生地をめん棒で伸ばし,好みの型で抜きとってから焼く。焼き上がったものにアイシングなどのデコレーションを施すと味に変化が付き,見た目も楽しくなる。

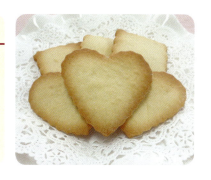

材　料	基本調理（1人分）調味％ほか		作　り　方
薄力粉	25g (41.7ml)		①薄力粉はふるいにかけておく。
無塩バター	6.3g		②室温に戻してやわらかくなったバターを練り,塩と砂糖を加えて白っぽいクリーム状になるまでさらに撹拌する。
砂糖	12.5g (20.8ml)	薄力粉の50％糖分	
塩	0.1g (0.08ml)	〃　0.4％塩分	
卵	6.3g		③②に,ときほぐした卵を少しずつ加えてよく撹拌し,バニラエッセンスを加える。
バニラエッセンス	適量		④③に薄力粉を加えて混ぜ合わせる。
打ち粉			⑤打ち粉を敷いたところに④の生地を移し,めん棒で5mm前後の厚さに伸ばし,抜き型で抜きとる。
			⑥クッキングシートまたは薄く油を塗ったアルミホイルを敷いた天板を用意して⑤をのせ,170℃に予熱済みのオーブンで13分前後焼く。軽くキツネ色になったら焼き上がり。
			⑦天板からとり出してよく冷ます。

クッキーの種類と特徴
プレーンクッキー
　クッキーという言葉は,オランダ語（Koekje＝小さなケーキ）からきている。厚さや大きさを均一にしなければ焼き上がりにムラができるので注意する。焼き時間は,使用するオーブンによって異なるので,焼きすぎに注意する。

アイスボックスクッキー
　生地を棒状にしてラップに包み,冷蔵庫でかためた後,5mm前後の厚さに切って焼き上げたクッキーである。いろいろなバリエーションが楽しめる。成形は,のり巻きや金太郎飴のように,切り分けたときに同じ模様となるようにする。扱いやすくするためにも,冷蔵庫で冷やしながら行うとよい。

ドロップクッキー
　クッキングシートを敷いた天板にやわらかい生地をスプーンですくって落とし（ここから,ドロップと呼ばれる）,そのまま焼き上げる。合わせるバターの分量が多いため,あらかじめ成形しておくことはできないが,生地をねかせる必要がないので短時間で作ることができる。

添加材料の影響
　クッキーのかたさは,使用する油脂の種類と材料の配合割合に影響される。油脂の量が多くなるとやわらかくもろいクッキーになる。クッキーにもろさ（ショートニング性）を与えるのは,油脂が小麦粉の水分吸収を阻害し,グルテン形成とでんぷんの膨潤を抑制するためである。また,砂糖の添加量ももろさに影響する。

デザート　焼き菓子

アイスボックスクッキー

少しやわらかめの生地を棒状に成形し，冷蔵庫や冷凍庫で冷やし固めたものを切って焼くため，手間があまりかからずに作れる。成形の仕方で市松模様や渦巻き模様などのクッキーになる。

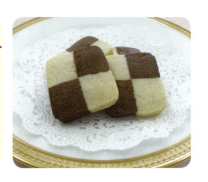

材　料	基本調理（1人分）調味％ ほか		作　り　方
プレーン生地			＜プレーン生地＞
薄力粉	20g（33.3ml）		①薄力粉はふるいにかけておく。
無塩バター	10g		②室温に戻してやわらかくなったバターを練り，塩と砂糖
砂糖	6g（10ml）	薄力粉の30％糖分	を加えて白っぽいクリーム状になるまでさらに撹拌する。
塩	0.1g（0.08ml）	〃　0.5％塩分	③②に，ときほぐした卵を少しずつ加えてよく撹拌し，バ
卵	2.5g		ニラエッセンスを加える。
バニラエッセンス	適量		④③に①の薄力粉を加え，しっとりするまで混ぜ合わせる。
ココア生地			⑤④を棒状に整えてからラップに包み，冷蔵庫で冷し固め
薄力粉	18g（30ml）		る。短時間の場合は冷凍庫がよい。
ココア	2g		＜ココア生地＞
無塩バター	10g		①薄力粉とココアを，一緒にふるいにかけておく。
砂糖	6g（10ml）	薄力粉＋ココアの30％糖分	②以下は，プレーンと同様の工程で作る。
			＜成形＞
塩	0.1g（0.08ml）	〃　0.5％塩分	①固まった生地は，それぞれ組み合わせて棒状に成形して
卵	2.5g		から*，再びラップに包んで冷し固める。
バニラエッセンス	適量		②厚さ5mmくらいに切り，クッキングシートを敷いた天
			板に並べ，170℃に予熱済みのオーブンで10分前後焼く。
			よく冷まして，サクッとさせる。

＊p.174，図Ⅱ－18 参照

渦巻き模様の例：それぞれの生地を薄く伸ばして重ね，手前からきっちりと巻き，棒状にする。

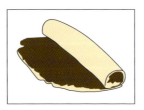 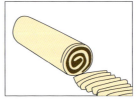

市松模様の例：プレーンとココア生地を重ねたら細かく切り，市松模様に重ねる。このとき，卵白で貼り付けるとはがれにくくなる。

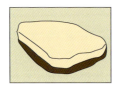 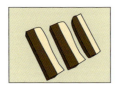 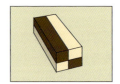

図Ⅱ－18　アイスボックスクッキー

デザート 焼き菓子
リーフパイ

パイ生地を，木の葉（リーフ）の形にして焼いた菓子。この生地を使って，詰め物を包むことによって，アップルパイやレモンパイなどが作れる。

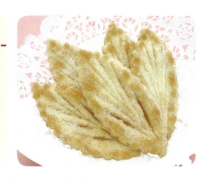

材　料	基本調理（5〜6枚分）	調味% ほか	作　り　方
パイ生地			①練り込み用のバターを少し小さめに切って，冷蔵庫に入れておく。②強力粉と薄力粉を一緒にふるいにかけてボウルに入れ，①を入れて粉をまぶしながらスケッパーで切るように混ぜ込む。バターの大きさが5mm以下になるまで行う。③冷水に塩をとかして②に入れ，生地が手につかなくなるまで混ぜ込む。④③の生地をラップに包んで，冷蔵庫で1時間以上ねかせる。⑤④の生地を伸ばす*。⑥⑤の生地を2mm前後の厚さに伸ばし，葉型で切り抜く。ナイフで葉脈の模様を作ったら表面にグラニュー糖をつけて180℃に予熱済みのオーブンで15分前後焼く。
強力粉	25g（41.7ml）		
薄力粉	25g（41.7ml）		
無塩バター	30g	練り込み用	
冷水	23g		
塩	0.3g（0.25ml）	小麦粉の0.6%塩分	
グラニュー糖	3g（3.8ml）	〃　　6%糖分	

*パイ生地の伸ばし方参照

ヨーロッパ式折り込みパイ生地について
　ここで紹介した方法はアメリカ式の練り込みパイ生地である。パイ生地の作り方としては簡便であるが，焼き上がった後の層は細かい仕上がりとなる。一方，ヨーロッパ式の折り込みパイ生地は，小麦粉に水を加えてドウを作り，ねかせた後でやわらかくしたバターを包んで伸ばし，さらにたたんで伸ばすため，薄くなった生地がバターの層に挟まれ，幾層も重なった状態になる。これを焼くと，薄く，大きな層の仕上がりとなる。アップルパイなどの表面をきれいに仕上げたい場合などに適している。

パイ生地の伸ばし方
　生地は，三つ折りにして90度回転して伸ばした後，四つ折りにしてラップに包んで冷蔵庫で30分ねかせる。再び伸ばして四つ折りにし，90度回転して伸ばした後，四つ折りにしてラップに包んで冷蔵庫で30分ねかせる。これを5〜6回くり返す。折り込み回数が少ないと層が少なくなるので，生地を休ませながら回数を増やすとよい。

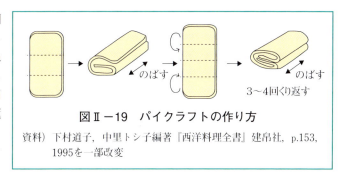

図Ⅱ-19　パイクラフトの作り方

資料）下村道子，中里トシ子編著『西洋料理全書』建帛社，p.153，1995を一部改変

生地の膨化
　生地と油脂の層が多くなると，焼き上がりの層がきれいに仕上がる。また，加熱により生地内部の空気が熱膨張し，油脂の層により生地が浮き上がり，サクサクとした食感になる。

デザート　焼き菓子

シュークリーム

シュークリームの「シュー」とはキャベツの意味。キャベツの形に似たクリーム入りの菓子ということでこの名が付いた。英語では，cream puff という。

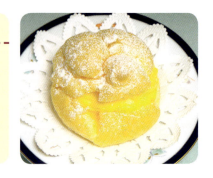

材　料	基本調理（1個分）調味％ ほか		作　り　方
シュー生地			＜シュー生地作り＞
薄力粉	12g（20ml）		①薄力粉をふるいにかけておく。
無塩バター	10g（12.5ml）		②鍋に水とバターを入れて加熱し，バターがとけて沸騰したところで①を一度に入れて弱火にする。へらで焦げつかないように注意しながら撹拌し，きれいにまとまるまで加熱する。
卵	25g		
水	20g		
カスタードクリーム			③粗熱をとって（約65℃），とき卵を少し加えて混ぜ込むという操作をくり返す。でき上がりの目安は，へらで生地をすくいとり，高い位置から生地を落としたときにへらに残った生地が逆三角形を形作るくらいの固さ。
卵黄	8g	卵黄＋牛乳の16％糖分	
砂糖	12g（20ml）		
薄力粉	7g（11.7ml）		
牛乳	65g（62ml）		
バニラエッセンス	適量		④天板にクッキングシートを敷き，スプーンで生地をのせるか，丸い口金を付けたしぼり袋に入れてしぼり出す。霧吹きで軽く水分を噴きかけ，加熱する。加熱は，200℃に予熱済みのオーブンで15分，180℃で7分，160℃で3分行い，焼き上がったらオーブンの扉は閉めたまま放冷する。
粉糖	適量		

＜カスタードクリームの作り方＞
①砂糖と卵黄をよく混合し，次にふるいにかけた薄力粉を少しずつ加えてよく混ぜ合わせる。
②軽く温めた牛乳を①に少しずつ加え，よく撹拌したら，一度裏ごす。
③裏ごした卵液を鍋に移して加熱する。鍋底からこそげるように撹拌するが，焦げつかないように注意しながら粘りが出るまで行う。
④粗熱がとれたら，バニラエッセンスを加える
⑤シューの皮には，上から1/3ぐらいの位置に，横方向に切れ目を入れる。中にカスタードクリームを詰め，上から好みで粉糖をふりかける。

シュー生地の加熱について

加熱時，生地内部から発生する蒸気圧により膨化する。

第一加熱

水とバターで小麦粉を加熱する操作。小麦でんぷんの適度な糊化と，バター（脂肪分）の分散が行われる。この加熱が不十分だと，シュー生地は膨らまない。

第二加熱

オーブンで焼き上げる操作。はじめに高温で生地表面をしっかり焼いたら温度を下げ，蒸気圧を利用してゆっくり膨化させる。途中でオーブンの扉を開けると，急激な温度の低下によりしぼんでしまうので注意する。

デザート　冷たい菓子

りんごのコンポート

「コンポート」とは，果物をとろけるほどにやわらかく，つやよく煮込んだ料理。元の形をくずさないよう調理するのがポイント。子どものおやつから介護食まで，幅広く利用される献立のひとつでもある。

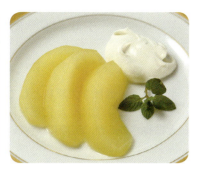

西洋料理

材　料	基本調理（1人分）調味％ ほか		材　料	給食への展開（1人分）調味％ ほか		備　考
りんご	60g	1/4個	りんご（紅玉）	80g	1/2個	給 りんごから水分が出るので水の分量は少なめにする。
レモン	3g		レモン	4g		
水	50g	りんごの80％	水	40g	りんごの50％	
砂糖	6g（10ml）	〃 10％糖分	砂糖	24g	〃 30％糖分	
シナモン	0.02g		シナモン	0.02g		基 給 シナモンは，好みによって入れなくてもよい。
生クリーム	15g（15ml）					
砂糖	1.2g（2ml）	生クリームの8％糖分	**別法**			
ミントの葉	0.06g		りんご	80g	1/2個	
			レモン	5g		基 ソースには，ワインなどの洋酒を入れてもよい。
			水	80g	りんごの1〜2倍	
			砂糖	24g	〃 30％糖分	
			シナモン	0.02g		

基本調理の作り方	給食への展開・作り方
①りんごは芯を取り除き，縦3切れにして1％の食塩水（記載外）につけておく。レモンは輪切りにする。②鍋に水と砂糖を入れて加熱し，砂糖がとけたらりんごとレモンとシナモンを入れ，クッキングシートで落とし蓋をして煮る。沸騰したら火を弱くして，約10分加熱する。加熱後は煮汁ごと冷ましておく。③②を皿に盛り付け，生クリームを添え，ミントの葉を飾る。	**下調理**：レモンの非加熱洗浄（p.22参照）。レモンは皮ごと使用するので，表面のワックスを落としておく。 **調理手順**：①りんごは四つ割にし，皮と種を取り除いて1％の食塩水（記載外）につけておく。レモンは輪切りにする。②ソトワールまたは半寸鍋に水と砂糖を入れて加熱し，砂糖がとけたらりんごとレモンとシナモンを入れる。これに落とし蓋またはクッキングシートをかぶせて煮る。③中心温度が75℃になったら1分以上加熱し，火を止める。④煮汁のまま急冷する。 **別法**：㋐コンビまたはスチーム機能で使用。㋑使用。①りんごは四つ割にし，皮と種を取り除いて1％の食塩水（記載外）につけておく。レモンは輪切りにする。②鍋に水と砂糖を入れて加熱してシロップを作り，シナモンを入れて急冷する。③ホテルパンにりんごとレモンを並べて入れ，②を入れてクッキングシートをかぶせて加熱する。80〜95℃の中心温度設定にしてコンビネーション加熱を行う。スチーム加熱の場合は，ホテルパンの蓋をして加熱すると，余計な水分が入らない。④ホテルパンのまま急冷する。 ※加熱温度は，でき上がりのりんごのかたさにより調整する。

UDF（ユニバーサルデザインフード*）への応用

りんごのコンポートは，使用するりんごの種類によりでき上がりのかたさが異なる。とくに，紅玉はでき上がりがやわらかく，歯茎でつぶせるくらいに仕上がるが，加熱時間を長くすると，さらに舌でもつぶせるほどになる。コンポートは，ミキサーにかけてゲル化剤を混合する作業も容易なので，介護食のデザートとしても利用しやすい。

*日常の食事から介護食まで幅広く利用でき，食べやすさに配慮した食品のこと。

デザート　冷たい菓子
カスタードプディング

卵・牛乳・砂糖を主原料として作られる蒸し菓子の一種である。日本ではゲル化剤を用いたものとともにプリンと略称されるが，実際には，味や食感は一線を画する。

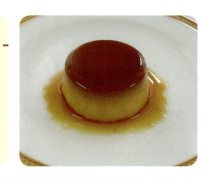

西洋料理

材　料	基本調理（1人分）調味％ほか		材　料	給食への展開（1人分）調味％ほか		備　考
卵	16g		卵	25g		基 給 卵液の希釈割合（p.71）参照。基 給 プディング自体に使用する砂糖は15％前後を目安とし，甘味はカラメルで補う。
牛乳	48g（45.7ml）		牛乳	50g	卵の2倍	
砂糖	8g（13ml）	卵＋牛乳の12～13％糖分	砂糖	9g	卵＋牛乳の12％糖分	
バニラエッセンス	少々		バニラエッセンス	0.01g		
バター	適量	型用	バター	0.5g	型用	
カラメルソース			カラメルソース			
砂糖	4g（7ml）	卵＋牛乳の6％糖分	砂糖	5g	卵＋牛乳の6％糖分	
水	2g		水	2g		
湯	3g		湯	3g		
卵1/2個当たりの分量						
卵	25g	Mサイズ1/2個				
牛乳	63g（60ml）	卵の2.4倍*				
砂糖	11g（18.3ml）	卵＋牛乳の12％糖分				
バニラエッセンス	少々					

*p.71，表Ⅰ－12参照

基本調理の作り方	給食への展開・作り方
①卵を泡立てないように割りほぐす。 ②牛乳を温めて砂糖をとかす。このとき，およそ60℃くらいとし，沸騰させない。 ③①の卵に②とバニラエッセンスを加えて混合し，裏ごしする。 ④カラメルソースを作る。鍋に砂糖と水を入れ，かき混ぜないようにして加熱する。カラメル化したら火を止めて，直ちに湯を入れる。 ⑤型にバターを塗り，④のカラメルソースを入れ，③の卵液を入れる。 ⑥蒸し加熱の場合は，85～90℃で15分前後加熱する。オーブン加熱の場合は，天板にプリン型を乗せたら型の1/3くらいの高さまで湯を入れ，150～160℃前後の温度で40～50分加熱する。上部が完全に固まらないうちに加熱を終了し，余熱を利用することできれいな仕上がりとなる。また，蒸し加熱もオーブン加熱も，プリン型（卵液）が急な温度上昇にならないように注意する。 ※オーブンの機種により加熱温度や時間が異なるので注意する。	下調理：卵の割卵についてはp.22参照。 調理手順：㋐スチームまたはコンビ機能使用。㋑使用。①卵を泡立てないように割りほぐす。②牛乳を温めて砂糖をとかす。③①に②とバニラエッセンスを加えて混合し，裏ごしする。④基の④と同様にしてカラメルソースを作る。⑤型にバターを塗り，④→③の順で入れる。⑥ホテルパンに並べ，中心温度85℃前後の設定で，スチーム加熱またはコンビネーション加熱を行い，ホテルパンごと急冷する。 ※㋐加熱では余熱利用が有効である。

プディングの加熱上の留意点：卵液（プディング・茶わん蒸しなど）の加熱調理は，蒸し加熱による凝固が主である。卵液が入っている容器にかかる熱が急激かつ温度が高いと，器と接する部分に"すだち"*ができやすい。とくに，プディングで用いられるステンレス製容器は熱の伝わりが早く，"すだち"ができやすい傾向にある。そのため，オーブンの天板や蒸し器の蒸し板（穴のあいている部分）にステンレス製容器を直接置くと熱が急激に伝わるため，温度管理が十分にできない場合には失敗しやすい。オーブン加熱の場合は，天板にお湯を入れて急激な温度上昇と乾燥を防ぐ必要がある。蒸し加熱の場合は，卵液の温度は少し熱いくらい（60℃）にして蒸し板付近の温度が卵液と同じくらいのときに入れるのがよい。加熱後10分くらいでようすを見て，上部がまだ少しゆるい状態で火を止め，3～5分，余熱で加熱した後よく冷却し，型からとり出す。

*卵の熱凝固性，p.71，参照

デザート　冷たい菓子

ゼリー

ゼラチンを用いた菓子である。ゼラチンゲルは，特有のなめらかさと口どけが好まれる。加えるものによって，いろいろなバリエーションを楽しむことができる。

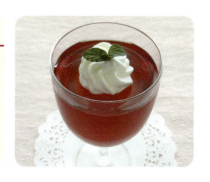

西洋料理

材　料	基本調理（1人分）	調味%ほか	材　料	給食への展開（1人分）	調味%ほか	備　考
Aワインゼリー			Aワインゼリー			基型から出す場合は，ゼラチン濃度を高めにする。
粉ゼラチン	1.7 g	全体の1.5～2%	粉ゼラチン	2g	全体の2～4%	
水	20g	膨潤用	水	30g	膨潤用	
赤ワイン	19g	全体の14～21%	水	40g		
水	50g		赤ワイン	12g	全体の12～18%	
レモン汁	2g		レモン汁	2g		
砂糖	9g(15ml)	〃 8～10%糖分	砂糖	8g	〃 8～10%糖分	給ゼラチン濃度を高くするとゲル化が速く，とけにくく崩れにくい。
生クリーム	10g		生クリーム	10g		
砂糖	1g(1.7ml)	生クリームの10%糖分	砂糖	1g	生クリームの10%糖分	
ミントの葉	適量	飾り用				
			Bコーヒーゼリー			基給オレンジゼリーに使用するジュースは，果汁100%のものとする。
			粉ゼラチン	2g	全体の2～4%	
Bコーヒーゼリー			水	30g	膨潤用	
粉ゼラチン	2g	全体の1.6～2%	湯	50g		
水	20g	膨潤用	インスタントコーヒー	1g	全体の1.0～1.2%	
湯	90g		砂糖	8g	全体の8～10%糖分	
インスタントコーヒー	1.7g	全体の1.3～1.4%	生クリーム	10g		
砂糖	11g(18ml)	〃 9～12%糖分				
生クリーム	10g		Cオレンジゼリー			
			粉ゼラチン	2g	〃 2～4%	
Cオレンジゼリー			水	30g	膨潤用	
粉ゼラチン	1.8g	〃 1.8～2.2%	オレンジジュース	50g		
水	20g	膨潤用	砂糖	8g	全体の8～10%糖分	
オレンジジュース	70g					
砂糖	7g(12ml)	全体の7～8%糖分				
ミントの葉	適量	飾り用				

※高齢者や障がい者などの施設では，ゼラチンゼリーは適さない。用途に合ったゲル化剤を用いるとよい。なお，作り方はゲル化剤のメーカーにより異なるので確認が必要である。

基本調理の作り方	給食への展開・作り方
Aワインゼリー ①ゼラチンを分量の水に膨潤させておく。 ②ワインに水と砂糖を入れて煮とかす。加熱してアルコール分を飛ばしたいときは，水を少し多めにする。 ③②にレモン汁を入れて粗熱をとり，50℃くらいのときに①のゼラチンを加えて溶解させる。 ④再び粗熱をとって，あらかじめ冷やしておいたグラスに流し入れ，氷水で冷やしてから冷蔵庫に入れる。 ⑤生クリームに砂糖を入れて泡立て，ゼリーの上にしぼり，ミントの葉を飾る。	Aワインゼリー ①ゼラチンを分量の水に膨潤させておく。②ワインに砂糖を入れて煮とかす。砂糖がとけたらレモン汁を入れる。③水を加熱し，75～80℃くらいのときに①のゼラチンを加えて溶解させる。④②に③を混合する。⑤④を入れたボウルを氷水にひたして撹拌し，少しとろみがついたところで型（または器）に流し入れて冷やす。⑥型の場合は，型ごと50℃くらいの湯に2～3秒間つけてからとり出す。⑦上に生クリームを飾る。

基本調理の作り方	給食への展開・作り方
B コーヒーゼリー ①ゼラチンを分量の水に膨潤させておく。 ②インスタントコーヒーと砂糖を分量の湯でとかしておく。 ③②の粗熱をとり，50℃くらいのときに①のゼラチンを加えて溶解させる。 ④Aの④と同じ工程で冷やし固める。 ⑤供する直前に生クリームをかける。	B コーヒーゼリー ①ゼラチンを分量の水に膨潤させておく。②インスタントコーヒーを分量の湯でとかしておく。③②が75～80℃くらいになったときにゼラチンを加えて溶解させ，続けて砂糖を加えてとかす。④Aの⑤を参照して冷やし固める。⑤型の場合は型からとり外して器に盛り付け，生クリームをかけて供する。
C オレンジゼリー ①ゼラチンを分量の水に膨潤させておく。 ②オレンジジュースに砂糖を加えて煮とかす。 ③②の粗熱をとり，50℃くらいのときに①のゼラチンを加えて溶解させる。 ④Aの④と同じ工程で冷やし固める。 ⑤供する直前にミントの葉を飾る。	C オレンジゼリー ①ゼラチンを分量の水に膨潤させておく。②オレンジジュースを加熱し，75～80℃くらいのときにゼラチンを加えて溶解させる。③②に砂糖を加えてとかす。④Aの⑤を参照して冷やし固める。⑤型の場合は型からとり外し，器に盛り付ける。

ゼラチンの調理特性

①ゼラチンの調理性

ゼラチンは，動物の結合組織，腱，真皮，骨などに含まれるコラーゲンを加水分解して分離・精製したものである。これは，鶏肉や魚を煮た後の煮汁が冷えるとゲル化するのと同様のことである。ゼラチンは，料理や製菓のほかに，ゲル化剤，増粘剤，安定剤など加工食品の添加物として，また，とけやすい性質を利用して介護食などにも使用されている。

a）膨潤：ゼラチンは，基本的には水で膨潤（板状で20～30分，粉末で5～10分）させてから使用する。一般に市販されている粉末状のものは，熱いお茶やコーヒーなどに直接ふり入れてよいものもあり，扱いやすくなっている。

b）溶解：加熱溶解の方法には，直火法と湯煎法がある。直火法はゼラチン濃度が低い場合の調理に適しているが，濃度が高い場合（マシュマロ，レアチーズケーキなど）や加熱には適さない副材料と混合する場合には，湯煎法が適している。

c）凝固：ゼラチン濃度が低い場合は，凝固温度も低くなる。2％ゼラチン濃度の場合，短時間で凝固させるためには，塩を入れた氷水で，時間があるときには冷蔵庫に入れて凝固させる。

d）融解：ゼラチン濃度が高い場合は，融解温度も高くなる。通常の室温でもとけやすいので，供する直前まで冷却しておく必要がある。

②冷却条件により異なるゲルの性質

ゼリー（ゲル）のかたさは，ゼラチン濃度が同じ場合でも，冷却時間や冷却温度によって異なる。塩を入れた氷水などで急速に冷却した場合はかたいゲルとなり，冷蔵庫内で時間をかけて緩慢に冷却した場合はやわらかいゲルとなる。しかし，いずれの方法で冷却しても，冷却時間が長くなれば，同じようにかたいゲルとなる。

③副材料の影響（寒天の調理法との対比）

a）砂糖：ゼラチンゾルの凝固温度・ゲルの融解温度・透過率・かたさ・粘稠度を高める。また，寒天ゲルにおいても砂糖の添加は透過率や強度を高くする。

b）果汁：酸味の強い果汁はゲルの状態をやわらかくする。また，たんぱく質分解酵素を含む果物の生の果肉や果汁はゼラチンを分解するため，冷却してもゲル化しなくなる。この場合は，果肉や果汁を加熱し，酵素を失活させてから用いるとよい。寒天では，温度が高い段階で酸味の強い果汁を加えるとゲル形成能が低下するため，寒天ゾルを60～70℃くらいに冷ましてから加えるとよい。

c）牛乳：牛乳中の塩類の影響により，ゼラチンに加える牛乳の量が少ないとゲルの硬度は低下し，多い場合は高くなる。一方，寒天では，牛乳中の脂質やカゼインの影響により，添加する牛乳量が多くなるほど強度は低下する。

デザート　冷たい菓子
ブラマンジェ

フランス語で，白い食べ物という意味。ここで紹介するイギリス風のものは，コーンスターチの特徴を活かしたデザートで，糊化でんぷん独特の弾力性のあるもっちりとした食感を楽しむことができる。

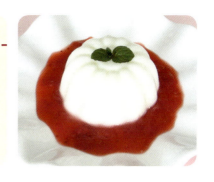

材　料	基本調理（1人分）調味%ほか		材　料	給食への展開（1人分）調味%ほか		備　考
<イギリス風>			<フランス風>			基 給 牛乳の25%を生クリームにしてもよい。
牛乳	80g（76ml）		牛乳	80g		
砂糖	8g（13ml）	牛乳の10%糖分	┌粉ゼラチン	2g	全体の2%	
コーンスターチ	8g	〃 10%	└水	10g	膨潤用	
バニラエッセンス	少量		砂糖	8g	全体の8%糖分	
サラダ油またはシロップ	適量	型用	アーモンドエッセンス	0.02g		基 給 フルーツソースは，生のフルーツや缶詰を用いてもよい。その他のソースは，p.182のババロアを参照。
フルーツソース			フルーツソース			
いちご	25g		ジャムまたは	5g		
砂糖	5g	いちごの10～20%糖分	マーマレード			
レモン汁	1g		水	3g		
洋酒	1g		洋酒	0.1g		
ミントの葉	適量	飾り用				

基本調理の作り方

①鍋にコーンスターチと砂糖を入れて混合する。
②①に牛乳を少しずつ加えながら，よく撹拌する。
③鍋底をかきとるようにして撹拌しながら加熱し，糊化しはじめたら火を弱くして1分前後加熱する。その後，火を止めて余熱でさらに加熱をしたら，バニラエッセンスを加える。
④サラダ油またはシロップを薄く塗った型に③を流し入れ，粗熱をとってから氷水または冷蔵庫で冷やす。
⑤フルーツソースを作る。いちごに砂糖をまぶして10分程度おき，フォークでつぶして鍋に入れて加熱する。沸騰後は弱火にしてあくを取りながら3～5分加熱する。レモン汁と洋酒を加えて冷蔵庫で冷やす。
⑥④を型からとり出して器に盛り付け，フルーツソースをかけたら，ミントの葉を飾る。

給食への展開・作り方

調理手順：①ゼラチンを分量の水に膨潤させておく。②牛乳と砂糖を鍋に入れて加熱し，沸騰直前に火を止めて①のゼラチンを入れ，とかす。③②の粗熱をとったら，アーモンドエッセンスを加える。④③を鍋のまま氷水に浸して撹拌し，少しとろみがついたところで型に流し入れて冷やす。⑤器に盛り付け*，基の⑤と同様にして作ったフルーツソースをかける。

*型からのとり出し方はp.179給食への展開A⑥を参照

コーンスターチの調理性（ゼラチンとの比較を含む）

　コーンスターチは，地上（種実）でんぷんのひとつである。地下（根茎）でんぷん（じゃがいもでんぷんなど）と比較すると膨潤しにくく，粘りも小さい。しかし，加熱を続けても粘度が安定したまま保たれるという特長がある。高濃度のでんぷんで作るブラマンジェは，冷却した場合，ゲル化して粘弾性の高い，しっかりした形を保つようになる。一方，ゼラチンで作るブラマンジェは，でんぷんのもっちりとした食感とは異なる物性を有し，ゼラチン特有のなめらかさが特徴である。調理操作上も扱いやすい。

デザート　冷たい菓子
ババロア

泡立てた生クリームを多く使い，ゼラチンで冷やし固めたもの。南ドイツのババリア地方の温かい飲み物から考案された菓子であることから，その土地の名前が料理名の由来となっている。

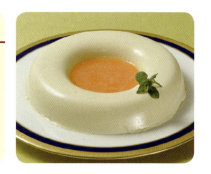

西洋料理

材　料	基本調理（φ18cmのエンゼル型1個分）	調理％ほか	作　り　方
牛乳	420g(400ml)		①エンゼル型には薄くサラダ油を塗っておく。
卵黄	45g		②ゼラチンは水にふり入れて，吸水膨潤させておく。
砂糖	60g	全体の8.8％糖分	③ボウルに卵黄と砂糖を入れ，泡立て器で白っぽくなるまで撹拌する。
粉ゼラチン	11g	〃　1.6〜1.8％	④鍋で牛乳を沸騰直前まで温め，③のボウルへ少しずつ入れたら，混ぜてから鍋に戻す。ここにゼラチンを加え，中火〜弱火にして木じゃくしで絶えずかき混ぜ，卵に火を通す(70℃前後)。
水	45g	膨潤用	
生クリーム	100g		
バニラエッセンス	適量		
ミントの葉	適量		⑤④をこしながらボウルに移し，水で冷やしながらかき混ぜ，人肌程度まで冷ます。バニラエッセンスを加え，氷水でとろみがつくまで混ぜながら冷やす(15℃前後)。
サラダ油	適量	型用	
Aオレンジソース			⑥生クリームは，氷水で冷やしながら六分立てにする。
オレンジ果汁	150g	果実として1〜2個	⑦⑤の少しとろみのついたゼラチンゾル（水）に，⑥の六分立ての生クリーム（油）を混ぜることで，分離することなくゲル化する。⑤と⑥を混合したら，①の型に入れて氷水または冷蔵庫で冷やし固める。
白ワイン	5g	a	
コーンスターチ	3g		
砂糖	23g(38ml)	aの14〜15％糖分	
Bアプリコットソース			⑧器に盛り付け*，好みのソース（写真はオレンジソース）をかけて，ミントの葉を飾る。
あんずジャム	110g	約55％糖分 プレザーブスタイルのもの	
水	90g		Aオレンジソース
コーンスターチ	0.7g	水＋ジャムの0.3〜0.4％	①オレンジは果汁をしぼり，裏ごししておく。
水	5g		②①とワイン，コーンスターチ，砂糖を鍋に入れて加熱し，砂糖がとけ，少しとろみがついたら粗熱をとって冷蔵庫で冷やす。
Cワインソース			
赤ワイン	80g		
水	20g	b	Bアプリコットソース
レモン汁	16g		①プレザーブスタイルのジャムはつぶすか裏ごししておき，水とよく混ぜておく。
砂糖	20g(33ml)	bの17〜18％糖分	②コーンスターチを水でとき，①に混ぜて加熱する。とろみがついたら，粗熱をとって冷蔵庫で冷やす。
			Cワインソース 材料を鍋に入れて加熱し，砂糖がとけたら粗熱をとって，冷蔵庫で冷やす。

*型からのとり出し方はp.179給食への展開A⑥を参照

デザート　冷たい菓子
フルーツパンチ

もともとは，カクテルの一種。日本におけるフルーツパンチは，デザートとして食べられる意味合いが強い。好みのフルーツを入れ，パーティー時などに多くの仲間と堪能するのが一興である。

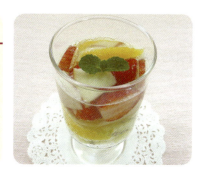

材　料	基本調理（1人分）調味％ほか		作　り　方
バナナ	15g		①水に砂糖を入れて加熱してシロップを作り，粗熱をとる。
りんご	15g		②コアントロー，レモン汁と①のシロップを混合して冷やしておく。
レモン汁	5g		③いちごはヘタをとって縦半分に切る。
いちご	15g		④バナナは厚さ5mmの輪切り，りんごは種をとって皮つきのまま厚さ5mmのいちょう切りにする。切ったバナナとりんごにレモン汁をふりかけておく。
キウイフルーツ	15g		
オレンジ	15g		
ミントの葉			⑤キウイフルーツは皮をとり除いて，厚さ5mmのいちょう切りにする。
シロップ			
水	15g		⑥オレンジの皮をじょうのう膜（薄皮部分）までとり除き，ペティーナイフで砂じょう（果肉）部分をとり出す[*]
砂糖	15g(25ml)	シロップの60～70％糖分	
			⑦②と炭酸水を混ぜておく。
レモン汁	5g		⑧食器に③～⑥の果物を入れ，⑦を注いでミントの葉を飾る。
コアントロー	10g		**応用**：②の液に果物を混合してから器に盛り付けてもよい。赤ワインを加えてもよく，また，コアントローと炭酸水をシャンパンに変えることも可能。アルコールを含まずに作る場合は，サイダーを使用するとよい。
炭酸水	60g		
ミントの葉	適量		

[*] p.184，図Ⅱ－21参照

パンチの定義

　サンスクリット語のパンチャ（5または5つ）が語源であり，酒，水，レモン果汁，砂糖，香辛料などの5つの材料を混合したインドの飲み物が由来であるとされている。数人分の飲み物をパンチボウルに作り，パンチカップ（p.184，図Ⅱ－20）にとり分けて飲む。フルーツパンチのほかに，赤ワインを使用したクラレットパンチ，紅茶を使用したティーパンチなどがある。

パンチボウルの扱い方

　パンチボウルから大勢でとり分けて飲むスタイルが特徴である。パンチボウルには，ガラス製のものとステンレス製のものとがある。パンチカップがボウルのそばに置かれている場合とパンチボウルに吊り下げられている場合とがある（図Ⅱ−20）。

　いずれも，飲む人が自分でカップを持ち，パンチ用のレードルで，カップに見合った飲める量をとり分ける。

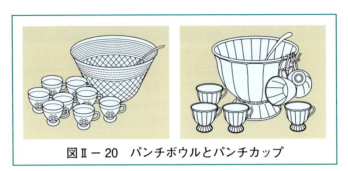

図Ⅱ−20　パンチボウルとパンチカップ

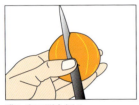
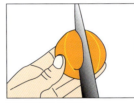
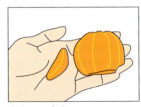

膜と実の間を切る　　　反対の部分も切る　　　実をとり出す

図Ⅱ−21　オレンジの実の切り方

飲み物

コーヒー

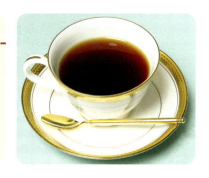

コーヒー豆は，産地によって味に特徴がある。また，焙煎しなければ飲用に適さない。焙煎の度合い，豆の挽き具合により味が異なり，さらに，"むらし"の状態が悪いとコーヒーのうま味を出すことができない。

西洋料理

材料	基本調理（1人分）調味%ほか		作り方
A ペーパー・ドリップ式 コーヒー豆（中挽き） 湯	12g 150g	ドリップ量で およそ120gになる	A ペーパー・ドリップ式 ①使用するドリッパーとサーバーをお湯（記載外）で温めておく。 ②ペーパーフィルターの横と底の縁を折り，ドリッパーに密着するようにセットする。 ③中挽きのコーヒーを，偏りのないように平らに入れる。 ④お湯を少量，コーヒー全体にかけて"むらし"を行う。このとき，サーバーにお湯が落ちても問題はないが，一度に大量のお湯を入れることは避ける。"むらし"は，だいたい20〜30秒程度であるが，コーヒーの表面が膨らんで隆起し，表面が割れてくるような状態を目安とすればよい。 ⑤"むらし"が終了したら，お湯を中央から外側に向けて"の"の字を書くように入れて行く。このとき，中央から外側になるにしたがって，ゆっくりとお湯を入れるようにするが，ドリッパーからサーバーに落ちる水分量と同じ量のお湯を注ぐように注意する。 ※お湯の温度は，高ければ高いほど苦味が強くなり，低ければ苦味は弱くなる。あまり苦くしたくない場合は，90℃くらいのお湯でドリップするとよい。
B インスタントコーヒー コーヒー粉末 湯	2g 150g		
砂糖 ミルク		好みで 〃	
			B インスタントコーヒー ①使用するカップは，お湯（記載外）を入れて温めておく。 ②カップのお湯を捨てて，乾いたティースプーンでコーヒー粉末を入れ，お湯を注ぐ。好みで砂糖とミルクを添える。

給食への展開のポイント

紅茶とのカフェイン量における対比：100gの紅茶とコーヒー豆では，紅茶の方がカフェイン量は多く存在する。しかし，実際に飲むことを考えると，使用する茶葉とコーヒー豆の量などから勘案すると，結果としてコーヒーの方に多く含まれることになる。

表Ⅱ-12 コーヒー豆の種類と特徴

ソース名	産地	甘香	酸味	苦味	コク	品種	産地	甘香	酸味	苦味	コク
モカ	アラビア	○	○		○	コスタリカ	コスタリカ	○	○		
ブラジル	ブラジル	○	○	○		ブルーマウンテン	ジャマイカ	○	○	○	○
コロンビア	コロンビア	○			○	ハワイアンコナ	ハワイ	○	○		
ベネズエラ	ベネズエラ		○	○		ジャワロブスタ	インドネシア			○	
グァテマラ	グァテマラ	○	○		○	マンデリン	スマトラ	○		○	○
メキシコ	メキシコ	○	○			キリマンジャロ	タンザニア	○	○		

資料）荒井綜一ほか編『新◆櫻井 総合食品事典』同文書院，p.342，2012より作成

産地の特徴：コーヒー豆は，主として，赤道を中心とした熱帯，亜熱帯地域で栽培されている。

飲み物

紅 茶

摘んだ茶葉を発酵させて作ったもので，特有の色と芳香がある。茶葉の種類は豊富で，葉の大きさにより飲み方も異なり，大きいものはストレートティーとして，小さいものはミルクティーとして飲まれる。

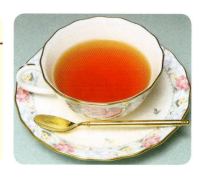

材　料	基本調理（1人分）調味％ほか		作　り　方
紅茶 熱湯	2.5g 130g		①ティーサーバーあるいはティーポットを，あらかじめお湯（記載外）で温めておく。 ②①のお湯を捨て，乾いたティースプーンで茶葉を入れ，熱湯を注ぐ。 ③3分前後むらし，茶葉が下に沈んだらティーストレーナー（茶こし）を利用して最後の一滴までカップに注ぐ。
レモン		輪切り，好みでまたは，温めた牛乳	
			<アイスティー> アイスティーを入れる場合は，お湯の量を半分にして濃いお茶を入れる。決して茶葉の量を増やすことはしない。たっぷりの氷を入れたグラスに静かに注ぎ，急冷するとクリームダウン（白濁）を起こさない。

紅茶の入れ方

　紅茶は，空気をたっぷり含んだ沸騰水を注ぐことにより，紅茶の葉がポットの中で上下に移動する。これをジャンピングといい，紅茶の成分を十分抽出させるための目安にもなる。

　なお，紅茶の入れ方として大切なことは，①くみたての水を沸騰させること，②沸騰しているお湯を使用すること，③使用するカップとポットは温めておくこと，④蒸らし時間を設けること，⑤最後の一滴まで注ぐこと，である。

水の硬度と茶への影響

　水の硬度とは，水の中に含まれるミネラル成分（とくにカルシウム，マグネシウム）の量によって決められている。このミネラル成分は，茶の味や色に影響を及ぼすものとなる。ミネラル成分の含有量が多いものは硬水，少ないものは軟水と分類される。日本の水は軟水であるが，ヨーロッパの水は硬水が多い。日本の水道水の硬度は茶に適しているとされるが，カルキ臭を除くためにも，茶葉に注ぐ前に3分間は沸騰を継続させる必要がある。

紅茶の概要
1）三大紅茶について

　紅茶，緑茶，中国茶は，その製造工程の違いによって類別されるが，茶葉はどれも同じツバキ科に属する。紅茶と中国茶は，茶の芽や葉に含まれる酸化酵素の働きを利用して発酵させたものであるが，紅茶の場合は完全に発酵させてから作られる。

　なお，現在生産されている紅茶の中でも，インドのダージリン，スリランカのウバ，中国のキーモンが三大紅茶といわれている。また，インドのアッサムも含めて，四大銘茶ともいわれる。

2）紅茶の等級区分

　紅茶の容器には，OPやBOPなどの表示がされているが，これは紅茶の等級区分の略称である。なお，略称の一覧を表Ⅱ－13に示す。

表Ⅱ－13　リーフティーの等級区分

等　　級	特　　徴
FOP フラワリー	9～10月に摘んだアッサムやダージリンの茶葉。芽の部分を多く含んでおり，花のような香りを持っている。
OP オレンジペコー	紅茶の葉としては大型で，1～2cmの細長い形状のもの。チップを多く含んでおり，アッサムやダージリンの紅茶に多いタイプ。
P ペコー	葉は厚めで，オレンジペコーの次に長く0.5～1cm程度。コクがあり，強い味を持つ。浸出液の色は濃くて深い。
S スーチョン	中国語で「植物の小さい種」の意味がある。葉の形状は丸みがあって太い。味はやや刺激的。
BP ブロークンペコー	名前の通りペコーをカットしてふるいにかけたもの。ブレンド用として使われることが多い。
BOP ブロークン・オレンジペコー	オレンジペコーをカットしてふるいにかけ，さらにメッシュを通して2～3mmの形状にそろえたもの。チップを多く含んでおり，スリランカ系の紅茶に多いタイプ。一般的に需要が高い。
BPS ブロークン・ペコースーチョン	ブロークンペコーより葉は大きめで，チップの量が少ない。ブレンド用によく使われるタイプ。
BOPF ブロークン・オレンジペコー・ファニングス	葉はブロークン・オレンジペコーよりかなり小さい。味が強くてコクがある。ミルクティー用として使われることが多い。
F ファニングス	ブロークン・オレンジペコーをふるいにかけたとき，下に落ちる小さい葉。味は濃くて渋みがある。
OF オレンジファニングス	ファニングスより大きめで，質が高い。味は強い。
D ダスト	ふるいにかけたとき，一番下にたまる葉のこと。浸出液の色は黒っぽくて，重い味で渋みもある。ミルクティーやティーバッグによく使われる。

資料）大森正司『実用 紅茶健康法』三心堂出版社，p.47，1996を一部改変

参考文献

1）河野友美著『コツと科学の調理辞典　第3版』医歯薬出版，2004
2）荒井綜一ほか編『新◆櫻井　総合食品事典』同文書院，2012
3）早坂千枝子編『新版　調理学実習　おいしさと健康』アイ・ケイコーポレーション，2006
4）殿塚婦美子編『改訂新版　大量調理　−品質管理と調理の実際−』学建書院，2014
5）長嶋久美子，福永淑子著『一食献立による調理実習25』医歯薬出版，2007
6）大谷貴美子，饗庭照美編『栄養科学シリーズNEXT　調理学実習』講談社，2003
7）小川宣子編『基礎調理実習　食品・栄養・大量調理へのアプローチ』化学同人，2007
8）乙坂ひで編『手法別・食品別による　基礎調理』峯書房，1982
9）「栄養と料理」家庭料理研究グループ編『調理のためのベーシックデータ5訂増補』女子栄養大学出版部，2007
10）西堀すき江編著『食育に役立つ　調理学実習』建帛社，2007
11）田村平治著『日本料理』女子栄養大学出版部，1964
12）「栄養と料理」家庭料理研究グループ編『基本の基本シリーズ①〜⑤』女子栄養大学出版部，1993
13）宮澤節子，太田美穂，浅野恭代編著『メニューコーディネートのための食材別料理集』同文書院，2002
14）講談社編『講談社＋α文庫　カラー完全版　日本食材百科事典』講談社，2003
15）高橋敦子，安原安代，松田康子編『第4版　調理学実習　基礎から応用』女子栄養大学出版部，2007
16）青木三恵子編『エキスパート管理栄養士養成シリーズ11　調理学（第2版）』化学同人，2006
17）髙城順子総監修『スタンダードクッキング　−料理の基本　知恵・技・レシピ−』小学館，2004
18）木戸詔子，池田ひろ編『新　食品・栄養科学シリーズ　調理学　食べ物と健康4』化学同人，2004
19）調理指導研究会編『新調理学実習− Cooking −』光生館，2003
20）中嶋加代子編著『調理学の基本−おいしさと健康を科学する』同文書院，2014
21）新調理研究会編『基礎から学ぶ調理実習』理工学社，2006
22）栗津原宏子，成田美代，水谷令子，南廣子，森下比出子著『たのしい調理−基礎と実習−』医歯薬出版，1997
23）武庫川女子大学調理学研究室編『調理学実習書』建帛社，2001
24）髙木節子，加田静子編『最新調理−基礎と応用−』朝倉書店，2005
25）金谷昭子編著『食べ物と健康　調理学』医歯薬出版，2004
26）山崎清子，島田キミエ，渋川祥子，下村道子著『新版　調理と理論　上製版』同文書院，2003
27）品川弘子，川染節江，大越ひろ著『調理とサイエンス第二版』学文社，2003
28）小倉れいほか著『学内給食の運営　給食計画・実習テキスト』学建書院，2001
29）木村友子，井上明美『学内給食経営管理実習のためのおいしい食事のコーディネート　第二版』医歯薬出版，2003
30）渋川祥子，畑井朝子編著『ネオエスカ調理学』同文書院，2006
31）鈴木博，村上信夫著『スープの本』婦人画報社，1966
32）白井和彦「暮らしの設計120号　帝国ホテル料理長村上信夫のおそうざいフランス料理」中央公論社，1996
33）下村道子，渋川祥子ほか著『NEW 調理と理論』pp.314-345，同文書院，2011

III 中国料理の特徴と構成

1）中国料理の特徴

中国は広大な国土を保有しているため，地域による気候・風土の差が大きいという特徴を持つ。このことは料理にも大きな影響を与えており，北方系の北京料理，東方系の上海料理，西方系の四川料理，南方系の広東料理というように，中国料理は東西南北で分けられた四大系統として示されることが多い（表Ⅲ－1）。また，この中国料理の四大系統は，内陸部，平野部，山岳地帯，水郷，草原，砂漠といった，さまざまな風土をあわせもった独自の料理として，それぞれ発達してきている（図Ⅲ－1）。

このような中国料理は，その長い歴史と文化の影響を受けた形で，古い時代からの「薬食同源」「医食同源」「薬食一如」を基本とした不老長寿を目指す思想のうえに築かれたものでもある。

表Ⅲ－1　中国料理の特徴

分類	特徴	料理
北方系（北京料理）	北方は厳しい寒冷地（乾燥地）である。この地域で発達した北京料理は，清朝の宮廷料理（宴会料理）など向けのものとして，小麦粉（粉食）や豆製品，ねぎ，にんにくを用いた料理が特徴である。また，味付けは濃厚で，油脂類を使った炒め物，揚げ物料理が多い。北京，山東，河南地方で発達してきた料理である。	北京烤鴨（ペイチンカオヤー：あひるの丸焼き料理），包子（パオズ：中華まんじゅう），めんなど。
東方系（上海料理）	東方には四季の産物があり，素材の持ち味を生かした淡白な調味で，鮮明な色彩の料理が多い一方，甘辛い煮物なども特徴となっている。この東方系の上海料理は，上海を中心に蘇州，杭州などで発達した料理で，食材は，海や川，湖沼などで穫れる新鮮な水産魚介類（えび，かに）などを用いる。このほか，米や野菜にも恵まれ，鎮江の酢，紹興酒などの醸造技術も発達している。	東坡肉（トンポーロウ：肉の角煮），炸子鶏（ヂャーツーヂィ：鶏のから揚げ），油淋鶏（ユウリンチー：丸鶏の揚げ物）など。
西方系（四川料理）	西方の四川省は「天府之国」と呼ばれるほど肥沃な平野が広がり，山野が生み出す産物が豊かである。唐辛子や花椒（ホワヂャオ）の辛味や豆板醤（トウバンヂャン）が有名。料理の食材としては野菜類や魚介類などが用いられる。食材の保存方法が発達し，香辛料や独特の調味料の配合が四川料理の特徴である。	麻婆豆腐（マーボートウフ：豆腐の辛味噌炒め煮），棒棒鶏（バンバンヂィ：鶏肉唐辛子ごまあえ），回鍋肉（ホイコーロウ：豚肉の唐辛子みそ炒め）など。
南方系（広東料理）	南方は，海が近く，気候風土に恵まれ，魚介類や二毛作の米など，食材が豊富である。古くから海路による貿易や流通の拠点であり，西洋の影響が強く，味付けは淡白。飲茶（ヤムチャ）の習慣があるため，点心の種類も多い。広州を中心とするこの南方の中国料理としては，広東料理や福建料理が代表的なものである。	芙蓉蟹（フーヨーハイ：かに玉），八宝菜（パーパオツァイ：五目うま煮），叉焼肉（チャーシャオロウ：焼き豚），蠣油牛肉（ハオユーニュウロウ：牛肉オイスターソース炒め），蝦餃（シーチャオ：透き通った皮のえびぎょうざ）など。

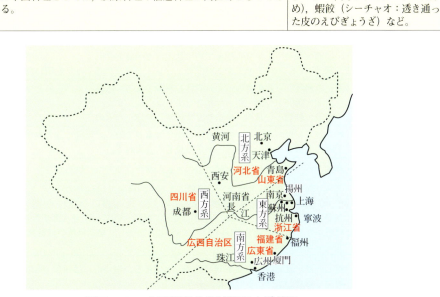

図Ⅲ－1　中国料理の地域別四大系統図

2）中国料理の構成

献立（菜単(ツァイダヌ)）は，前菜→大菜(ダァツァイ)（献立の代表的な料理のこと。湯菜(タンツァイ)を大菜から独立させて考える場合もある）→点心の流れで構成される（表Ⅲ－2）。主材料として，豚肉，牛肉，鶏肉，魚介類，卵類，豆腐などが用いられるが，それぞれの料理において食材が重複しないようにする決まりとなっている。

なお中国では，大皿に盛るときには，通常，6～8種類の偶数の料理が取り合わせられ，大菜も4品，6品，8品など，偶数にて供される。この場合も，料理方法，材料，調味料などの重複は避けることとなっている。

表Ⅲ－2　中国料理の構成と内容

構成	調理法	内容
前菜	冷葷(ロンホウエン)	冷たい前菜で，食欲をそそるような料理構成。冷めても味が変わらないものである。
	熱葷(ルオホウエン)	炒め物や揚げ物の前菜。分量は大菜より少なく，器も比較的小さいものを用いる。
大菜(ダァツァイ)	炒菜(チャオツァイ)	炒め物料理で，少量の動物性食品と野菜の組み合わせである。動物性たんぱく質のうま味が野菜に浸透している。材料を強火で，短時間で炒める。 　清炒……材料を切って，そのまま炒める方法。 　乾炒……主材料である魚・肉などに下味を付けてから，でんぷんを付けて揚げておく。副材料はそのまま炒め，そこに，揚げておいた主材料を加える方法。 　京炒……主材料を高麗（下記）しておき，炒めた副材料を加える方法。 　煎………鍋に少量の油を熱して材料を入れ，鍋肌にあたった側が焼けるか固まった後に裏返し，さらに焼く方法。 　烹………材料を揚げるか，炒めた後，少量の調味料を加えて味をととのえ，すぐに器に盛る方法。
	炸菜(チャツァイ)	揚げ物料理。 　清炸……衣を付けずに揚げる（素揚げ）。 　乾炸……下味を付けた材料に，でんぷん，小麦粉，上新粉など，乾いた粉をまぶして揚げる。 　軟炸……でんぷん，小麦粉，上新粉などを水または卵と水を合わせた液でとき，その衣を付けて揚げる。 　高麗……泡立てた卵白に少量の水を加え，でんぷん，小麦粉，上新粉などを混ぜ合わせた軽い衣を付けて，白く揚げる。
	蒸菜(チョンツァイ)	蒸し物料理。短時間，強火で蒸すものと，中火で長時間蒸すものとがある。そのまま蒸しても形が崩れず，うま味も逃げないのが特徴。鶏や魚の姿蒸などがある。
	溜菜(リウツァイ)	あんかけ料理。あんに使用する調味料，または添加材料の相異によって，種々の呼び方がある。 　糖酢・酢溜……醤油，砂糖，酢で調味した甘酢あん。 　醤汁…………醤油，塩で味付けしたさっぱりした醤油あん。 　玻璃・水晶……塩，砂糖，酒などで味付けした透明なあん。 　奶溜…………牛乳を加えて白く仕上げた牛乳あん。 　茄汁…………トマトやトマトピューレ，トマトケチャップを用いたトマトあん。
	煨菜(ウエイツァイ)	煮込み料理。とろ火でゆっくり煮込む料理である。煮汁の多いものと少ないものとがある。 　白煨・黄燜……酒，塩，砂糖などで，淡白に，また，白く仕上げた煮物。 　紅煨・紅焼……醤油，砂糖などで色濃く煮込んだもの。
	烤菜(カオツァイ)	直火焼き料理。本来は，独特な炉の中につるして焼く。家庭では天火を利用する。 　子豚の丸焼きなどのような，あぶり焼きも含まれる。
	拌菜(パンツァイ)	酢油かけ，和え物料理。材料は生のまま，またはゆでたり炒めたりして用いる。
	湯菜(タンツァイ)	スープ料理の総称。分類は，①「清濁によるもの＝清湯(澄んだスープ)と奶湯(濁ったスープ)」と，②「でんぷんの濃度の程度によるもの＝会（ごく薄いくず汁）と羹（やや濃度が高い汁）」とがある。湯（スープ）は，材料によって葷湯（鶏肉・豚肉・鶏ガラ・魚類など，動物性の材料からとる）と素湯（しいたけ・たけのこ・もやし，精進料理の材料からとる）などがある。湯菜は海碗に盛りつける。
点心(ディエンシン)	鹹点心(シエンディエンシン) 甜点心(テイエンディエンシン)	点心とは，間間の軽い食事(軽食)のことである。鹹点心には麺類・粉類・飯類の料理があり，甜点心は甘いデザートのことである。

3）中国の酒

中国料理の宴席には，酒は欠かせないものとされており，各地にある地酒は，料理の味を引き立てる役目ももっている。中国の酒の代表的なものとしては，伝統的な蒸留酒である白酒（パイチュウ）と醸造酒である黄酒（ホワンチュウ）が挙げられる（表Ⅲ－3）。

表Ⅲ－3　中国の酒

種類	特徴	代表的な酒
白酒	無色透明の蒸留酒。香り高く，酒精度は60度前後である。中国ではもっとも生産量の多い酒である。宴席での正式な乾杯には，この白酒を使う。	五穀から作られた五粮液（ウーリャンイェ）や茅台酒（マオタイシュ），汾酒（フェンチュウ）
黄酒	穀類の醸造酒の総称で，日本の清酒にあたる。もち米，うるち米，きびなどが主原料で，麦麹で醸造する。通常，3～5年，酒蔵に寝かせて熟成させる。この期間が長いほど，濃い黄金色で深みのあるおいしい酒となる。	紹興酒（シャオシンチュウ）や老酒（ラオチュウ）

4）特殊材料および調味料

（1）特殊材料

中国料理の特徴は，素材が広範囲で偏りがなく，むだが少ない。中国では広大な土地柄のため，古くから保存や輸送が可能なように，食材が乾物や塩蔵品に加工されてきた。このような特殊材料が，生ものにはない味わいや食感を生み出し，それが中国料理の特徴やおいしさにつながっている。特殊材料の代表的なものとしては，ふかひれ，つばめの巣，きくらげなどが挙げられ（表Ⅲ－4），乾燥材料の性質に応じた戻し方の技術にも独特のものがある。

表Ⅲ－4　中国料理の特殊材料

燕窩（イエンウオ）	海つばめの巣。海つばめの一種，金絲燕（チンスーイエン：あなつばめ）が羽毛や海藻などを唾液で固めて作ったもの。採取が困難なため，とても高価である。最高級の宴席に用いられ，乾物は戻すと4～6倍になる。たんぱく質やミネラルを多く含み，栄養価が高い。スープやシロップづけなどに用いられる。
魚翅（ユイチイ）	ふかのひれ。さめの背びれ，尾びれ，胸びれを乾燥させたもの。料理として口に入るまでに時間と手間がかかるため，高価。白翅（パイチイ）と黒翅（ヘイチイ）がある。形の点からみると，姿煮にできる排翅（パイチイ）が高級品。散翅（サンチイ），ほぐしたひれを固めた金翅（ジンチイ）や翅餅（チイピン）などは，スープによく用いられる。
海参（ハイシェン）	干したなまこ。煮込み，あんかけなどの料理に用いられ，高級料理店だけでなく家庭でも利用されている。
干鮑（ガンパオ）・鮑魚（パオユィ）	あわびをゆでて干したもの。前菜，スープ，あんかけなどの料理に使用される。
干貝（ガンペイ）	ほたて貝の貝柱を干したもの。スープの出し，煮物や蒸し物などに幅広く利用。
蝦米（シャーミー）	小えびをゆでて干したもの。スープ，あえ物，炒め物などに使う。戻し汁は出しとして使用する。
海蜇皮（ハイヂョーピー）	食用くらげの笠の部分の塩づけ。
銀耳（インアル）木耳（ムウアル）	きくらげ。白きくらげは銀耳（インアル）といい，高価。
香菇（シャングゥ）	干ししいたけ。中国料理では欠かせない材料。
笋干（スンガン）	干したけのこ。通称，支那竹（シナチク）。乾物のほかに塩づけもあり，炒め物，煮込み，汁そばなどに，よく用いられる。
粉絲（フェンスー）	緑豆でんぷんを原料とする春雨。あえ物，スープ，炒め物，鍋料理などに，幅広く使用される。
米粉（ミーフェン）	米の粉で作っためん。日本ではビーフンがよく知られている。炒めて，点心，あえ物や汁物などに用いる。
皮蛋（ピータン）	アヒルの卵を，灰などにつけて土の中に保存しておいたもの。特有の色や食感，匂いなどが特徴。
鹹蛋（シェンダン）	アヒルや鶏の卵の塩づけ。ゆでて前菜に用いたり，中国のおかゆに添えたりする。
腐乳（フゥルウ）	豆腐にカビや細菌をつけて発酵させてから塩づけにし，酒，砂糖，塩などを加え，約半年発酵させたもの。そのまま食べたり，すりつぶして調味料として用いたりする。

搾菜 (ザァツァイ)	軸の下部がこぶ状に肥大する辛子菜の変種を，山椒（さんしょう），茴香（ういきょう）などで風味を付け，唐辛子をきかせて塩づけにしたもの。塩抜きをして調味し，つけ物としてそのまま食べる以外にも，炒め物，スープの副材料としてもよく使われる。
京果 (ジングゥオ)	かぼちゃやすいかの種，松の実，くるみなどの種実類や，蓮の実，青梅，なつめの砂糖づけなど，前菜以前に出すおつまみとして用いられる。

(2) 調味料

中国料理の調味は，甘鹹酸辛苦の五味を基本とし，これらの調和により，百の味が生まれるとも考えられている。主な調味料を表Ⅲ－5に示す。

表Ⅲ－5　中国料理の調味料

醤油（ヂヤンヨウ）	醤油
醋（ツゥ）	酢
料酒（リャオチュウ）	料理用の酒
辣油（ラーヨウ）	唐辛子の入った油
麻油（マーヨウ）	胡麻油
糖（タン）	砂糖
醤（ヂャン）	みそ
黄醤（ホワンヂヤン）	大豆と麦粉で作った赤みそ
甜麺醤（ティエンミエンヂャン）	小麦粉を原料にしたみそで甘みがある
豆板醤（トウバンヂャン）	唐辛子みそ
豆豉（トウチー）	みそ納豆
塩（イエン）	塩
花椒塩（ホワヂャオイエン）	山椒の粉と食塩の混合調味料
蠔油（ハオヨウ）	牡蠣油（オイスターソース）。かきの煮汁を濃縮したもの
芝麻醤（ヂーマーヂャン）	胡麻みそ
蝦醤（シャーヂャン）	小えびの塩辛

(3) 香辛料

中国料理は，香辛料（にんにく，しょうが，唐辛子など）の用い方にも特徴がある。主な香辛料を表Ⅲ－6に示す。

表Ⅲ－6　中国料理の香辛料

葱（ツォン）	長ねぎ
蒜（スワン）	にんにく
生薑（ションジャン）	しょうが
辣椒（ラーヂャオ）	唐辛子
花椒（ホワヂャオ）	さんしょう
胡椒（フウヂャオ）	こしょう
芥末（ヂエモー）	辛子
茴香（ホェイシャン）	ういきょう，フェンネル
八角（パーヂャオ）	大ういきょう
桂皮（クェイピー）	にっけい
丁香（ティンシャン）	ちょうじ（クローブ）
陳皮（チェンピー）	みかんの皮を乾燥させたもの

五香粉（ウーシャンフェン）	茴香（ういきょう）・花椒・八角・桂皮・丁香・陳皮などの粉末を混合したもの
杏仁（シンレン）	あんずの種子
枸杞子（ゴウチィヅー）	なす科の植物であるくこの成熟果実

5）中国料理の調理器具

中国料理の調理法は種類が多いが，とくに加熱調理は，煮込みや蒸し物など時間をかけるものから手早く簡便な炒め物まで幅が広い。さらに，焼く，煮るというだけの単一料理のほか，揚げてからあんをかけるなど，複合調理によるものも多い。その一方で，調理器具や食器は合理的であり，ほとんどの料理が，主に中華鍋と蒸籠，中華包丁だけで作ることができる。主な調理器具を表Ⅲ－7に示す。

表Ⅲ－7　中国料理の調理器具

蒸籠（チョンロン）	中国料理のせいろ	斬刀（ヂャンタオ）	たたき包丁（骨刀ともいう）
鉄勺（テイエシァオ）	鉄製の玉じゃくし	砧板（チェンバン）	中国料理のまな板
漏勺（ロウシァオ）	穴じゃくし	鍋子（ゴオヅ）	中国料理の鍋
菜刀（ツァイタオ）	中国料理の包丁		

6）中国料理の食事作法

食卓は角卓（方卓）と円卓がある。料理は大皿に盛り込まれ，各自が取り回す形式になっている。取り皿は，料理がすすむにともなって，新しい皿に取り替えるようにする。円卓では，接待側の主人が上席に座り，主人の右手隣が主客，左手隣が2番目の客となる。食器は，一人前を並べて置く（図Ⅲ－2）。

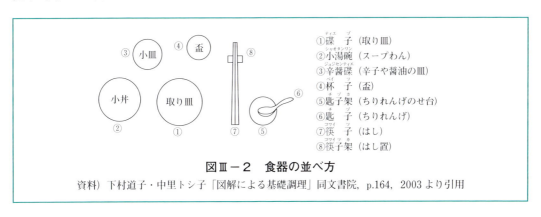

図Ⅲ－2　食器の並べ方
資料）下村道子・中里トシ子「図解による基礎調理」同文書院，p.164，2003 より引用

【引用・参考文献】

1) 下村道子・中里トシ子「図解による基礎調理」同文書院，p.160-164，2003
2) 中嶋加代子編著「調理学の基本 第二版」同文書院，p.155，2015

前菜　副菜

皮蛋　松花蛋
（ピータン）（ソンホワタン）

皮蛋はあひるの卵を発酵，熟成させて加工したもの。中国全域で食べられており，前菜，白かゆのおかずなどに用いられる。

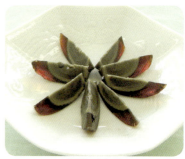
（写真：2人分）

材　料	基本調理（1人分） 調味% ほか		作　り　方
ピータン 濃口醤油	30g 適量	1/2個	①ピータンは，殻の外側についている石灰などを落として水洗いした後，殻をむく。これを，縦6〜8つに切る。 ②①を器にきれいに盛ったら，卵黄の上に醤油を1〜2滴たらして供する。

中国料理

皮蛋の作り方
　皮蛋は，あひるの卵に殻の上から塩，草木灰，石灰，泥土などを混ぜてペースト状にしたものを厚く塗り，これにもみ殻を塗って土の中や甕（かめ）に入れ，2〜3か月程度熟成させて作られる。この過程でアルカリの作用により，卵の卵白は黒い寒天状に，卵黄はやわらかく凝固して暗緑色と黄褐色の層を作る。皮蛋は，アンモニアや硫化水素を含み，これが独特のにおいと刺激的な味となり，そのままでは食べにくい。したがって食する前に切ってしばらく放置し，アンモニアを揮発させるとにおいが和らぐ。

「松花蛋」の名称の意味
　皮蛋の黒くゼリー状になった卵白部分の表面に松葉のような結晶ができるものがある。このような皮蛋のことを，松花蛋（ソンホワタン）と呼び，高級品とされている。なお「花」とは"紋様（もんよう）"を意味する。

皮蛋に用いるたれ
　たれの材料としては醤油（たれの塩分として1.5％程度），酢，砂糖，ごま油，練り辛子または唐辛子や山椒などを混合したものがある。皮蛋のにおいが気になる場合は，このたれに長ねぎのみじん切りやしょうが汁を混合したものをかけてもよい。

前菜　副菜

涼拌海蜇（くらげの酢の物）・涼拌三絲
（リャンバンハイヂョー）　　　（リャンバンサムスー）

くらげは肉の厚いもの，きれいなあめ色のものを選ぶとよい。前菜としてよく用いられ，コリコリとした歯ざわりもよく，酢醤油のあっさりとした味が好まれる。

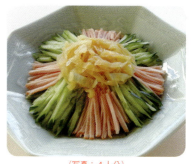

（写真：4人分）

材　料	基本調理（1人分）調味％ ほか		材　料	給食への展開（1人分）調味％ ほか		備　考
塩くらげ	16g	切ってあるもの。戻した重量はほぼ同量	塩くらげ	15g	切ってあるもの	基 給 鶏ささみ肉，薄焼き卵でも美味しい。 給 味付きのくらげを用いてもよい。
きゅうり	40g		きゅうり	20g		
ハム	20g		ハム	10g		
かけだれ			合わせ調味料			
濃口醤油	5.8g(4.8ml)	材料の1.1〜1.4％塩分	濃口醤油	3.7g	材料の1.1〜1.4％塩分	
酢	7.5g	〃　8〜10％	酢	3.6g	〃　8〜10％	
砂糖	2.5g(4.2ml)	〃　2〜3.5％糖分	砂糖	1.4g	〃　2〜3.5％糖分	
ごま油	2.5g(3.1ml)	〃　2〜3.3％	ごま油	1.5g	〃　2〜3.3％	
とき辛子	0.3〜0.5g		とき辛子	0.3g		

基本調理の作り方

①塩くらげは，塩を洗い流してから約10倍量の水に入れ，水を数回とり換えながら4時間前後つけて戻す。塩味が適度に抜けてふっくらしたら，よく水洗いしたのち，微温湯（50〜60℃）をさっとかけ，ザルにあげておく。くらげは，熱い湯に長い時間入れておくと縮んでかたくなるので注意する。少し縮むくらいがよい。
②かけだれの調味料を合わせておく。
③①のくらげに②を少量かけ，下味を付けておく。
④きゅうりは6cm長さの斜め輪切りにしてから少し重ね，せん切りにする。ハムもせん切りにする。
⑤器にきゅうりとハムを並べ，中央にくらげを盛る。
⑥②は深めの小さい器に入れ，添えて出し，食べる直前にかけてあえる。

給食への展開・作り方

下処理：塩くらげは，塩を洗い流してからたっぷりの水につけて3〜5時間，人肌くらいのぬるま湯の場合は1時間前後つけて，戻しておく。途中，1〜2回水をとり換えるとよい。
調理手順：㋜スチーム機能で使用。㋵使用。
①くらげはよく洗い，80〜90℃くらいのお湯に10秒程度入れてとり出し，急冷する。
②きゅうりは斜めせん切りにして穴あきパンに入れ，中心温度75℃で加熱し，急冷する。
③ハムもせん切りにして穴あきパンに入れ，②と同様の加熱処理をする。④①，②，③を混ぜ，合わせ調味料で味を付ける。

中国料理

塩くらげの扱い方

　包装袋に入って市販されているカット済みの塩くらげの塩抜きは，表示されている指示通りに行うとよい。
　一般的な方法は，鍋に水を入れて火にかけ，70〜80℃に達したら火を消し，くらげを30秒くらい湯通しする。これを水で軽くもんだのち，約10倍の水に10時間前後浸漬する。流し水や水を取り替える回数を増やせばそれだけ早く塩は抜ける。塩が抜けたら，新しい水につけて戻すと，水をどんどん吸い込み15〜20時間くらいで戻りきるが，適度な歯ごたえのときに引き上げて用いるとよい。

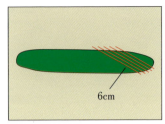 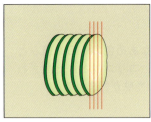 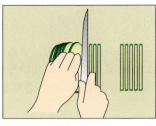

①端を斜め6cm長さに切り落としたら，それに平行して薄切りにする。
②①の高さをそろえて重ねたら少しずらし，せん切りにする。
③上下は全部皮の緑色がついて美しいせん切りができあがる。

図Ⅲ-3　きゅうりの絲（せん切り）の切り方

前菜　副菜

涼拌茄子（蒸し茄子の和え物）
（リャンパンチェヅ）

冷やしたなすと辛いかけ汁が，夏にはとくにおいしい一品。

涼拌巻心菜（キャベツの辛味和え）
（リャンパンヂュワンシンツァイ）

暑い夏に，さっぱりした酸味がおいしい料理。

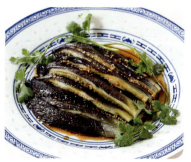

(写真：2人分)

材　料	基本調理（1人分）調味％ ほか		材　料	給食への展開（1人分）調味％ ほか	
A 涼拌茄子			A 涼拌茄子		
なす	100g		なす	80g	
かけだれ			かけだれ		
濃口醤油	2g(1.7ml)	なすの0.8％塩分	濃口醤油	3g	なすの0.7％塩分
塩	0.3g(0.3ml)	〔塩分比〕塩：醤油：豆板醤	塩	0.1g	〔塩分比〕塩：醤油：豆板醤＝1：4：0.4
豆板醤	0.2g	＝1：1：0.1	豆板醤	0.2g	〃　　0.25％
酢	2.5g	〃　2.5％	砂糖	1.6g	〃　　2％糖分
砂糖	0.5g(0.8ml)	〃　0.5％糖分	酢	4g	〃　　5％
ごま油	1g(1.3ml)		ごま油	0.2g	〃　　0.25％
にんにく	0.5g		にんにく	0.1g	〃　　0.13％
シャンツァイ	1g	飾り用			
			B 涼拌巻心菜		
B 涼拌巻心菜			キャベツ	80g	
キャベツ	80g		乾燥きくらげ	1g	戻すと7倍
きゅうり	20g		しょうが	0.3g	
塩	0.1g(0.1ml)	きゅうりの0.5〜0.7％塩分	合わせ調味料		
にんじん	20g		塩	0.5g	キャベツ＋きくらげの0.6％塩分
塩	0.1g(0.1ml)	にんじんの0.5〜0.8％塩分	豆板醤	0.3g	〔塩分比〕塩：豆板醤＝1：0.5
しょうが	1.2g		砂糖	0.5g	〃　　0.6％糖分
赤唐辛子	0.05g		酢	7g	〃　　8％
ごま油	3g(3.8ml)				
酢	10g	材料の8％			
濃口醤油	1.4g(1.1ml)	キャベツの1％塩分			
塩	0.6g(0.5ml)	〔塩分比〕塩：醤油＝3：1			
砂糖	2g(3.3ml)	材料の1.5〜2％糖分			

中国料理

中国料理

基本調理の作り方	給食への展開・作り方
A 涼拌茄子 ①なすは，水洗いしてヘタを落とし，0.3％ミョウバン水（記載外）に30分，頭を下にして，ミョウバン水を吸い上げるように逆さに立てておく。一度水洗いした後，蒸籠に入れ，蒸気が上がってから8～12分強火で蒸す。蒸し上がったら盆ザルにのせて，涼しいところで十分冷やす。 ②かけだれを作る。にんにくをみじん切りにし，調味料と合わせ，冷蔵庫で冷やす。 ③①のなすは皮をつけたまま縦方向に竹串を使って8～10本に裂く。 ④③のなすを皿に盛りつけシャンツァイ（香菜）を添える。別器に②のかけだれを添えて出す。食べる直前になすに回しかける。 B 涼拌巻心菜 ①キャベツは，外側のかたい葉を2～3枚はがし，包丁の先で芯をくり抜く。キャベツが丸ごと入る鍋に湯を沸かし，沸騰したらキャベツを入れる。外側の葉から剥がれてくるので一枚ずつ剥がして取り出すか，丸ごと取り出し，一枚ずつ剥がすと葉を傷つけずにきれいにとることができる。軸の厚さを平均にそいで1分ほどゆでる。変色しないようにざるに広げて冷ます。 ②きゅうりとにんじんはせん切りにし，塩をふりかけて15分おき，しんなりさせてから水気をしぼる。しょうがはせん切りにして一度水にさらす。 ③キャベツを巻きすの上に敷き並べ，葉の両側を少し折り込んでおく。 ④③の上に②のきゅうり，にんじん，しょうがを芯にしてのせ，のり巻き状に巻く。巻き終わったら，巻きすごと握り，水分をしぼり取る。2.5cm長さに切り，切り口を上にしてバットに盛り付ける（きゅうりとにんじんを別々に巻き込むとのり巻きのように色がわかれ，本法のように混ぜ込むのとは見た目が異なる。2種類盛り付けると目でも楽しむことができる）。 ⑤赤唐辛子は種を除き，ごま油で炒め加熱して，取り出す。これに調味料を加えて煮立て，④のキャベツにかけて冷やす。途中，上下を返すと全体に味がまわる。味がなじんだら器に盛り付ける。	下調理：A：なすはヘタをとり，縦半分に切って水にくぐらせ，アクを抜く（㊟①と同様にミョウバン水を使用して色どめをしてもよい）。B：きくらげは水につけて戻しておく。 調理手順：㋐スチーム機能使用。㋑使用。 A：穴あきパンになすを並べ，中心温度80～90℃で加熱して急冷する。調味料を合わせてかける。 B：①キャベツは3～4cm角に切り，穴あきパンに入れ，中心温度90～95℃で加熱して急冷する。②きくらげは，戻してから石づきをとって食べやすい大きさにザク切りにする。沸騰水でさっとゆで，流水にとってから水気をきる。③しょうがはせん切りにして水にさらす。④調味料を混ぜ合わせ，①，②，③をあえる。

なすの蒸し方，冷まし方

蒸しすぎはおいしくない。箸ではさんで芯がなくやわらかい手ごたえがあれば蒸し上がっている。なすを冷ますのに時間はかかるが，水っぽくなるのを防ぐため，水にはつけずに冷ます。

アントシアンと金属イオンのキレート反応によるなすの皮の色の変化

アントシアンは金属イオンと結合しやすい性質があり，赤紫色の安定した美しい色を保つ。涼拌茄子では，なすの切り口をミョウバン水に浸漬することにより，なすの皮に含まれるアントシアン系色素のナスニンとミョウバン中のアルミニウムイオンとが反応し，加熱によるなすの色の退色を抑えることができる。

豆板醤の作り方

唐辛子とそら豆を発酵させて作った唐辛子味噌。原料のそら豆は皮がかたいため，発芽させて皮を剥く（この発芽した状態を「豆豉（トウチー）」という）。これを，そのままの状態で麹につけて食塩を添加し，半年ほど発酵させる。ここに唐辛子など香辛料を加えて，さらに1か月から数年熟成させて製造する。熟成されると唐辛子の赤い色がこげ茶色になり，長く熟成されるほど色が濃くなる。熟成が進むと，唐辛子の辛さはまろやかになり，これを加熱すると香りも加わり，おいしさが増す。

前菜　副菜

酸辣黄瓜（きゅうりの漬物）
（サンラーホワングワ）

酸辣黄瓜はきゅうりの熱処理により，テクスチャーを活かした料理。きゅうりは熟すると黄色に変わるため「キウリ」から，きゅうりになったといわれる。味付けは酸味，辛味と甘味である。中国料理では炒めたり，加熱して用いることが一般的である。

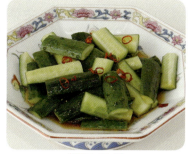

（写真：4人分）

材　料	基本調理（1人分）調味％ ほか		材　料	給食への展開（1人分）調味％ ほか	
きゅうり	60g		きゅうり	60g	
ごま油	3g（3.8ml）	きゅうりの5～10％	合わせ調味料		
合わせ調味料			濃口醤油	3g	きゅうりの1.2～1.8％塩分
濃口醤油	3g（2.5ml）	きゅうりの1.2～1.8％塩分	塩	0.3g	〔塩分比〕塩：醤油＝3：4
塩	0.3g（0.3ml）	〔塩分比〕塩：醤油＝3：4	砂糖	2.4g	〃　　4～5％糖分
砂糖	3g（5ml）	〃　　4～5％糖分	酢	5g	〃　　8％
酢	6g	〃　　10％	ごま油	1.2g	
赤唐辛子	0.1g	1/4本	赤唐辛子	0.1g	

基本調理の作り方	給食への展開・作り方
①きゅうりは「板ずり」をし，水洗いをしてから水気をきる。きゅうりの両端を切り落としたら，縦にふたつ割にして種の部分をとり除く。それぞれをふたつ割にして3cm長さにそろえる。 ②赤唐辛子は，種をとり除いて小口切りにする。 ③調味料を合わせて，合わせ調味料を作る。 ④中華鍋にごま油と②の赤唐辛子を熱し，①のきゅうりを炒める。 ⑤④に合わせ調味料を加えて火をとめる。中華鍋を急冷して変色を防ぎ，きゅうりの緑色を鮮やかに仕上げて，盛り付ける。	下調理：きゅうりは洗浄後，両端を切り落とし，5mm厚さの斜め薄切りにする。赤唐辛子は種をとり，小口切りにする。 調理手順：㋐スチーム機能使用。㋑使用。 ①きゅうりは穴あきパンに入れ，中心温度75℃で加熱し，急冷する。②材料を混ぜ合わせ調味料を作っておく。③①に②をかけてつけ込み，味がなじんだら器に盛り提供する。

調理上のポイント

・きゅうりは「板ずり」によって，表面のいぼがなくなるとともに，特有のえぐ味もとり除かれる。
・中国風調味酢とは，醤油，塩，砂糖，酢，ごま油を配合したものである。
・きゅうりを炒めた後，水を張っておいたボウルに中華鍋を浮かして急冷すると，きゅうりの変色を防ぎ，緑色を鮮やかに仕上げることができる。
・炒める操作によって，きゅうりに熱が加わり，組織が軟化することにより冷めていく過程で味がよくしみ込む。

中国料理

前菜　主菜・副菜

棒棒鶏（鶏肉の唐辛子ごま和え）
（バンバンヂィ）

棒棒鶏の名は，棒でたたいて鶏肉をやわらかくしてから細くさいたことに由来する。四川省を代表する，辛味のきいた料理。

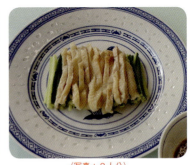

（写真：2人分）

中国料理

材　料	基本調理（1人分）	調味％ ほか	材　料	給食への展開（1人分）	調味％ ほか	備　考
鶏肉（もも）	90g(正味70g)	骨付	鶏肉（むね）	40g	鶏肉の0.5％塩分	墓鶏のむね肉でもよい。墓白すりごまの代わりに芝麻醤を用いてもよい。
しょうが	2g		塩	0.2g		
長ねぎ	3g		酒	2g		
酒	3g		しょうが	0.2g		
塩	適量	ゆで汁の0.5％塩分	長ねぎ	3g		
きゅうり	50g		きゅうり	30g		
薬味ソース			もやし	30g		
にんにく	1g		薬味ソース			
長ねぎ	4g		長ねぎ	1g		
しょうが	1g		にんにく	0.2g		
赤唐辛子	0.05g		しょうが	0.5g		
白すりごま	1g		赤唐辛子	0.02g		
濃口醤油	6.6g(5.5ml)	鶏肉ときゅうりの0.8％塩分	白すりごま	0.5g		
酢	1.6g	〃　　　1.3％	濃口醤油	5.5g	鶏肉＋きゅうり＋もやしの0.8％塩分	
砂糖	0.5g(0.8ml)	〃　　　0.4％糖分	砂糖	0.4g	〃　　0.4％糖分	
ラー油	0.3g(0.4ml)		酢	1.3g	〃　　1.3％	
			ラー油	0.2g		

基本調理の作り方

①鶏肉は水洗いをし，鍋に入れる。かぶるくらいの水を加え，薄切りにしたしょうが，ぶつ切りの長ねぎを加えて強火にかける。煮立ったら弱火にしてアクを除き，約20分ゆでる。

②鶏肉をとり出し，水で洗う。ゆで汁は，酒，塩（ゆで汁の0.5％塩分）で調味してから，こす。粗熱をとってから先の鶏肉を浸し，冷蔵庫で30分以上冷やす。

③薬味ソースを作る。赤唐辛子は水で戻して種を除き，みじん切りにする。にんにく，長ねぎ，しょうがもみじん切りにし，これらを調味料とともに混ぜ合わせる。

④②の鶏肉は軟骨のところを切り落とし，肉を切り開いて骨を除く。肉に厚みがある部分は，一部そぎ切って均等にし，皮目を上にし，5mm幅くらいの棒状に切る。

⑤きゅうりは一本を3等分の長さに切り，3～4mm角の拍子切りにする。

⑥皿に⑤のきゅうりを並べ，その上に鶏をのせる。深めの小鉢に③の薬味ソースを入れて添える。食べる直前にソースをかけ，あえて食べる。

給食への展開・作り方

下調理：鶏肉は身の厚いところを切り開き，厚さを均一にしたら塩，酒をふり，約30分おく。しょうがは薄切りに，長ねぎはぶつ切りにする。

調理手順：㋜スチーム機能使用。㋓使用。①きゅうりは墓と同じように切ってから穴あきパンに並べ，中心温度75℃で加熱し急冷する。②もやしも穴あきパンに入れ，中心温度90～95℃で加熱したら急冷する。③鶏肉は重ねないようにホテルパンに入れ，しょうが，長ねぎをのせる。中心温度90～98℃で加熱し，汁につけたまま急冷する。皮目側からきゅうりと同じ厚さと長さに切る。きゅうりの上に盛りつける。ソースは墓と同様に作り，提供する直前にかける。

湯菜　汁

白菜丸子湯（白菜と肉団子のスープ）
（パイシャイワンヅタン）

肉団子のうま味が出た実だくさんのスープ料理。白菜にはビタミンC，カルシウム，鉄などの栄養素が豊富に含まれ，軸と葉を加熱することで違った見た目や歯触りを味わうことができる。肉団子はひき肉を練り混ぜて団子状にまるめたものをいう。
（ロウワンヅ）

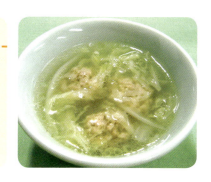

材　料	基本調理（1人分）	調味% ほか	材　料	給食への展開（1人分）	調味% ほか
湯（タン）*		できあがり量250g	はくさい	20g	
鶏がら	50g	小1個分	はるさめ	5g	
		できあがりの20～30%	たけのこ	10g	ゆでたもの
鶏肉（もも）	50g	骨付	肉団子		
しょうが	3g		豚ひき肉	30g	
長ねぎ	25g	1/4本	長ねぎ	6g	
酒	4g	鶏がらの8%	かたくり粉	1.5g	
水	500g		しょうが汁	0.5g	
			塩	0.1g	ひき肉＋ねぎの0.3～0.4%塩分
はくさい	20g				
緑豆はるさめ	3g	戻すと約3.5倍	酒	1g	肉の3～4%
たけのこ	10g	ゆでたもの	水	1g	
肉団子			水	150g	
豚ひき肉	30g		減塩スープの素	2.5g	水の0.6%塩分
長ねぎ	6g		塩	0.23g	
かたくり粉	1.5g	肉の5%	酒	2g	水の1～2%
しょうが汁	0.5g		こしょう	0.01g	
塩	0.1g(0.08ml)	ひき肉＋ねぎの0.3～0.4%塩分			
酒	2g	肉の7%			
水	1～3g	状態を見て増減			
湯（タン）*	170g				
塩	1g(0.8ml)	湯（タン）*の0.6%塩分			
酒	2g	湯の1%			
こしょう	0.01g				

*p.202，表Ⅲ－8参照

基本調理の作り方

①湯（タン）*をとっておく。
②はくさいは，軸と葉に分けて長さ6cm，幅3mm位の細切りにする。はるさめは，沸騰湯で1分ゆでてから5分程おいて戻す。ザルにあげ，水洗いしてぬめりを取り，6cm長さに切る。たけのこは，はくさいに大きさをそろえて細切りにする。長ねぎはみじん切りにする。しょうがはすりおろしておく。
③ボウルに水以外の肉団子の材料を入れてよくこねる。水を加えてさらにこねた後，団子を形作る**。
④鍋に湯（タン）*を入れ，沸騰したら③の肉団子を入れる。肉団子が浮き上がってきたら，たけのことはくさいの軸の部分を入れ，しんなりしたらはくさいの葉の部分を入れて，アクをとりながら煮る。※アクをこまめに取ることで肉の臭みを取り，にごりのないスープになる。
⑤はくさいがやわらかくなったら塩，酒，こしょうで調味し，はるさめを入れて煮過ぎないうちに火を止める。

給食への展開・作り方

下調理：はくさいとたけのこは，短冊切り。はるさめは熱湯で戻して，ざく切りにする。長ねぎはみじん切りにする。
調理手順：回使用。①肉団子の材料をよくこね，1人当たり2個になるよう丸める。②釜にスープを入れ，沸騰したら①を入れる。火が通ったら（中心温度測定）とり出しておく。③スープのアクをとり，野菜を加えて火が通ったら調味する。④器に②の肉団子とはるさめを盛り付けておく。③を盛り提供する。

*p.202，表Ⅲ－8参照　　**p.202，図Ⅲ－4参照

表Ⅲ-8 湯（タン）のとり方*

基本調理〈湯〉	給食（〈湯〉スープ・スープの素）	
①鶏がらはていねいに水洗いし，血液や汚れを落とす。鶏骨付きもも肉の脂肪部分もよく洗って，できるだけとり除き，さらに，肋骨の間にある内臓の残りをとり除く。鶏がらは4〜5つに出刃包丁で切る。鶏骨付きもも肉は3〜4つのぶつ切りにする。鶏がらと鶏骨付きもも肉をザルに入れて，熱湯をかけて洗い流す。 ②長ねぎは段（トワン：ぶつ切り），しょうがは片（ピエヌ：薄切り）に切る。 ③大きな厚手の鍋に材料を入れて，火にかける。沸騰後に火を弱めて，上に浮いたアクをていねいにすくい取り，長ねぎ，しょうが，酒を加えて静かに約1時間煮る。 ※アクを吸着させるために，卵白を用いることがある。その際には，卵白を鍋に回し入れ，静かに撹拌して火を止めるとよい。 ④鍋の中がおよそ半量に煮詰まったら，熱いうちに布巾で静かにこす。表面に浮いた脂は紙で吸いとる。 ※上湯（シャンタン）は清んだ濃いスープで主材料は鶏を用いる。下湯（シャタン）は豚骨，鶏骨を主材料としている。	①鶏がらは洗浄済みのものを使用する。未洗浄の場合は，専用のシンクで，専用の装備で洗浄する。洗浄済み，未洗浄ともに使用前には熱湯をかける。 ②でき上がり量の1.2〜1.3倍の水に，鶏がら，ねぎ，しょうがを入れて加熱し，沸騰後は弱火で2時間程度，アクをとりながら加熱する。 ③うわ澄みをシノワでこしながら，ほかの鍋に移す。	市販の顆粒だし**を用いる。 ①鶏がらスープの素2.5g/小さじ1（塩分：48.1%） ②減塩タイプの鶏がらスープの素2.5g/小さじ1（塩分：26.8%）

*素材から調理する場合の材料の分量はp.201参照
**香川明夫「調理のためのベーシックデータ」女子栄養大学出版部，2018より一部引用，一部加筆
ベターホームのお料理一年生，ベターホーム出版局，p178-179, 1996

はるさめに用いられるでんぷんの種類と特徴

はるさめには，緑豆やそらまめのでんぷんを原料とするものと，じゃがいもやさつまいものでんぷんを原料とするものがある。緑豆やそらまめのでんぷんはアミロース含量が高く，老化しやすい特徴がある。

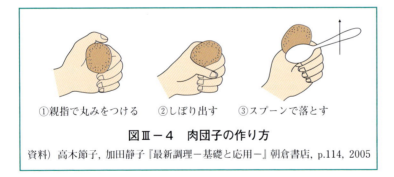

①親指で丸みをつける　②しぼり出す　③スプーンで落とす

図Ⅲ-4　肉団子の作り方

資料）高木節子，加田静子『最新調理―基礎と応用―』朝倉書店，p.114, 2005

肉団子の作り方別法
①よくこねた肉団子の材料をバットに入れて平らにする。
②等分割にしてスプーンで取り，丸めながらスープまたは揚げ油に入れる。

湯菜 汁

清川鶉蛋（鶉卵のスープ）
（チンチュワンチュンタン）

干し貝柱のうま味が加わった澄んだスープ。貝柱のうま味は，スープにより深いコクを与える。うずらの卵は，鶏卵と比べて鉄，ビタミンA，B_1，B_2，B_{12}，葉酸が豊富で，味も濃厚である。貯蔵性がよいのも特長である。

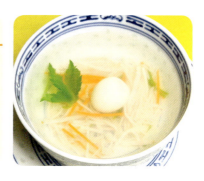

材　料	基本調理（1人分）調味％ ほか		材　料	給食への展開（1人分）調味％ ほか		備　考
うずら卵	10g	1個分	うずら卵	10g	水煮缶，卵1個分	基 ロースハムからも塩分が出るので，調味の際に注意する。
にんじん	2g		にんじん	2g		
ロースハム	4g		ロースハム	4g		
干し貝柱	2.5g	戻すと2.2〜2.4倍	ほたての貝柱	10g	水煮缶	
みつば	2g		みつば	2g		
貝柱の戻し汁	20g	合わせて150g	缶汁＋水	160g		給 缶汁は，ホタテの缶詰の煮汁のこと。
湯（タン）*	130g		減塩スープの素	2.5g	缶汁＋水の0.5〜0.6％塩分	
塩	0.6g(0.5ml)	湯（タン）の0.4〜0.5％塩分	塩	0.2g		

* p.202，表Ⅲ－8参照

基本調理の作り方	給食への展開・作り方
①うずら卵は水からゆで，沸騰後3分で水にとって殻をむく。 ②にんじんは，3〜4cm長さのごく細いせん切りにする。 ③ハムは4cm長さのせん切りにする。 ④干し貝柱は水洗いする。これを小さい容器に入れ，干し貝柱の重量の10倍程度の水と少量の酒（記載外）を加え，1時間程度蒸してやわらかく戻し，ほぐしておく。戻し汁はスープに利用するのでとっておく。 ⑤みつばはさっとゆで，4cm長さに切る。 ⑥湯（タン）*と④の貝柱の戻し汁と②のにんじんを鍋に入れて熱し，塩を加えて調味し，うずら卵，貝柱を加える。ハム，みつばをちらし，火を止める。	下調理：にんじんとハムは長さ4cmのせん切りにする。ほたては缶汁を別器にとり，貝柱をほぐしておく。みつばは3cmの長さに切る。 調理手順：㋜スチーム機能使用。㋚使用。①みつばを穴あきパンに入れ，中心温度75℃で加熱し，急冷する。②ハム，うずらの卵をそれぞれ別の穴あきパンに入れ，中心温度75℃で加熱する。③にんじんを穴あきパンに入れ，100℃で10分加熱する。④スープと水を加えて分量を調整した缶汁を加熱し，ホタテの貝柱を入れたら塩で味をととのえる。⑤器に①，②，③を盛りつけておき，提供する直前に④をはる。

* p.202，表Ⅲ－8参照

干し貝柱の選び方と戻し方

干し貝柱は飴色で艶があり，粒が大きくしっかりしているものが良品とされる。戻し方には，給に記す方法のほか，水と酒を入れて一晩冷蔵庫に入れる（酒には，貝柱の生臭みの除去やコハク酸など，うま味成分の溶出を促進させる効果がある）などがある。

湯菜　汁

酸辣湯（酸味のくず汁）
（スワンラータン）

中国北方の，酢の酸味とこしょうまたは唐辛子の辛味を効かせた，実だくさんのスープ。中国では，風味付けにパセリやみつばのような香りのよい野菜を散らす。

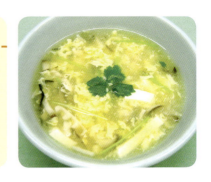

材　料	基本調理（1人分）	調味％ ほか	材　料	給食への展開（1人分）	調味％ ほか
鶏肉（ささみ）	10g		鶏肉（むね）	10g	
酒	0.8g	肉の8％	酒	0.5g	肉の5％
しょうが汁	0.8g		しょうが汁	0.5g	
かたくり粉	0.25g		かたくり粉	0.5g	鶏肉の5％
絹ごし豆腐	15g		絹ごし豆腐	15g	
たけのこ	10g	ゆでたもの	たけのこ	10g	ゆでたもの
干ししいたけ	1g	戻すと4～5倍	干ししいたけ	0.5g	戻すと4～5倍
きくらげ	0.1g	戻すと7倍	きくらげ	0.1g	戻すと7倍
卵	15g		卵	15g	
みつば	3g		みつば	3g	
湯（タン）*	150g		水＋干ししいたけの戻し汁	160g	
酒	2.5g	湯（タン）*の1～2％	減塩スープの素	2.5g	水＋干ししいたけの戻し汁の0.6％塩分
濃口醤油	2.2g(1.8ml)	湯（タン）*の0.4～0.5％塩分	濃口醤油	0.6g	
塩	0.3g(0.25ml)	〔塩分比〕塩：醤油＝1:1	塩	0.2g	〔塩分比〕塩：醤油＝2:1
酢	3g	〃　1.5～2％	酒	1g	湯の0.6％
かたくり粉	1.5g	〃　1％	酢	3g	〃　1.5～2％
水	6g		かたくり粉	1.6g	〃　1％
こしょう	0.02g		水	3g	
または粉唐辛子			こしょう	0.02g	
			ラー油	0.1g	

* p.202，表Ⅲ－8参照

基本調理の作り方	給食への展開・作り方
①干ししいたけ，きくらげは戻しておく。 ②かたくり粉は，水を加えてといておく。 ③鶏肉はすじをとり，すじのあったところに包丁を入れて開き，肉の繊維に平行にせん切りにする。これを，酒としょうが汁で下味をつけた後，かたくり粉をまぶす。 ④豆腐は4cm長さの拍子木切り（7mm幅くらい）にする。深皿に入れ，熱湯をかけて白い濁り湯を流す。これを2～3回くり返す。 ⑤たけのこはゆでて臭みをとり，縦のせん切りにする。干ししいたけは軸をとり，せん切りに，きくらげは石づきをとり，せん切りにする。みつばは3～4cm長さに切る。なお，干ししいたけはそぎ切りにしてからせん切り，たけのこはかつらむきにしてからせん切りにすると歯応えがよく仕上がる。 ⑥鍋に湯（タン）*を入れて煮立て，鶏ささみを入れて，きれいな線状になるように箸でほぐす。煮立ったらアクを除き，しいたけ，たけのこを入れ，火を弱めて5分煮て，酒，塩，醤油を加える。 ⑦②の水ときかたくり粉を⑥の鍋に加えて手早く混ぜ，濃度をつける。煮立ったら，きくらげと豆腐，酢を加えて静かに混ぜる。卵をときほぐして細く流し入れ，卵がふんわりと浮いてきたらみつばを散らし，こしょう（粉唐辛子）をふり入れて火を止める。	**下調理**：干ししいたけ，きくらげは戻してせん切りにし，たけのこもせん切りにする。しょうがはすりおろし，しぼっておく。豆腐は角切りにする。みつばは3cm長さに切る。鶏肉は下味をつけておく。卵の扱いはp.22参照。 **調理手順**：②スチーム機能使用。⑦使用。①みつばを穴あきパンに入れ，中心温度75℃で加熱し急冷する。②スープを加熱したら，干ししいたけときくらげを加える。調味料を入れて味をととのえ，かたくり粉でとろみをつけてからザルなどでこしながら卵を細く流し入れ，泡立て器で細かくする。③鶏肉にかたくり粉をまぶして，ゆでる。④豆腐を穴あきパンに入れ，100℃で10分加熱する。⑤器に①，③，④を盛り付けておく。提供する直前に②を盛る。

* p.202，表Ⅲ－8参照

湯菜 汁

桂花蟹羹（かにと卵の薄くず汁）
（クェイホワシエゴン）

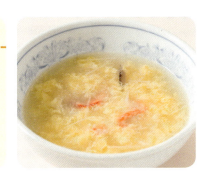

'桂花'とはキンモクセイの花のことで，卵の色をたとえたもの。秋風が立ち，キンモクセイの香りがただよい，菊が咲きほこる季節になると，かには肥えて食べごろを迎える。

材　料	基本調理（1人分）調味％ ほか		材　料	給食への展開（1人分）調味％ ほか		備　考
かに	20g	缶詰	かに	20g	缶詰	缶 かに風味かまぼこを使用する場合には，かまぼこに含まれる塩分を考慮する。 缶 冷凍かにを使用してもよい。
長ねぎ	12g		長ねぎ	12g		
たけのこ	10g	ゆでたもの	たけのこ	10g	ゆでたもの	
干ししいたけ	1g	戻すと4～5倍	干ししいたけ	1g	戻すと4～5倍	
しょうが	1g		しょうが	1g		
ラード	1.5g(1.9ml)		サラダ油	3g		
湯（タン）*	150g		水	160g		
酒	1.5g		減塩スープの素	2.5g	水の0.6％塩分	
濃口醤油	1.0g(0.8ml)	湯（タン）*の0.4～0.5％塩分	濃口醤油	0.4g	〔塩分比〕塩：醤油	
塩	0.6g(0.5ml)	〔塩分比〕塩：醤油＝4：1	塩	0.2g	＝4：1	
卵	20g		卵	20g		
かたくり粉	1.4g	〃　　0.8％	かたくり粉	1.6g	〃　　1％	
水	5g		水	4g		

* p.202，表Ⅲ−8参照

基本調理の作り方	給食への展開・作り方
①干ししいたけは水に戻して，軸をとる。 ②たけのこ，長ねぎ，しょうが，①の戻したしいたけは，3～4cm長さのごく細いせん切りにする。 ③かには軟骨を除き，ほぐしておく。 ④鍋にラードを熱し，しょうが，長ねぎ，たけのこ，しいたけをさっと炒める。そこに湯（タン）*をそそぎ，ひと煮立ちしたら酒を入れ，塩，濃口醤油で調味する。 ⑤④に③のかにを入れたら，水ときかたくり粉を混ぜ合わせて加え，濃度をつける。 ⑥卵を割りほぐし，糸のようにたらして入れ，浮き上がったら火を止める。	下調理：卵は割卵し（卵の扱い方p.22参照），こしがなくなるまでよくほぐす。スープの素をとかし，温めておく。たけのこは縦3cm長さの薄切りにする。しいたけは薄切り。長ねぎ，しょうがは，せん切りにする。 調理手順：(缶)使用。①かにはほぐしておく。②釜に油を熱し，しょうが，たけのこ，しいたけ，長ねぎを炒める。火が通ったらいったん具をとり出して重量を測定し，1人分を割り出しておく。③具をとり出した釜にスープをそそぎ，煮立ったら調味する。水ときかたくり粉を混ぜ合わせて加え，濃度をつける。④ザルなどでこしながら③に卵を流し入れ，浮き上がったら火を止める**。⑤器に①のかにと②の具を盛り付ける。④のスープを盛って提供する。

* p.202，表Ⅲ−8参照
** p.204，酸辣湯参照

汁のとろみのつけ方
→かきたま汁，p.36参照

中国料理

湯菜 汁

玉米羹（とうもろこしのスープ）
（ユィミーゴン）

中国料理では料理と料理の間の口直しとして出される，上品で淡白な味わいのスープ。ここでは，手軽で便利な缶詰のとうもろこし（中国名：玉米）を活用し，卵を浮かせた料理。とろみがあるため，実が浮きやすくなるとともに温度が冷めにくく，なめらかな舌ざわりになる。

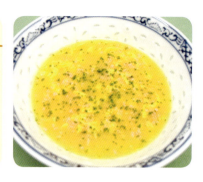

材料	基本調理（1人分）	調味％ ほか	材料	給食への展開（1人分）	調味％ ほか
スイートコーン	80g	缶詰・クリーム（食塩・砂糖不使用）	スイートコーン	50g	缶詰・クリーム（食塩・砂糖不使用）
湯（タン）*	110g		水	100g	
塩	0.6g（0.5ml）	湯（タン）* の 0.5〜0.6％塩分	減塩スープの素	0.5g	水の 0.6％塩分
酒	1g	〃　1％	塩	0.5g	
こしょう	0.01g		酒	1g	〃　1％
干ししいたけ	1g	戻すと 4〜5倍	こしょう	0.01g	
かたくり粉	1g	湯（タン）* の 1％	干ししいたけ	1.2g	戻すと 4〜5倍
水	2g		かたくり粉	1g	水の 1％
卵	8g		水	2g	
パセリ	0.1g		卵	15g	
			パセリ	0.3g	

* p.202，表Ⅲ-8 参照

基本調理の作り方	給食への展開・作り方
①湯（タン）* をとっておく。 ②干ししいたけは水で戻しておき，せん切りにする。 ③①の湯（タン）* に②を入れてやわらかくなるまで煮る。 ④スイートコーンを加え，火にかけ，酒と塩・こしょうで調味する。 ⑤沸騰したところを弱火にして，水ときかたくり粉を入れてとろみのあるスープにする。 ⑥卵をといて，糸状に回し入れ**，ひと煮立ちしたら火を止める。みじん切りにしたパセリを散らし，海碗*** に盛り付ける。	下調理：卵の扱いは p.22 の通り。水で戻した干ししいたけはせん切りにする。パセリは，みじん切りにする。 調理手順：回使用。①スープに，しいたけを入れて加熱し，火を通す。②①にスイートコーンを加え，調味する。沸騰したところに，水ときかたくり粉を加え，かき混ぜながらとろみをつける。再沸騰したら，卵液をこしながら加え，静かにかき混ぜてさらに沸騰させ，卵に火を通す。③②を器に盛り，パセリを散らす。

* p.202，表Ⅲ-8 参照
** p.36，かきたま汁参照
*** p.190，表Ⅲ-2 参照

給食への展開のポイント

スイートコーン（缶・クリーム）の加熱

　スイートコーンは沈んで焦げやすいので，木じゃくしでときどき鍋の底をこそげるようにしながら混ぜる。

炒菜　主菜

乾焼明蝦（殻つき海老の唐辛子煮込み）
（ガンシャオミンシャー）

乾焼明蝦は，殻からのうま味も存分に味わうことができる，えびの炒め煮のことであり，小型のむきえびを用いると乾焼明仁（ガンシャオレン）という名称に変わる。四川料理の干焼の技法が上海に伝えられて生まれたチリソースで味付けした料理。

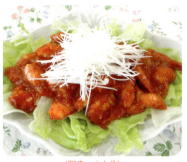

（写真：4人分）

中国料理

材料	基本調理（1人分）調味％ ほか		材料	給食への展開（1人分）調味％ ほか	
くるまえび	75g	有頭	むきえび	75g	冷凍
酒	3g	えびの4％	酒	2g	えびの3％
合わせ調味料			かたくり粉	1.5g	〃 2％
豆板醤	1.1g	〃 1％塩分	揚げ油	適量	油通し用，吸油率10％
濃口醤油	2g（1.7ml）	［塩分比］豆板醤：醤油：ケチャップ＝1：1.5：1.5	合わせ調味料		
トマトケチャップ	8.5g		豆板醤	0.8g	えびの0.9％塩分
酒	1g		濃口醤油	1.6g	［塩分比］豆板醤：醤油：ケチャップ＝1：1.5：1.5
砂糖	1.5g（2.5ml）	〃 2％糖分	トマトケチャップ	7g	
湯	20g		水	1.5g	
酢	1.3g		減塩スープの素	0.3g	
サラダ油	8g（10ml）	〃 10～12％	酒	2g	〃 3％
にんにく	1.5g		砂糖	1.5g	〃 2％糖分
しょうが	2g		酢	1.3g	
長ねぎ	10g		サラダ油	2g	
かたくり粉	1.5g		にんにく	0.5g	
水	4g		しょうが	1g	
長ねぎ	5g	白髪ねぎ	長ねぎ	10g	
レタス	10g		たまねぎ	40g	
			かたくり粉	1.5g	
			水	3g	

基本調理の作り方

①えびは洗って水気をきり，料理ばさみでひげと足を切り落とす。尾の先を切りそろえて中の水をしごき出し，尾の中央にある「けん」を切る。背を縦に少し切り開いたら竹串で背わたを除き，頭と胴を切り離した後，胴はさらに半分に切り，酒をふりかけておく。

②しょうが，にんにくはみじん切りにする。長ねぎは白い部分の一部を白髪ねぎに，中心部をみじん切りにする。合わせ調味料を作る。

③油ならしをした中華鍋に分量の1/3量の油を熱して油をなじませ，①のえびを頭，胴，尾の順に加える。これを殻の色が赤くなるまで強火で炒めたらとり出しておく。

④残りの油を熱して②にんにく，しょうが，みじん切りにした長ねぎを炒め，合わせ調味料と③を加えて炒める。

⑤④に水ときかたくり粉を加えひと煮立ちさせ，とろみがついたら酢を入れる。

⑥皿にレタスをしいて⑤を盛り，水にさらしておいた白髪ねぎの水分をしっかりきって，天に飾る。

※殻付きえびは，油で揚げてから煮込んでもよい。えびの殻を香ばしく加熱すると殻ごと食することが可能であるが，えびの身がかたくならないように注意する。

給食への展開・作り方

下調理：えびは少量のかたくり粉（記載外）でもんでから水洗いし，水気をきって酒をふりかけておく。たまねぎはくし形切りに，にんにく，しょうが，ねぎはみじん切りにする。

調理手順：⑩使用。①えびは，かたくり粉をつけて油通し*する（170℃）。②釜に油を熱し，にんにく，しょうが，ねぎを炒め，さらにたまねぎを炒める。③②に合わせ調味料と①を加え，以下基本調理の⑤と同じ。

別法：えびは油通しの代わりに，ゆでる方法もある。㊂コンビ機能使用。160℃ 10分前後。

* p.221 参照

中華鍋の油ならし

中華鍋に油を熱し，鉄べらで鍋肌まで油をゆきわたらせる。うす煙が出るまで強火で熱した後，余分な油を捨てる。この方法を用いると鍋表面に被膜ができ，材料が鍋に焼き付くのを防ぐことができる。

炒菜　主菜

麻婆豆腐（豆腐の辛味噌炒め煮）
（マーボートウフ）

日本でよく知られている豆腐を用いた四川の家庭料理。ひき肉を豆豉，豆板醤などで香ばしく炒めることと煮ることを併せた炒め煮調理法である。この料理は，考案した陳麻婆という人の呼び名からこの名がついた。

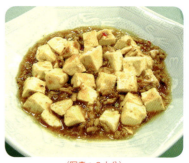

（写真：2人分）

中国料理

材　料	基本調理（1人分）	調味％ ほか	材　料	給食への展開（1人分）	調味％ ほか	備　考
木綿豆腐	80g		木綿豆腐	80g		(基)(給) 豆腐は熱湯を通すことにより，煮崩れしにくくなる。
豚ひき肉	25g		豚ひき肉	25g		
ラード	3g(3.8ml)	豆腐＋肉の3％	サラダ油	3g		
長ねぎ	3g		長ねぎ	15g		
しょうが	1g		しょうが	0.5g		
にんにく	1g		にんにく	0.3g		
豆豉	1g		合わせ調味料			
豆板醤	1g		豆板醤	1g		
合わせ調味料			水	30g		
湯（タン）*	30g		減塩スープの素	0.5g	豆腐＋肉の1％塩分	
濃口醤油	3.5g(2.9ml)	豆腐＋肉の1％塩分	濃口醤油	3g	〔塩分比〕醤油：みそ	
赤みそ	4g	〔塩分比〕醤油：みそ＝1：1	赤みそ	3.5g	＝1：1	
砂糖	2g(3.3ml)	〃　2％糖分	砂糖	2g	〃　2％糖分	
酒	2g	〃　2％	酒	2g	〃　2％	
かたくり粉	2g	〃　2％	かたくり粉	2g	〃　2％	
水	4g		水	4g		
ごま油	1g(1.3ml)		ごま油	1g		

* p.202，表Ⅲ－8参照

基本調理の作り方	給食への展開・作り方
①湯（タン）*をとっておく。 ②長ねぎ，しょうが，にんにく，豆豉はみじん切りにする。 ③合わせ調味料を作っておく。 ④豆腐は水にくぐらせ，1.5cmのさいの目切りにし，熱湯に30秒ほど通し水きりしておく。 ⑤油ならしをした中華鍋にラードを熱し，熱くならないうちにしょうがとにんにく，長ねぎを炒める。次にひき肉を加えて炒め，さらに豆豉と豆板醤を加えて混ぜ合わせる**。 ⑥⑤の鍋肌から，③の合わせ調味料と④の豆腐を加える。表面がふつふつとしてきたら火を弱め，さらに2分くらい煮る。水ときかたくり粉を回し入れ，火が通ったら，最後にごま油を混ぜ合わせ，40秒ほど煮て仕上げる。	下調理：豆腐は水に通し，1.5cmのさいの目に切る。長ねぎは小口切り，しょうが，にんにくはみじん切りにする。合わせ調味料を作っておく。 調理手順：回使用。①豆腐は熱湯に入れ，中心まで火を通し，水気をきる。②釜に油を熱し，しょうがとにんにくを炒め，その後，長ねぎ，ひき肉を加えて炒める。③②に合わせ調味料を入れ，味を調える。これに①を加え，沸騰したら水ときかたくり粉でとろみをつけ，最後にごま油（化粧油）***を加えて仕上げる。

* p.202，表Ⅲ－8参照　　** p.198，豆豉，豆板醤参照　　*** p.208参照

豆腐の扱い方：豆腐を切ると白く濁った水が出るので，2～3回湯に通す。この作業は，豆腐の凝固を促進し，くずれにくくすることと余分な水分をとるため，調理する直前に行う。

化粧油：焼油ともいう。最後にごま油を加えると，光沢や芳ばしい香味付けになる。これは，四川料理特有の調理法である。

煨菜　主菜

東坡肉（肉のやわらか煮）
（トンポーロウ）

北宋の詩人，蘇東坡が大変好んだ料理であることからこの名がついた。日本では〝豚の角煮〟として広く親しまれている。肉のとろけるようなやわらかさと脂身の甘味，うま味が味わえる。

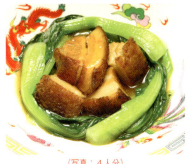

（写真：4人分）

材　料	基本調理（1人分）調味% ほか		材　料	給食への展開（1人分）調味% ほか		備　考
豚肉（バラ）	90g	塊	豚肉（バラ）	70g	塊	給 香辛料は使用しなくてもよい。
しょうが	3g		しょうが	1.5g		
長ねぎ	6g		長ねぎ	5g		
八角	1/6個		合わせ調味料			
A 濃口醤油	3g(2.5ml)	肉の0.5%塩分	水	20g		
サラダ油	3g(3.8ml)		濃口醤油	6g	肉の1.3%塩分	
合わせ調味料			砂糖	2g	〃 3%糖分	
肉のゆで汁	12g		酒	1.4g	〃 2%	
濃口醤油	9g(7.5ml)	〃 1.4%塩分	五香粉	0.03g		
砂糖	1.8g(3.0ml)	〃 2%糖分	かたくり粉	0.5g		
酒	2.3g	〃 2.5%	チンゲンサイ	40g		
かたくり粉	0.3g	でき上がり煮汁の1%				
水	0.4g					
チンゲンサイ	40g					

中国料理

基本調理の作り方

①長ねぎはぶつ切りにして，しょうがはつぶしておく。
②肉は塊のまま沸騰した湯の中に入れ，一度ゆでこぼす。これを，かぶる程度の水に入れ，長ねぎ，しょうが，八角を加えて最初は強火，沸騰したら弱火にして1時間程ゆでる。ゆで終わったら冷めるまでゆで汁につけたまま置いておき，冷めたらゆで汁はこしておく。
③②の肉にAの醤油をまぶし，油を熱したフライパンで表面に焼き色を付ける。繊維に直角になるよう4cm角に切る。
④肉を蒸す。蒸し器に入るくらいのボウルに③の脂身が下になるように隙間なく詰め，肉のゆで汁で合わせ調味料を作り，そのまま蒸し器で40～50分，強火で蒸す。
⑤チンゲンサイを縦に8等分に切り*，豚肉が蒸し上がる頃あいを見て1%塩分（記載外）の沸騰水でゆで，水にとり，水気をしぼる。
⑥④の肉は皿に移す。汁は別鍋にとり，油をすくいとった後，火にかけ，水ときかたくり粉でとろみをつけて肉の上からかける。⑤のチンゲンサイを肉の周囲に飾り，供する。好みで辛子（記載外）を添える。

東坡肉の調理法：正式には，ゆでた豚肉を油で揚げてから蒸す。本法では，揚げる代わりに油焼きにした。

* p.210, 図Ⅲ-5参照

給食への展開・作り方

※時間がかかるので，調理は計画的に行う。

調理手順：㊁スチームおよびコンビ機能使用。①合わせ調味料を作る。鍋に水，調味料，香辛料，かたくり粉を入れて加熱しておく。②浅型のホテルパンに焼き網をのせ，その上に肉を置き，100℃で60分加熱する。③②の肉の余分な油やアクを洗い流したら切り分け，ホテルパンに肉としょうが，ねぎを入れて①をかける。クッキングシートをかぶせ，140～150℃で60～90分，湿度100%で加熱する。④チンゲンサイはゆでるか㊁で加熱する。

別法：肉を2時間ほど弱火でゆでた後，調味料を加えてさらに30分ほど弱火で煮る方法もある。その場合，焦げつく心配があるので，一度，煮汁に水を補い，そこで煮ていくとよい。

基本調理の作り方（圧力鍋使用の場合）

②肉は塊のまま，たっぷりの沸騰した湯の中に入れて10分ほど下ゆでする。
③肉にAの醤油をまぶし，油を熱したフライパンで肉の表面がキツネ色になるまで焼く。肉の繊維に沿って厚さ1cmに切る。
④圧力鍋に300ml程度の水（記載外）を加えて火にかけ，沸騰したら肉と長ねぎ，しょうがとさらしで包んだ八角を入れて蓋をし，圧をかけながら20分煮る。圧を抜いて長ねぎ，しょうが，八角をとり出したのち，豚のゆで汁を除いた合わせ調味料の材料を加え，再び圧をかけて10分煮る。蓋を外し，肉に竹串がすっと通るかたさかどうか確認する。かたければ，さらに5～10分煮る。
※①，⑤，⑥の手順は⑯に準じる。

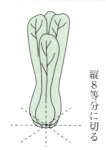

図Ⅲ－5　チンゲンサイの切り方
資料）新料理研究会「基礎から学ぶ調理実習」理工学社, p.166, 2006

烤菜　主菜

叉焼肉（焼き豚）
（チャーシャオロウ）

叉焼とは，肉を串に刺して直火で焼くことをいう。広東名物の前菜で，簡易な調理法として煮る方法もある。広東では，叉焼包（チャーシャオパオ）といって，焼き豚をまんじゅうのあんにするものもある。

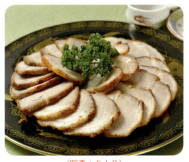

(写真：5人分)

材　料	基本調理（1人分）	調味％ ほか	材　料	給食への展開（1人分）	調味％ ほか
豚肉（もも）	70g	塊	豚肉（もも）	70g	塊，発注は500gの糸巻き済みのもの
酒	3.5g	肉の5％	酒	7g	肉の10％
濃口醤油	14g(11.7ml)	〃 3％塩分	濃口醤油	17g	〃 3.6％塩分
砂糖	1.7g(2.8ml)	〃 2.5％糖分	砂糖	1.8g	〃 2.6％糖分
しょうが	3g		しょうが	3g	
長ねぎ	7g		長ねぎ	7g	
粉山椒	少々		粉山椒	0.01g	
八角	1/5個		八角	0.01g	
辛子醤油	1g		サラダ油	3g	
パセリ	2g	飾り用	辛子醤油	1g	

基本調理の作り方

① しょうがは薄切り，長ねぎは大きくぶつ切りにしてつぶしておく。
② 豚肉は500g単位，太さ6～7cmくらいの棒状に切り，調味料，①のしょうがと長ねぎ，粒山椒，八角を合わせたつけ汁中に30～60分つけておく。ときどき肉を回しながら，均等に味がしみるようにする。
③ ②の肉をオーブンで焼く。肉は，たこ糸でかたくしばる。天板にアルミホイルを敷き，網台をのせ，その上に肉を置き，160～165℃で，1時間くらい焼く。
④ ②のつけ汁は1/3量ぐらいになるまで煮詰め，たれにする。
⑤ ③の肉に焼き色がついたら裏返し，全面に焼き色を付ける。さらに④のたれをつけて3～4回返して焼く。焼き色が均一になるように，色よく焼く。肉に竹串を刺しても赤い肉汁が出なくなったら，網台ごととり出して冷ます。
⑥ 冷めたら糸を切り，肉の繊維に対して直角の薄切りにして盛りつけ，パセリを飾り，焼き汁か辛子醤油を添えて供する。

給食への展開・作り方

下調理：豚肉は，つけ汁に30分以上つけ込む。
調理手順：㊟コンビおよび中心温度機能使用。① 肉をフライパンで焼き，表面に軽く焼き色を付ける。つけ汁は，加熱して残しておいてもよい。② 浅型のホテルパンに焼き網をのせ，その上に①の肉をのせ，150℃，湿度45～50％，中心温度85℃で加熱する。途中で，①のつけ汁をぬってもよい。加熱後は5mmの厚さに切り，辛子醤油を添えて供する。
別法：すみやかに味をしみ込ませる方法として，真空調理法がある。

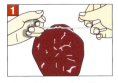

糸の端をたこ糸で結ぶ。たこ糸は端を5cmほど残しておく。

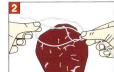

たこ糸で輪を作り，肉をくぐらせる。

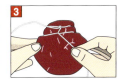

肉の形を整えながら，これを数回くり返す。

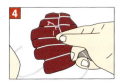

しめ終わったら肉を返し，たこ糸を横糸に通しながら，十字にからめていく。最後に1の残った糸と結ぶ。

図Ⅲ-6　たこ糸の縛り方

中国料理

蒸菜　主菜

清蒸魚（中国風蒸し魚・姿蒸し）
（チンチョンユィ）

蒸魚は，刺身に用いるほど新鮮な魚に，ねぎやしょうがなどの香味野菜を乗せ，強火で一気に蒸し上げた，できあがりも豪華な一品である。用いる魚には，淡水魚やすずきやくろだいなどの白身魚のほか，さばやいわしなどの青身魚も用いられる。

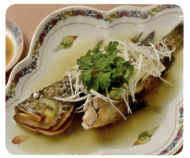

（写真：2人分）

材　料	基本調理（2人分）	調味％ ほか	材　料	給食への展開（1人分）	調味％ ほか
白身魚	300g	1尾	白身魚	100g	1切れ
長ねぎ	40g		長ねぎ	10g	
干ししいたけ	4g	戻すと4〜5倍	干ししいたけ	2g	戻すと4〜5倍
しょうが	4g		しょうが	2g	
たけのこ	40g	ゆでたもの	たけのこ	15g	ゆでたもの
塩	3g (2.5ml)	魚の1％塩分	塩	0.5g	魚の0.5％塩分
酒	6g	〃 2％	酒	5g	
こしょう	適量		こしょう	0.01g	
湯（タン）＊＋干ししいたけの戻し汁	30g	〃 10％	水＋干ししいたけの戻し汁	20g	〃 20％
つけだれ			減塩スープの素	0.3g	〃 0.05〜0.1％塩分
濃口醤油	15g (13ml)	〃 0.7％塩分	かけだれ		
砂糖	6g (10ml)	〃 2％糖分	濃口醤油	7g	〃 1％塩分
酢	12g	〃 4％	砂糖	0.2g	〃 0.2％糖分
しょうが汁	1g		酢	5g	
シャンツァイ	1g		しょうが汁	0.5g	

＊ p.202，表Ⅲ−8参照

基本調理の作り方	給食への展開・作り方
①湯（タン）＊をとっておく。 ②魚はウロコ，えらをとる。頭を右にして5cmの切れ目を入れて内臓をとり，よく洗って，キッチンペーパーで水気をとる。 ③長ねぎは，白い部分を白髪ねぎに，緑の部分はぶつ切りにする。蒸す時に用いるしょうがは薄切りに，つけだれ用のしょうがはすりおろしておく。 ④干ししいたけは水で戻してそぎ切りにして戻し汁はとっておく。たけのこは短冊切りにする。 ⑤魚の身の厚いところに切れ目を入れる。魚全体に塩，酒，こしょう，湯（タン）＊，しいたけの戻し汁をふりかけて，提供する際の皿に盛り付ける。このとき，③のねぎの緑の部分を魚の頭と尾の下に敷くように並べておく。 ⑥魚の上にしょうが，しいたけ，たけのこをのせて，蒸気の上がった蒸籠に皿ごと入れて約20分間蒸す。はじめは強火で，5分後からは火を弱めるようにする＊＊。魚が蒸し上がったら，白髪ねぎを上から散らす。シャンツァイ（香菜）をのせる。 ⑦つけだれの醤油，砂糖，酢，しょうが汁を合わせ，蒸し上がった魚に添えて供する。	**下調理**：魚は水で洗って水をふきとり，塩，こしょう，酒で下味を付ける。長ねぎは斜め薄切り，干ししいたけは戻して薄切り，しょうがはせん切りにし，たけのこは短冊切りにする。 **調理手順**：㋐スチーム機能使用。①下味をつけた魚に野菜を混ぜてのせ，スープをふりかけ，100℃で15〜20分蒸す。②たれの材料を合わせ，一度火を通しておく。蒸し上がったら，横からたれをかける。

＊ p.202，表Ⅲ−8参照
＊＊魚の蒸し料理は，丸ごと魚を蒸し上げるため，魚の裏側から中骨に届く位の切れ目を入れて，蒸気の通りをよくするようにしている。

蒸菜　前菜

如意巻（すり身魚の卵巻き）
（ルゥイーヂュアン）

'如意'は古代，吉祥を象徴した一種の器具で，先が霊芝（マンネンタケ）の形あるいは雲形をしている。如意巻は，切り口がその形に似ていることから名付けられた。うず巻きの形状は，"幸せを包み込む"として縁起がよいとされる。

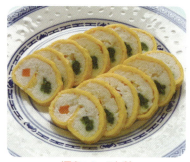

（写真：4〜5人分）

材　料	基本調理（一卓・4〜5人分）調味%ほか		作　り　方	備　考
卵	100g		①卵を焼く。ボウルに卵を割りほぐして卵黄を合わせ，塩を加えて混ぜ，万能こし器でこす。卵焼き器（18×18cm）に油をよくなじませ，一度に卵液を入れて弱火で表面が乾く程度に焼いたら，裏返してさっと焼き固める。	㊟白身魚の替わりに，豚肉や豆腐，えびを用いてもよい。
卵黄	15g			
塩	0.4g(0.3ml)	卵+卵黄の0.3〜0.5%塩分		
サラダ油	適量			
かたくり粉	2g			
白身魚	180g		②にんじんは，薄焼き卵の長さ×5〜8mm角に切り，ゆでておく。ほうれん草は熱湯でさっとゆでて水にとり，かたくしぼっておく。	
塩	0.8g(0.7ml)	魚の0.4〜0.6%塩分		
卵白	35g			㊟にんじん，ほうれん草のほかに，ハムなどを用いてもよい。
酒	15g	〃　8%	③魚は，骨と皮を除いて，身の部分をまな板の上にこそげとり，すり鉢に移してよくすり混ぜる。塩，卵白，酒，しょうが汁，かたくり粉を加えて，さらによくすり混ぜる（魚泥）。	
しょうが汁	1g			
かたくり粉	6g			
にんじん	30g	薄焼き卵の長さ（18cm）×5〜8mm角のもの1本		
ほうれん草	20g		④まな板にかたくしぼったぬれ布巾を広げ，その中央に①の薄焼き卵を置き，かたくり粉を一面にふって，③を平らに伸ばす。手前端と向こうの端から各1/5のところにくぼみを一筋つけてかたくり粉を薄くふり，手前側ににんじん，向こう側にほうれん草を置いて，両端より中心に向かって巻く。合わせ目に水ときかたくり粉を塗って布巾でしっかりと巻き，布巾の両端をひねって下に折り曲げ*，蒸気のあがった蒸し器に入れて中火で約15分蒸す。	
かたくり粉	2g	ほうれん草の10%		
水	2g			㊟油で揚げてもよい。
辛子酢醤油				
酢	7g	酢：醤油＝3：7		
濃口醤油	18g(15ml)			
とき辛子	少量			
			⑤蒸し上がったら，熱いうちに布巾をはがしておく。冷めてから7〜8mm厚さに切り，見栄えよく盛り付け，辛子酢醤油を添えて供する。	
			※魚泥をほうれん草で青に染め，白・青の2色に分けてもよい。	

* p.214，図Ⅲ-7参照

すり身魚の調理性

　魚のすり身を利用した調理には，魚肉団子，しんじょ，ムースなどがある。魚のすり身に食塩を加えてよくすりつぶすと，魚肉の筋原繊維たんぱく質のミオシンとアクチンが一度とけ出し，それらが結合して粘性と弾力性をもったアクトミオシンを形成する。これは大きな分子で，互いにからみ合いやすく，保水性が高いので，多くの液体をとり込むことができる。また，加熱すると弾力のあるゲルを形成し，さまざまな形態の食品を作り出すことができる。なお，魚肉のすり身に卵白を添加するとやわらかくなり，でんぷんを加えるとかたくなる。

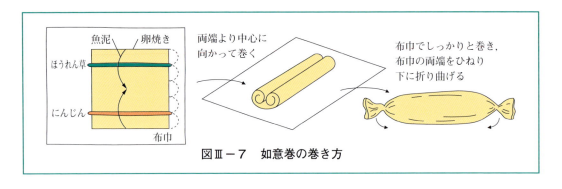

図Ⅲ−7　如意巻の巻き方

蒸菜　主食・主菜

珍珠丸子（豚肉団子のもち米蒸し）
（チェンヂュウワンヅー）

玉のようにつややかに輝くところから，真珠にたとえて付けられた料理名。糯米丸子（ヌオミーワンヅー），糯米肉（ヌオミーロウ）ともいう。

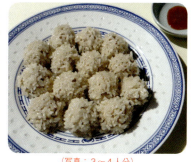

（写真：3〜4人分）

材　料	基本調理（1人分）調味% ほか		材　料	給食への展開（1人分）調味% ほか		備　考
もち米	20g		もち米	20g		甚もち米は，醤油を加えず水だけにひたして用いてもよい。この場合も，辛子醤油をつけて食べるとおいしい。
濃口醤油	1.4g (1.2ml)	米の1%塩分	ひき肉（豚）	60g		
ひき肉(牛または豚)	60g		たけのこ	5g	ゆでたもの	
たけのこ	5g	ゆでたもの	干ししいたけ	0.5g	戻すと4〜5倍	
干ししいたけ	1g	戻すと4〜5倍	長ねぎ	3g		
長ねぎ	3g		しょうが汁	0.5g		
しょうが汁	0.7g		卵	7g		
卵	7g		酒	1g	肉の1.5〜2%	
酒	1g	肉の1.5〜2%	濃口醤油	2g	肉重量の0.8%塩分	
濃口醤油	1.4g (1.1ml)	肉重量の0.5%塩分	塩	0.2g	〔塩分比〕塩：醤油=2:3	
塩	0.1g (0.1ml)	〔塩分比〕塩：醤油=1:2				
かたくり粉	1.5g					
辛子醤油						
濃口醤油	適量					
練り辛子	適量					

基本調理の作り方

①もち米は洗い，ひたひたの水に醤油を混ぜた中に1時間以上ひたしておく。このとき，一晩水につけておくと，蒸したときに米がピンと立つ。
②干ししいたけは，戻してみじん切りにする。
③たけのこは粗みじん切りに，長ねぎはみじん切りにする。
④ボウルにひき肉を入れ，②，③，しょうが汁を加える。とき卵を加え，酒，塩，濃口醤油を加えて調味し，よく混ぜる。
⑤④のひき肉を直径2.5cmぐらいの団子にして，周りにかたくり粉をまぶし付ける。
⑥もち米をザルにあげ，水をきりバットに広げる。これに，⑤の肉団子を転がしてまぶしつけた後，ひとつずつ手のひらにとり，軽く押さえる。
⑦蒸気の上がった蒸し器にぬれ布巾を敷き，⑥のもち米のついた肉団子を並べ，初めの5分ぐらいは強火で，後は中火で30分程蒸す。蒸しはじめて20分くらいたったところで，1回ふり水をする。
⑧粗熱がとれたところで皿に盛り，温かいうちに辛子醤油を添えて供する。

給食への展開・作り方

下調理：もち米は洗って，ひたひたのぬるま湯に浸漬しておく。干ししいたけは戻してみじん切り，長ねぎもみじん切りにする。
調理手順：㋐スチームまたはコンビ機能使用。①甚の④を直径3cmくらいの団子にする。②もち米は水をきってボウルに広げ，①を転がしてもち米をまぶし付ける。③穴あきパンにクッキングシートを敷き，②を並べ，スチーム機能を使い100℃で30分加熱する。

もち米の調理性
→強飯（赤飯），p.47参照

ひき肉の調理性
→ハンバーグステーキ，p.143参照

中国料理

溜菜 主菜
咕咾肉（酢豚）
（グゥラオロウ）

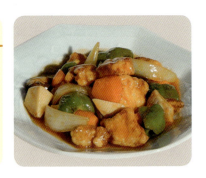

日本人にとって，もっともなじみの深い中国料理のひとつ。本来は広東料理だが，現在は中国全域で好まれ，食されている。コクのある甘酢あんが特徴で，これが材料のおいしさを引き立てる。食材，調味料の種類や割合などにより，色々なバリエーションがある。

中国料理

材　料	基本調理（1人分）調味% ほか		材　料	給食への展開（1人分）調味% ほか		備　考
豚肉（ロース）	80g	塊	豚肉（もも）	50g	角切りのもの	綱 豚肉を，鶏肉，白身魚にかえてもよい。
濃口醤油	2.4g(2.0ml)	肉の0.3％塩分	しょうが汁	1g		
酒	4g		酒	2g		
卵	10g		濃口醤油	1g	肉の0.3％塩分	
かたくり粉	9g		かたくり粉	4g		
揚げ油	適量		揚げ油	適量	吸油率5％	
たまねぎ	40g		たまねぎ	50g		
干ししいたけ	2g	戻すと4～5倍	干ししいたけ	2g	戻すと4～5倍	
たけのこ	15g	ゆでたもの	たけのこ	35g	ゆでたもの	
ピーマン	15g		にんじん	25g		
にんじん	15g		ピーマン	10g		
ラード	5.6g(7.0ml)	野菜の5～7％	黄ピーマン	6g		
合わせ調味料			しょうが	1.5g		
トマトケチャップ	9g	材料の0.7～0.8％塩分	にんにく	0.5g		
濃口醤油	4.8g(4.0ml)	〔塩分比〕ケチャップ：	サラダ油	3g		
塩	0.3g(0.2ml)	塩：醤油＝1：1：2	合わせ調味料			
砂糖	9g(15ml)	〃 4～8％糖分	水	40g	材料の20～25％	
湯（タン）*	35g	〃 20～25％	減塩スープの素	0.7g	〃 0.7％塩分	
酢	9g	〃 4～6％	濃口醤油	7g	〔塩分比〕醤油：	
かたくり粉	2g	湯（タン）*の6～7％	トマトケチャップ	5g	ケチャップ：＝6：1	
水	4g		砂糖	3g	〃 1.5％糖分	
			酢	8g	〃 4％	
			かたくり粉	2g	スープの5％	
			水	4g		

＊ p.202，表Ⅲ－8参照

基本調理の作り方	給食への展開・作り方
①豚肉は，表面にひし形の浅い切れ目を入れてから2cm角に切り，調味料に20分程度ひたしておく。 ②干ししいたけは水に戻しておく。 ③たまねぎは6～8切れのくし形に切る。しいたけは軸をとってそぎ切りにし，たけのこは乱切りにする。 ④ピーマンは一口大の乱切りにし，さっとゆでる。にんじんも一口大の乱切りにし，ゆでておく。 ⑤豚肉を揚げる。卵をほぐした中に①の豚肉を，汁気をきって一気に入れ，よく混ぜる。肉一切れずつに，かたくり粉をまぶして，170℃の油で3分程度，からりと揚げる。 ⑥合わせ調味料を混ぜておく。 ⑦中華鍋にラードを熱し，たまねぎを透き通るまで炒める。次に，しいたけ，たけのこ，にんじんの順に炒め，全体に油がなじんだら，⑥の調味料を鍋肌から回し入れ，煮立ったら，さらに1分くらい煮る。ここに，水ときかたくり粉を入れて手早く混ぜ，酢を加え，⑤の揚げたての豚肉，ピーマンを入れ，全体をさっと混ぜ合わせて火を止める。	**下調理**：水＋スープの素に，醤油，ケチャップ，砂糖，酢を加え合わせておく。たまねぎはくし形切りに，干ししいたけは戻してそぎ切りにする。にんじん，たけのこ，ピーマン，黄ピーマンは乱切りに，しょうが，にんにくはみじん切りにする。豚肉は，しょうが汁，酒，醤油を合わせた中に約30分つけて，下味を付ける。 **調理手順**：㋐スチーム機能使用。㋺使用。①肉にかたくり粉をつけて180℃の油で揚げる。中心温度が85℃以上であることを確認する。②たまねぎ，しいたけ，たけのこ，にんじん，ピーマン，黄ピーマンは，それぞれ穴あきパンに入れ，100℃で7～10分加熱する。③釜に油を熱し，しょうが，にんにくを炒め，たまねぎ，しいたけ，たけのこ，にんじんを加えて合わせ調味料を入れ，水ときかたくり粉を入れる。④③に①の豚肉を加え，混ぜる。盛り付ける直前にピーマン，黄ピーマンを加えるか，最後に上に飾るようにして盛る。 **別法**：肉を㋐のコンビ機能で加熱する方法もある。

中国料理

「咕咾肉」の別名および北京風と広東風

酢豚は，中国でも広く親しまれている甘酢あんかけ（糖醋）料理で，別名を糖醋肉（タンツゥロウ）ともいう。本テキストで示す広東風ではいろいろな野菜もとり合わせて用いるのに対し，北京風では肉を主体とし，調味料にトマトケチャップは使用せず，黒酢を用いる。

あんの濃度

→かきたま汁，p.36 参照

溜菜　主菜・副菜

牛奶白菜（白菜の牛乳あんかけ）
（ニュウナイパイツァイ）

はくさいに味や香りのよいハムやしいたけを加え，牛乳で仕上げた上品な味の一品。牛乳を加えてから長時間加熱すると，野菜の有機酸によりカゼインが凝固し分離することから，牛乳を温めてから加え，加熱時間を短くするのがポイントである。

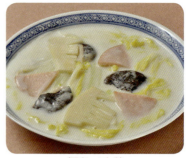

（写真：4人分）

中国料理

材　料	基本調理（1人分）調味％ ほか		材　料	給食への展開（1人分）調味％ ほか		備　考
はくさい	100g		はくさい	75g		基 給 牛乳の一部をエバミルクや生クリームで代替すると，濃厚な仕上がりになる。
干ししいたけ	2g	戻すと4〜5倍	ロースハム	8g		
たけのこ	20g	ゆでたもの	きくらげ	0.5g	戻すと7倍	
ロースハム	12g		サラダ油	7g		
ラード	8.4g(10.5ml)	材料の5〜7％	水	20g		
湯（タン）*	40g		減塩スープの素	0.3g	水＋牛乳の0.7％塩分	
酒	6g	湯＋牛乳の5％	塩	0.4g		
牛乳	80g(78ml)		牛乳	50g		
塩	0.8g(0.7ml)	湯（タン）*＋牛乳の0.7〜0.8％塩分	酒	1g		
かたくり粉	3.5g	でき上がり煮汁の3％	かたくり粉	2g	〃　2.9％	
水	7g		水	4g		
			グリンピース	3g	冷凍	

* p.202，表Ⅲ－8参照

基本調理の作り方	給食への展開・作り方
①はくさいは，葉と芯の部分に切り分ける。芯は縦半分に切ってから，6〜7cm長さのそぎ切りにする。葉は大きくざく切りにする。 ②干ししいたけは水で戻し，軸をとって2〜3等分のそぎ切りにする。 ③たけのこは縦半分に切り，さらに縦方向に薄切りにする。 ④ハムは放射状に6等分に切る。 ⑤材料を炒め煮する。中華鍋にラードを熱し，はくさいの芯，たけのこ，しいたけ，はくさいの葉の順に炒め，全体に油がまわったらハムを加えて炒め，酒，湯（タン）*を加える。煮立つまで強火にし，煮立ったら弱火にして，はくさいがやわらかくなるまで煮る。 ⑥⑤の鍋に50〜60℃に温めておいた牛乳，塩を加えて一度煮立たせる。ここに水とかたくり粉を混ぜ合わせて加え，濃度をつけて仕上げる。	下調理：はくさいは，葉と芯の部分に切り分ける。芯は縦半分に切ってから長さ6〜7cmのそぎ切りに，葉は大きくざく切りにする。ハムは放射状に8等分か短冊に切り，きくらげは戻して，一口大に切る。グリンピースは，さっとゆでておく。スープの素は，水にとかしておく。 調理手順：回使用。①釜に油を熱してはくさいの芯を入れ，焦がさないように炒める。全体に油がまわったら，はくさいの葉を加える。ロースハムときくらげを加えてひと混ぜし，酒とスープを加える。②はくさいがやわらかくなったら，塩を入れて調味し，温めた牛乳を入れる。ひと煮立ちしたら，水とかたくり粉を2回に分けて流し入れ，手早く混ぜて煮立たせる。③②を器に盛り付け，グリンピースを散らす。

* p.202，表Ⅲ－8参照

野菜の有機酸による牛乳の加熱調理への影響

　野菜に含まれる有機酸は，牛乳に含まれる主要たんぱく質であるカゼインを凝固させる作用がある。有機酸を含む野菜を牛乳と一緒に加熱する際には，野菜を先に加熱して火を通し，揮発する酸を消失させてから牛乳を加えるとよい。
　→トマトのクリームスープ，p.124 参照

溜菜　主菜

芙蓉蟹（かに玉）
（フーヨーハイ）

芙蓉の花のような仕上がりからこの名がつけられた。具に野菜を加えたり，かに肉のみを用いたりすることもある。また，仕上げに薄くずあんをかけるなど，使う食材料や作り方には地域によってさまざまなバリエーションがある。

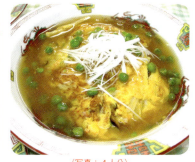

（写真：4人分）

材　料	基本調理（1人分）	調味%ほか	材　料	給食への展開（1人分）	調味%ほか	備　考
卵	80g	M玉1.5〜1.6個	卵	80g	M玉1.5〜1.6個	麩かにには，かに風味かまぼこでもよいが，その際には，かまぼこに含まれる塩分に注意する。
かに	30g	缶詰	かに	40g	冷凍ほぐし身	
酒	1g		長ねぎ	20g		
長ねぎ	10g		たけのこ	5g	ゆでたもの	
たけのこ	20g	ゆでたもの	干ししいたけ	1g	戻すと4〜5倍	
干ししいたけ	2g	戻すと4〜5倍	サラダ油	8g	材料の5%	
サラダ油	2.3g(2.9ml)	具の6%	減塩スープの素	0.1g	〃 0.3%塩分	
グリンピース	4g		塩	0.4g		
塩	0.3g(0.25ml)	卵+具の0.2〜0.3%塩分	こしょう	0.01g		
ラード	6.6g(8.3ml)	卵+かにの5〜7%	グリンピース	5g	冷凍	
甘酢あん			甘酢あん			
湯（タン）*	60g		水	50g		
濃口醤油	2.9g(2.4ml)	湯（タン）*の0.7%塩分	減塩スープの素	0.2g	水の0.7〜0.9%塩分	
砂糖	1.5g(2.5ml)	〃 2〜3%糖分	濃口醤油	2g		
かたくり粉	2.4g	〃 4〜6%	酒	3g		
水	6g		砂糖	0.8g	スープの1.5〜3%糖分	
酢	4g	〃 5〜7%	かたくり粉	2g	〃 4〜6%	
しょうが汁	0.5g		水	6g		
長ねぎ	6g	白髪ねぎ	酢	2.5g	〃 5〜7%	
			しょうが汁	0.5g		

* p.202，表Ⅲ−8参照

中国料理

基本調理の作り方	給食への展開・作り方
①干ししいたけは水に戻し，せん切りにする。かには軟骨を除いてほぐし，酒をふりかけて軽くしぼっておく。長ねぎ，たけのこは，せん切りにする。グリンピースは下ゆでする。 ②材料を炒める。油ならしをした中華鍋にサラダ油を熱し，長ねぎ，しいたけ，たけのこをさっと炒めてとり出し，冷ましておく。 ③ボウルに卵を入れてときほぐし，かにと，②の炒めた具を入れ，塩を加えて調味する。 ④中華鍋にラードを入れて熱し，薄い煙が立つくらいになったら③の卵液を流し入れ，全体を手早く混ぜ合わせて半熟状態になったら丸く寄せて形を作り，火を弱めて焼く。卵液が軽く焼きかたまったら裏返し，全体が半熟程度になるように焼き上げて器に盛る。 ⑤甘酢あんを作る。鍋に湯（タン）*，濃口醤油，砂糖を合わせて火にかけ，煮立ってきたら水でといたかたくり粉を混ぜ，とろみをつける。酢を混ぜて火からおろし，しょうが汁を混ぜる。 ⑥⑤を④の上にかけ，白髪ねぎとグリンピースを飾る。	下調理：かには解凍して軟骨を除き，卵と混ぜておく（卵の扱い方p.22参照）。干ししいたけは水に戻して，せん切りにする。たけのこはせん切りに，長ねぎは小口切りにする。グリンピース（冷凍）は，熱湯に通しておく。 調理手順：㋐または㋛コンビ機能あるいはホット機能使用。①中華鍋に少量の油を熱し，たけのこ，しいたけ，長ねぎの順に炒め，スープの素，塩，こしょうを加える。残りの油と卵液を加え，中華べらで撹拌し，半熟状にする。②クッキングシートを敷いた天板に①を流し入れたら，天板をたたいて空気を抜く。150〜200℃のオーブンで約15分焼き，人数分に切り分ける。器に盛り，甘酢あんをかけてグリンピースをのせる。 ※15〜35食分ずつ作る。

* p.202，表Ⅲ−8参照

炒菜　主菜

炒肉片（肉と野菜の炒め物）
（チャオロウピエヌ）

炒肉片（肉と野菜の炒め物）は，豚肉と野菜を片（ピエヌ）に切って強火で短時間炒めた料理のこと。食材を大きめにそろえて切ることで見た目が美しく仕上がる。火の通りにくい野菜や色をきれいに仕上げたい野菜は，あらかじめ下ゆでし，加熱の後半で加えるとよい。

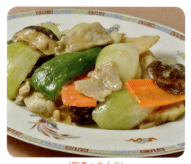

(写真：2人分)

材　料	基本調理（1人分）調味％ ほか		材　料	給食への展開（1人分）調味％ ほか	
豚肉（ロース）	40g	薄切り	豚肉（ロース）	40g	薄切り
塩	0.2g(0.2ml)	肉の0.5〜0.6％塩分	塩	0.2g	肉の0.5％塩分
酒	2g	〃　5％	酒	1g	
かたくり粉	1.2g	〃　2.5％	かたくり粉	1.2g	
水	2g		水	2g	
たまねぎ	50g		たまねぎ	50g	
たけのこ	25g	ゆでたもの	たけのこ	25g	ゆでたもの
干ししいたけ	4g	戻して4〜5倍	干ししいたけ	5g	戻して4〜5倍
ピーマン	15g		ピーマン	15g	
にんじん	20g		にんじん	20g	
しょうが	1g		しょうが	1g	
サラダ油	9g(11.3ml)	肉以外の材料の7％	サラダ油	7.5g	肉以外の材料の5％
合わせ調味料			合わせ調味料		
湯（タン）*	20g	肉の50％	水	10g	
干ししいたけの戻し汁	20g		減塩スープの素	1g	〃　1％塩分
塩	1g(0.8ml)	〃　1％塩分	塩	0.8g	〔塩分比〕塩：醤油＝
濃口醤油	2g(1.7ml)	〔塩分比〕塩：醤油＝4：1	濃口醤油	1.5g	4：1
砂糖	1g(1.7ml)	〃　0.8％糖分	砂糖	1g	材料の0.8％糖分
酒	2g	湯と戻し汁の5％	酒	1g	
こしょう	0.01g		こしょう	0.01g	
かたくり粉	1.8g	合わせ調味料の4％	かたくり粉	0.6g	合わせ調味料の4％
水	3.6g		水	4g	
ごま油	1.4g(1.8ml)		ごま油	1g	

＊ p.202, 表Ⅲ−8参照

中国料理

基本調理の作り方	給食への展開・作り方
①合わせ調味料を作る。 ②豚肉は3cm角の大きさに切って酒, 塩, かたくり粉, 水をからめておく。 ③材料はすべて大きめの片に切る。 ④たまねぎは縦2つに切ってから回し切りにし, 干ししいたけは水で戻してそぎ切りにする。たけのこは形のまま薄切りにし, ピーマンは4～6つ割り, にんじんは短冊切り, しょうがはみじん切りにする。 ⑤にんじんとピーマンは下ゆでしておく。 ⑥熱した中華鍋にサラダ油の約2/3量を入れて熱したら③のしょうがを入れて炒めたあと豚肉を入れて炒め, 豚肉の表面が白くなったらいったんとり出す。 ⑦残りの油を入れ, しいたけ, たけのこ, たまねぎの順に炒める。全体に火が通ったら, ⑥の肉と⑤のにんじんとピーマン, ①の調味料を入れ, 水ときかたくり粉でとろみをつける。最後にごま油を回し入れて仕上げる。	**下調理**：合わせ調味料を作る。肉は一口大に切り, 調味料と水とかたくり粉で下味を付けておく。たまねぎはくし形切り, しいたけは水で戻してそぎ切り, ピーマンは乱切りにする。にんじんとたけのこは短冊切りにして, それぞれに下ゆでしておく。しょうがはみじん切りにする。 **調理手順**：⑩使用。①ピーマンは, 分量の油の1/3量で炒めてとり出しておく。②1/3量の油としょうがを加え, 肉を炒めてとり出しておく。③以降は, ⑮の⑦と同様。

中国料理

材料の特徴を理解した下ごしらえと炒め技法

中国料理では, ひとつの料理で使用される食材の「大きさをそろえる」「切り方を統一する」という特徴がある。さらに, 下調理（油通し, 湯通し）を行い, 本調理では強火で短時間加熱することにより, 食材のもち味を活かし, 食感を統一し, 食べやすくもなる。

油通しの方法と役割

油通しは, 中国料理でよく用いられる下調理操作のひとつである。十分な量の油を140℃程度に加熱し, 下処理した食材を短時間くぐらせてからとり出し, 油をきる操作である。中国料理では, 過油（グオヨウ）・泡油（パオヨウ）などともいう。油通しすることで, 余分な水分がとり除かれ, さらに材料の表面が糊化したり, 食材によっては被膜ができるなど, うま味や栄養分を外に逃がさないうえ, 食材のもち味を活かし, 仕上がりの色をよくする効果もある。本調理では加熱時間の短縮と煮くずれ防止にもつながる。

湯通しの方法と注意点

下調理の段階で食材を湯通しする場合には, ゆで過ぎに注意する。肉や魚介類は, かたくり粉をまぶしてさっとゆでることにより, うま味を逃がさず, 肉質をやわらかくし, 味もからまりやすくなる。かたい野菜は, かためにゆでることにより, 食材のもち味を残し, 色と食感もよくする。クロロフィル色素のある野菜は色が鮮やかになるが, 熱湯にくぐらせる程度でよい。

炒菜　主菜

八宝菜（五目野菜の炒め煮）
（パーパオツァイ）

「八宝」とは，八種類ということではなく，"たくさんの材料"の意味である。種々の材料を取り合せて炒め，とろみをつけた料理で，日本でいう「五目うま煮」のことである。

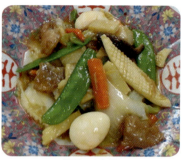

（写真：2人分）

材　料	基本調理（1人分）	調味％ ほか	材　料	給食への展開（1人分）	調味％ ほか
豚肉（ロース）	25g	薄切り	豚肉（ロース）	25g	薄切り
しばえび	30g	中1尾・無頭	しばえび	30g	むきえび
するめいか	20g		するめいか	20g	冷凍
酒	1g	肉・えび・いかの1％	酒	1g	肉・えび・いかの1％
こしょう	0.01g		こしょう	0.01g	
かたくり粉	3g	〃　4％	かたくり粉	4.8g	〃　6％
揚げ油	適量		揚げ油	適量	油通し用・吸油率10％
うずら卵	10g	1個分	うずら卵	10g	水煮缶・卵1個分
ロースハム	15g	1枚	ロースハム	15g	
たけのこ	10g	ゆでたもの	たけのこ	20g	ゆでたもの
干ししいたけ	1.5g	戻して4～5倍	干ししいたけ	1.5g	戻して4～5倍
にんじん	6g		にんじん	6g	
さやえんどう	5g		さやえんどう	5g	
サラダ油	7g(8.8ml)	全材料の5～7％	サラダ油	7g	全材料の5％
長ねぎ	3g		長ねぎ	2g	
しょうが	2g		しょうが	1g	
合わせ調味料			合わせ調味料		
濃口醤油	3.5g(2.9ml)	全材料の0.7％塩分	濃口醤油	3g	全材料の0.7％塩分
塩	0.3g(0.3ml)	〔塩分比〕塩：醤油＝2：3	塩	0.3g	〔塩分比〕塩：醤油＝2：3
湯(タン)＊＋干しし 　　いたけの戻し汁	20g		水＋干しし 　　いたけの戻し汁	30g	
砂糖	0.7g(1.2ml)	〃　0.6％糖分	減塩スープの素	0.5g	
酒	2g	合わせ調味料の8％	砂糖	0.8g	〃　0.6％糖分
こしょう	0.01g		酒	1g	
かたくり粉	1.5g	合わせ調味料の6％	こしょう	0.01g	
水	4g		かたくり粉	1.5g	合わせ調味料の4％
ごま油	1g(1.3ml)		水	4g	
			ごま油	1g	

＊ p.202, 表Ⅲ-8参照

中国料理

基本調理の作り方	給食への展開・作り方
①豚肉は 3 cm 角に切る。えびは尾を残して皮をむき，背わたを取り除く。いかは皮をむいて，斜め格子状に包丁を入れ*，3×4cm に切る。豚肉，えび，いかは酒，こしょう，かたくり粉で下味を付ける。130℃に熱した揚げ油に豚肉，えび，いかを油通ししてとり出しておく。 ②長ねぎは，斜め切りする。しょうがはすりおろす。干ししいたけは水で戻しておき，そぎ切りにする。たけのこ，にんじんは，厚さ 2mm の大きめの短冊切りにする。にんじんとさやえんどうは下ゆでしておく。 ③うずら卵は水からゆで，沸騰後中火で 3 分ゆでたら水にとり，殻をむく。ハムは放射線状に 6 つに切る。 ④合わせ調味料を作る。 ⑤油ならしをした中華鍋にサラダ油を入れ，②の長ねぎとしょうがを炒めて香りを出した後，たけのこ，しいたけを炒め，④の合わせ調味料と①の豚肉，えび，いか，③のうずらの卵とハムを入れる。 ⑥⑤にさやえんどうとにんじんを加え，水ときかたくり粉でとろみをつけ，ごま油を回して仕上げる。	**下調理**：豚肉は 3 cm 角に切る。むきえびはかたくり粉（記載外）でもみ，水洗いする。いかは裏面に格子の包丁目を入れ，短冊切りにする。豚肉，えび，いかに下味を付けておき，かたくり粉をまぶして油通し**しておく。ハム，たけのこ，にんじんは短冊切りに，干ししいたけは戻して薄切りにする。にんじんは下ゆでしておく。さやえんどうは色よくゆでておく。ねぎは斜め薄切り，しょうがはみじん切りにする。 **調理手順**：回使用。釜に油を熱し，以下⑱の④に続く。

* p.225，図Ⅲ－8 参照
** p.221 参照

中国料理

炒菜　主菜

青椒牛肉絲（ピーマンと細切り牛肉の炒め物）
（チンジャオニュウロウスー）

強火で一気に炒めるので，ピーマンの緑色がさえる。色が美しいうちに調味料と炒め合わせた食欲をそそられる夏に向く一品。ピーマンなどに含まれるβ-カロテンは，油と一緒にとると吸収率が高くなる。

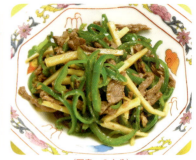

（写真：2人分）

中国料理

材料	基本調理（1人分）	調味％ ほか	材料	給食への展開（1人分）	調味％ ほか
牛肉（赤身）	50g	薄切り	牛肉	50g	薄切り
濃口醤油	1.5g(1.3ml)	肉の0.4％塩分	濃口醤油	1.5g	肉の0.4％塩分
酒	2g	〃 4％	酒	1g	〃 2％
しょうが汁	0.5g		しょうが汁	0.5g	
かたくり粉	1.5g	〃 3％	かたくり粉	1.5g	〃 3％
ピーマン	40g		揚げ油	適量	油通し用・吸油率5％
たけのこ	15g	ゆでたもの	ピーマン	40g	
しょうが	3g		たけのこ	15g	ゆでたもの
にんにく	1g		サラダ油	3g	
ラード	5g(6.3ml)	材料の5％	しょうが	2g	
合わせ調味料			にんにく	0.5g	
かき油	3g	オイスターソース	合わせ調味料		
濃口醤油	3g(2.5ml)	材料の0.6～1％塩分〔塩分比〕醤油：かき油＝4：3	かき油	3g	オイスターソース
			濃口醤油	3g	材料の0.7％塩分〔塩分比〕醤油：かき油＝4：3
砂糖	0.5g(0.8ml)	〃 0.5％糖分	砂糖	0.5g	〃 0.5％糖分
酒	1g	〃 1％	酒	1g	〃 1％
ごま油	1g(1.3ml)		ごま油	1g	

基本調理の作り方

①牛肉は5cm長さの細切りにして，醤油，酒，しょうが汁で下味を付けておく。
②ピーマンは縦ふたつに切り，種をとり除いてから縦方向にせん切りにする。たけのこも縦のせん切りにする。にんにく，しょうがはみじん切りにする。
③合わせ調味料を作る。
④①の牛肉の汁気をきってボウルに入れ，かたくり粉を入れて肉にまぶす。
⑤材料を炒める。油ならしをした中華鍋に分量のラードの2/5量程度を入れ，ピーマンを加えてさっと炒める。八分通り炒めたら，いったんとり出す。次いで，同じ鍋に残りのラードを入れ，にんにくを炒めて香りを出し，しょうがを入れたあと，④の牛肉を入れてほぐすように炒める。
⑥⑤にたけのこを加えて炒め，ピーマンを鍋に戻して手早く炒め③を加えて調味する。最後にごま油（化粧油）＊を回し入れて混ぜる。

給食への展開・作り方

下調理：牛肉はせん切りにし，調味料で下味を付けておき，かたくり粉を混ぜる。ピーマン，たけのこはせん切りにする。しょうがとにんにくはみじん切りにし，調味料は合わせておく。
調味手順：⑩使用。①1/3量の油を熱し，ピーマンを八分通り炒めたら取り出しておく。②残りの油を熱し，しょうがとにんにくを炒め，牛肉を加えてほぐすように炒めたら，たけのこを加えてさらに炒める。これに合わせ調味料を加え，①を戻し，最後にごま油（化粧油）＊を回し入れる。
別法：牛肉を油通し＊＊する方法もある。

＊ p.208 参照
＊＊ p.221 参照

炒菜　主菜

露筍炒魷魚（いかとアスパラの炒め物）
（ルゥスンチャオヨウユィ）

いかは，烏賊(ウーツェイ)，墨魚(モーユィ)，魷魚(ヨウユィ)，柔魚(ロウユィ)などと呼ばれ，中国では大黄魚（イシモチの類），大黄魚(キグチ)，帯魚(タチウオ)とともに四大海産魚のひとつとして広く親しまれている。

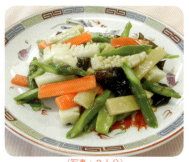
（写真：2人分）

材　料	基本調理（1人分）調味％ ほか		作　り　方
いか（胴）	50g		①湯（タン）*をとっておく。
しょうが汁	1g	いかの2％	②いかは，洗って皮をむいてから開く。いかの外側に5mm幅の切り目を入れて鹿の子切りにし，1cm×5cmの大きさに切る（図Ⅲ-8参照）。これに，しょうが汁と酒で下味を付け，かたくり粉をまぶす。たっぷりの熱湯にさっと通し，いかが丸まったらザルにとり，水気をきっておく。
酒	2.5g	〃　5％	
かたくり粉	2.5g	〃　5％	
アスパラガス	30g		
きくらげ	1g	戻すと約7倍	
にんじん	5g		③アスパラガスは根元のかたい部分の皮をむき，5cm長さの斜め切りにし，30秒程ゆでて水にとる。
たけのこ	15g	ゆでたもの	
にんにく	1g		④きくらげは水で約20分おいて戻し，短冊に切る。
ラード	8g(10ml)	材料の7％	⑤かたくり粉は水にといておく。
合わせ調味料			⑥にんじんは3mm厚さの短冊切りにして，1～1分30秒程ゆでる。
湯（タン）*	20g		
塩	0.3g(0.3ml)	〃　0.8％塩分	⑦たけのこは短冊切りにする。にんにくは，一かけを2～3つに切る。
濃口醤油	3.5g(2.9ml)	〔塩分比〕塩：醤油＝1：2	⑧材料を炒める。油ならしをした中華鍋にラードを熱し，にんにくを入れ，香りが出たらたけのこを炒め，きくらげ，にんじん，アスパラガスの順に加えて軽く炒める。合わせ調味料を入れてから水ときかたくり粉で濃度をつけ，②のいかを加えて混ぜ合わせる。火を止める直前にごま油を回し入れ，仕上げる。
砂糖	0.8g(1.3ml)	〃　0.7％糖分	
酒	3g	材料の3％	
かたくり粉	1g	合わせ調味料の3％	
水	2g		
ごま油	1g(1.3ml)		

＊ p.202，表Ⅲ-8参照

いかの筋繊維と加熱との関係
→いかときゅうりの黄身酢和え，p.88参照

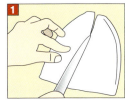
1. いかは皮をむき，えんぺらと下のふちを取り除いたあと，体軸に対して縦半分に切る。

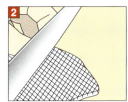
2. いかの表面に，厚さ1/2まで5mm幅の切り込みを入れる。いかの向きを変えて，格子状になるように同様の切り込みを入れる。

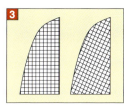
3. 鹿の子の切り方には，一般的に図のように2種類がある。

図Ⅲ-8　いかの鹿の子切り

中国料理

炸菜　主菜

炸子鶏（骨付き若鶏のから揚げ）
（ヂァーツーヂィ）

鶏肉は皮つきのまま揚げることにより，表面はカリッと香ばしく，独特の風味を生じ，中はしっとりやわらかくなるのがおいしさのコツ。中国料理によく使われる花椒と塩を合わせた花椒塩をつけていただく。

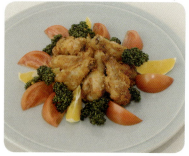

（写真：4人分）

材　料	基本調理（1人分）	調味％ほか	材　料	給食への展開（1人分）	調味％ほか
若鶏肉	100g	骨付	鶏肉	100g	骨付，正味70g
濃口醤油	3.5g（2.9ml）	肉の0.5％塩分	濃口醤油	5g	肉（正味）の1％塩分
卵白	6g	肉の6％	酒	2g	
酒	4g		にんにく	0.2g	
にんにく	1.5g		しょうが汁	2g	
しょうが	1g	肉の10％	かたくり粉	7g	
かたくり粉	10g		揚げ油	適量	吸油率1％
揚げ油	適量				
トマト	50g				
パセリ	1g				
レモン	15g				
花椒塩	0.6g				

基本調理の作り方

①鶏肉は，1切れ50〜60g程度のぶつ切りにする。にんにくとしょうがは，それぞれすりおろす。醤油，酒，卵白，にんにく，しょうがを合わせた調味液に肉を入れて，約20分下味を付ける。
②汁気をきった①の鶏肉の表面にかたくり粉*をまんべんなくまぶし，余分な粉は払い落とす。
③鶏肉を揚げる。150℃に熱した油に②の鶏肉を入れ，5〜6分，七分〜八分程度に火を通す。肉を一度とり出して5〜10分おいたのち，170〜180℃の油できつね色になるまで30〜40秒揚げて二度揚げする。鶏肉は中まで完全に火を通し，表面がカラッと色付くように揚げる。
④トマトとレモンはくし形切りにする。
⑤花椒塩は，粉さんしょう7：焼塩3にしてすりつぶしておく。
⑥大皿の中央に鶏肉を置き，放射状になるようにトマト，レモン，パセリを盛り付け，花椒塩を添える。

給食への展開・作り方

下調理：肉は1人当たり3個になるようぶつ切りにする。しょうがはすりおろして汁をしぼっておく。にんにくはすりおろす。鶏肉を，調味料につけて約30分おく。
調理手順：鶏肉の汁をきって，かたくり粉をまぶしてから，㊤③と同様に二度揚げ**する。
別法：㋐コンビ機能使用。焼成用ホテルパン（天板）に，市販のから揚げ粉をまぶした鶏肉をのせ，オイルスプレーをかけ，200〜240℃，水蒸気40％で加熱する。時間は分量により調節する。
骨なしの場合：鶏肉（もも）70g，濃口醤油4g（0.8〜1％塩分），酒2g，しょうが汁2gにつけておく。

* p.190，表Ⅲ−2，炸菜・乾炸参照
** p.227参照

二度揚げの技法

　揚げ物を，1回目は低温（150～160℃）で，2回目は高温（170～185℃）と，温度を変えて二度揚げる方法。厚みのある材料を揚げるのに適している。一度目の揚げでは，低温で時間をかけて揚げるので内部まで熱がよく伝わる。さらに，油から引き上げた後も，余熱で加熱が進行する。2回目の揚げは高温で短時間で行い，これにより揚げ物の表面に適度なこげ色がつき，油ぎれよく仕上げることができる。

花椒（ホワヂャオ）塩の作り方

　花椒塩は市販されているが，乾燥山椒から作ると格段に香りがよいものができる。

材　料	分　量	作　り　方
山椒 天然塩	20粒程度 8～10g	①山椒の皮の部分を弱火で焦げないように煎る。これを，すり鉢かフードプロセッサーで細かく粉末にし，ふるいにかけておく。 ②天然塩は弱火で煎る。これと同容量の①を加える。合わせる量は好みで増減してもよい。 ※湿気を吸収しやすいため，密封して冷暗所に保存する。

中国料理

点心　主食・主菜

蝦仁吐司（食パンのえびすり身揚げ）
（シャーレントゥスー）

えびのすり身とパンを組み合わせた揚げ物。食パンは少しかたいものの方が扱いやすく、水分も少ないのでカラリと揚がる。子どもからお年寄りまで幅広い人に人気の料理。

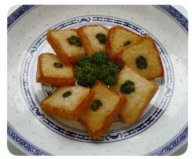

（写真：2人分）

材　料	基本調理（1人分）	調味％ ほか	作 り 方	備　考
食パン	35g	10枚切り，1枚	①えびは水洗いし，背わたを竹串で除き，細かく刻む。 ②①をすり鉢に入れ，なめらかになるまでよくすり，卵白，塩，かたくり粉を入れてよく練り混ぜる。 ③食パンは十文字に4等分する。各々に②のえびのすり身をパンの縁いっぱいまで塗り，中央にパセリを少々のせて，軽く押さえる。 ④160℃に熱した油に，③のえびを塗った面が下になるようにして入れ，揚げる。周囲が色付いたら裏返し，全体がきつね色になったらとり出す。 ⑤④を器に見栄えよく盛り，パセリを飾る。花椒塩*を添えて供する。 ※表面が焦げすぎて中に火が通っていないというようなことがないよう火加減に注意する。	基 えびの代わりに鶏ひき肉を使ってもよい。
えび	50g	むき身		
塩	0.25g（0.2ml）	えびの0.5％塩分		
卵白	3g			
かたくり粉	2.6g			
揚げ油	適量			
パセリ	1g			
花椒塩*	少々			
パセリ	1g	飾り用		

* p.227，花椒塩の作り方参照

パンを揚げる際の留意点

　パンを揚げるときに注意したいのは温度管理である。温度が適切でないと、揚げているときに油を大量に吸うため、仕上がりが油っこく、べたついた状態となってしまう。そこで、パンを揚げる際には、160〜170℃の比較的低温で加熱をし、パンの両面を揚げるようにする。また、内部までよく加熱するとカリッと仕上がり、油ぎれもよくなる。なお、蝦仁吐司のようにパンにすり身を付けて揚げる場合には、火の通りにくいすり身がついている面を下にして揚げ油に入れるようにするとよい。また、揚げの仕上げ時には油の温度を170℃以上にし、高温でとり出すようにするとパンの油ぎれがよくなる。

点心　主食・主菜・副菜

什錦炒麺（五目焼きそば）
（シーチンチャオミエン）

焼きそばには，蒸し中華めんを油で揚げてパリパリにしたもの（かたい焼きそば）と，炒め焼きをしたもの（やわらかい焼きそば）とがある。いずれも，とろみのついた具をかける。

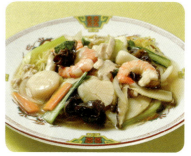

（写真：2人分）

材　料	基本調理（1人分）調味% ほか		材　料	給食への展開（1人分）調味% ほか	
中華めん	120g	蒸したもの	中華めん	120g	蒸したもの
サラダ油	12g(15ml)	めんの10%	サラダ油	6g	めんの5%
豚肉（ロース）	30g	薄切り	豚肉（ロース）	30g	薄切り
いか	10g		酒	1g	
ほたて	20g		しょうが汁	1g	
しばえび	20g		かたくり粉	1g	
酒	5g		しばえび	30g	むきえび
かたくり粉	6g		酒	1g	
揚げ油	適量		かたくり粉	1g	
チンゲンサイ	20g		サラダ油	3.5g	炒め用・材料の5%
たけのこ	20g	ゆでたもの	チンゲンサイ	20g	
干ししいたけ	2g	戻すと4～5倍	たけのこ	20g	ゆでたもの
たまねぎ	10g		干ししいたけ	2g	戻すと4～5倍
にんじん	5g		たまねぎ	10g	
きくらげ	2g	戻すと7倍	にんじん	5g	
ラード	8g(10ml)		合わせ調味料		
合わせ調味料			濃口醤油	6g	めん以外の材料の0.9%塩分
濃口醤油	10g(8.3ml)	めん以外の材料の1%塩分	水+干ししいたけの戻し汁	100g	
湯（タン）*+干ししいたけの戻し汁	90g	〃　60%	減塩スープの素	0.8g	
酒	5g	〃　3%	酒	2.5g	めん以外の2%
かたくり粉	4g	湯(タン)*+干ししいたけの戻し汁の4%	かたくり粉	6g	スープの6%
水	8g		水	12g	
ごま油	1g(1.3ml)		ごま油	1g	

* p.202，表Ⅲ－8参照

基本調理の作り方

① いかは薄皮をとり，3cmに切る。豚肉，ほたて，えび，いかにかたくり粉と酒を加えてもみこんでおく。油を130℃に熱して，豚肉とほたて，えび，いかを油通しする。
② たけのことにんじんは短冊に切る。にんじんは下ゆでしておく。たまねぎは薄切りにする。チンゲンサイは一枚ずつはがして，茎と葉にわけて7cmに切る。
③ 干ししいたけときくらげは水で戻す。しいたけはそぎ切りにして，しいたけの戻し汁はとっておく。きくらげは，かたい部分をとり除いて，2～4つに切る。
④ 中華めんをほぐした後，油ならしをした中華鍋にサラダ油を熱し，めんを入れて，焼き目が付くまで焼き付け，裏返して同様にする。めんは皿に盛りつけておく。
⑤ 合わせ調味料を作る。
⑥ ④の中華鍋にラードを熱し，②（チンゲンサイの葉を除く）以外の具材をかたい順に炒めていく。ついで①と残りのチンゲンサイの葉を加え炒める。最後に⑤の合わせ調味料を加え，水ときかたくり粉を入れてとろみをつけ，ごま油を回し入れる*。④のめん全体にかける。

* p.208 化粧油参照

給食への展開・作り方

下調理：めんはほぐして，油をからめておく。豚肉は一口大に切り，えびは水洗いした後，それぞれに調味料とかたくり粉をもみ込んでおく。たけのこは短冊切り，たまねぎはくし形切りにする。にんじんは短冊切りにする。チンゲンサイは，塩ゆでにしておく。干ししいたけは，戻して（p.22参照）⑯の③と同様にする。

調理手順：㋑使用。①鍋に1/3量の油を熱し，豚肉を炒めてとり出す。②①に1/3量の油を足して，えびを炒めてとり出す。③②に残りの油を足してたけのこ，たまねぎ，干ししいたけを炒め，合わせ調味料を加える。ここににんじんと①と②とを加え，水ときかたくり粉でとろみをつけ，ごま油を回し入れて*仕上げる。④めんを天板にのせ，200℃で5～10分，一度返しながら焼く。⑤器にめんを盛ってあんをかけ，チンゲンサイをのせる。

別法：㋔使用。めんは，コンビ機能200℃5～8分，湿度40%で加熱する。㋺で炒めてもよい。

点心　主食・主菜・副菜

涼拌麺（冷やし中華）
（ヂャンパンミエン）

夏に好まれる冷たい中華そば。具材は，めんの上に放射状にのせるほか，めんとは別にそれぞれ小皿に盛って添えてもよい。かけだれには，ラー油やごまなどを用いるとコクが加わる。また，具材は水気をよくきると，めんが膨潤したり，かけだれが薄くなったりすることなく，おいしく仕上がる。

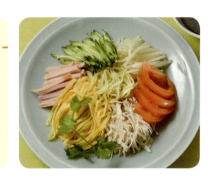

中国料理

材　料	基本調理（1人分）	調味％ ほか	材　料	給食への展開（1人分）	調味％ ほか
中華めん	100g	生，ゆでると170g	中華めん	100g	生，ゆでると170g
塩	0.3g	ゆでめんの0.2％塩分	塩	0.3g	ゆでめんの0.2％塩分
ごま油	1.7g(2.5ml)	〃　　1％	ごま油	1.7g	〃　　1％
鶏肉（むね）	30g		鶏肉（むね）	30g	
水	80g		卵	20g	
長ねぎ	2g		塩	0.1g	卵の0.5％塩分
しょうが	1g		油	0.8g	〃　　4％
卵	25g		ロースハム	20g	
塩	0.1g(0.08ml)	卵の0.4％塩分	もやし	30g	
サラダ油	適量		きゅうり	30g	
ロースハム	20g		かけだれ		
もやし	30g		鶏肉のゆで汁	30g	ゆでめんの18％
きゅうり	30g		濃口醤油	15g	ゆでめんの1.2％塩分
かけだれ			砂糖	5g	〃　　3％糖分
鶏肉のゆで汁	30g	ゆでめんの18％	酢	15g	〃　　9％
濃口醤油	15g(12.5ml)	ゆでめんの1.2％塩分	ごま油	1g	〃　　0.6％
砂糖	5g(8ml)	〃　　3％糖分	練り辛子	1g	
酢	15g	〃　　9％	トマト	15g	
ごま油	1.7g(2.1ml)	〃　　1％	パセリ	0.5g	
練り辛子	適量				
トマト	15g				
シャンツァイ	0.5g	飾り用			

基本調理の作り方	給食への展開・作り方
①めんをゆでる。鍋にめんの10倍量くらいの沸騰湯を用意し、ほぐしながらめんを入れ、静かに箸で混ぜて、3分ゆでる。流水で両手でももむようにして手早くぬめりを洗い流し、ザルにとって水気をよくきる。ボウルに入れ、塩、ごま油で下味を付けて冷やす。 ②長ねぎは3cm長さのぶつ切りに、しょうがは薄切りにする。 ③鍋に鶏肉、水、②の長ねぎとしょうがを入れて約3分ゆでる。火から下ろし、冷めるまでそのままの状態で置いておく。冷めたら、鶏肉はせん切り（または細く割く）にし、ゆで汁はこしておく。 ④ハムはせん切りにする。 ⑤卵に塩を加えて薄焼き卵を作り、せん切りにする。 ⑥もやしは根と芽をとって沸騰湯でさっとゆで、冷水をかけて冷やし、水気をきっておく。 ⑦きゅうりは斜め薄切りにしてから、さらにせん切りにする。トマトは食べやすく切っておく。 ⑧かけだれの調味料と分量の③のゆで汁を合わせ、冷やす。 ⑨少し深みのある冷やしておいた器に①のめんを盛り、上に彩りよく③～⑦の具をのせてシャンツァイ（香菜）を飾る。かけだれと辛子を添える。 ⑩いただく直前に、かけだれをかけて全体をあえる。	**下調理**：卵の扱いは、p.22の通り。きゅうりは洗浄・消毒し、斜め薄切りにした後、せん切りにする。もやしは、ゆでておく。ハムはせん切りに、トマトはくし形切りにする。鶏肉のゆで汁とかけだれの調味料を混ぜ合わせておく。 **調理手順**：①めんの扱いは⑯と同じ。②鶏肉は、ゆでてからせん切りにする。卵は錦糸にし、ほかの具とともに①にのせてパセリとトマトを飾り、辛子を添え、かけだれをかけて供する。 **別法**：薄焼き卵は、㋐1/1ホテルパンをコンビ機能200℃で予熱しておく。とき卵に調味料を入れ、コンビ機能180℃で加熱してもよい。

中国料理

中華めんの扱い方

中華めん（生）は、ゆでてからごま油をからめておくと、めんがほぐれやすくなる。また、ごま油を用いることで、香りがよくなり、味が引き立つ。ゆでた中華めんを使うときは、熱湯に通して水洗いし、水気をよくきってから下味を付ける。蒸した中華めんを使う場合は、沸騰後、1分程度ゆでて用いるとよい。

炒菜　主食

什錦炒飯（五目炒飯）
（シーチンチャオファン）

ご飯つぶに粘りが出ないよう混ぜてパラパラに仕上げるのがコツ。卵類や肉類，野菜類など具や味付けで自由に応用ができる。醤油は，仕上げに脂肪とともに加熱させることで，香り高く，コクがあっておいしくなる。

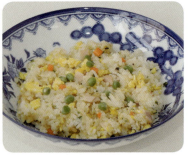

（写真：4人分）

中国料理

材　料	基本調理（1人分）	調味％ ほか	材　料	給食への展開（1人分）	調味％ ほか
米	80g	米の約2.1倍・飯重量168g	米	80g	
水	104ml	米重量の1.3倍	水	96g	米重量の1.2倍
ラード	9g(11ml)	飯の5％	サラダ油	1.6g	
濃口醤油	2g(1.7ml)	飯の0.7％塩分	減塩スープの素	1g	飯の0.7％塩分
塩	0.9g(0.75ml)	〔塩分比〕塩：醤油＝3：1	濃口醤油	2g	〔塩分比〕塩：醤油＝2：1
こしょう	0.01g		塩	0.7g	
卵	25g		こしょう	0.01g	
塩	0.1g(0.08ml)	卵の0.4％塩分	卵	25g	
サラダ油	適量		塩	0.1g	卵の0.4％塩分
たけのこ	10g	ゆでたもの	サラダ油	2.5g	
にんじん	8g		たけのこ	10g	ゆでたもの
干ししいたけ	1g	戻すと4～5倍	にんじん	10g	
長ねぎ	8g		干ししいたけ	1g	戻すと4～5倍
かに	15g	缶詰	長ねぎ	8g	
ハム	5g		かに	15g	缶詰
グリンピース	2.5g	冷凍	ハム	5g	
			サラダ油	2g	
			グリンピース	1.5g	冷凍

基本調理の作り方

①米は，重量の1.35倍の水で炊く。
②干ししいたけは，水に戻して石づきをとり除き，7mm角に切る。
③ハム，たけのこ，にんじんは7mm角に切る。グリンピースは下ゆでする。
④長ねぎは小口切りにする。かには軟骨を除いてほぐしておく。
⑤卵は割りほぐし，塩を加えておく。
⑥炒り卵を焼く。油ならしをした中華鍋にサラダ油を入れ，⑤の卵液を流し入れて手早く上下を混ぜる。焦がさないようにふんわり仕上げて，鉄べらで切り分け，器にとり出す。
⑦中華鍋にラードを加えて熱し，たけのこ，しいたけ，長ねぎ，にんじん，かに，ハムの順に炒め，八分通り火が通ったらご飯を加える。ご飯がねばらないようにほぐしながら混ぜ，全体に油がのってパチパチと音がするまで強火で手早くあおり，炒める。
⑧塩，こしょうを加え，鍋肌から醤油を加えて味をととのえる。卵，グリンピースを加え，さっくりと混ぜ合わせて器に盛る。

給食への展開・作り方

下調理：米は洗米後，分量の水に最低30分以上浸漬する。炊飯器の数に合わせて調味料を計量する。にんじん，たけのこ，ハムは，7mm角に切る。干ししいたけは水に戻して7mm角に切る。長ねぎは小口切りにし，グリンピースはゆでて急冷し，水気をきっておく。

調理手順：回使用。①米を炊く直前に，油，調味料を入れて炊飯する。②卵＊は，炒り卵にする。③釜に油を熱し，具を炒める。④炊き上がった①と②の炒り卵，③の具を混ぜ合わせて器に盛り，グリンピースを飾る。

＊ p.22 卵の扱い方参照

点心　主食

鶏粥（鶏肉入り粥）
（ヂィチョウ）

中国では，かゆがよく食べられ，魚，かも，鶏肉，豆，くだものなどを入れたいろいろな種類のものがある。日本のかゆより，いくぶん水気が多いのが特徴である。

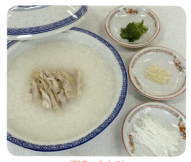

（写真：2人分）

材　料	基本調理（1人分）	調味% ほか	材　料	給食への展開（1人分）	調味% ほか	備　考
鶏肉（手羽）	80g	骨付，正味44g	米	40g	できあがりは200g	墓 みつば，長ねぎに替えて細ねぎ，ワンタンの皮を揚げたものを入れてもよい。 絵 蒸発量が少なくなるので，水分の調整には注意する。
長ねぎ	5g		水	250g	米体積の5倍	
しょうが	2g		塩	0.1g	かゆの0.4%塩分	
水	750ml		減塩スープの素	2.5g		
米	40g		酒	4g		
鶏のゆで汁	510g(500ml)	米の体積の11倍	鶏肉（むね）	35g		
塩	1g(0.8ml)	できあがりの0.3%塩分	濃口醤油	1.9g	鶏肉の0.8%塩分	
みつば	1g		酒	2g		
長ねぎ	5g	白髪ねぎ	水	50g		
しょうが	2g		みつば	2.5g		
			生しいたけ	10g		

基本調理の作り方

① スープをとる。鶏はきれいに水洗いし，厚手の鍋に入れる。ぶつ切りのねぎ，薄切りにしたしょうが，水を加えて強火にかける。煮立ったらアクをすくいとり，火を弱めて2時間ほど煮出す。ゆで汁はこし，鶏肉を骨からはずしてせん切りにする。

② 米は洗って厚手の鍋に入れ，①のスープと塩を加え，強火で炊く。沸騰したら木じゃくしで鍋底をこそげるように混ぜ，鍋の真ん中だけが静かに煮立つ火加減にして，少しずらした状態で蓋をして，約1時間ゆっくりと煮る。

③ ねぎとしょうがはせん切りにし，水に放してパリッとさせ，布巾に包んで水気をきる。みつばは洗い，2～3cm長さに切り，それぞれ小皿に盛る。

④ ②がやわらかくふっくらと煮上がったら，①の鶏肉のせん切りを加えて熱いところをどんぶりに盛り，③の薬味を添える。好みで醤油，こしょう，ごま油を適宜（各記載外）ふって食べる。

給食への展開・作り方

下調理：米は洗って，分量の水に60分以上浸漬しておく。みつばは洗浄後，3cm長さに切り，しいたけは薄切りにしておく。鶏肉は下味をつけておく。

調理手順：㊆スチーム機能使用。㋐，㋺を使用。①みつばは穴あきパンに入れて中心温度75℃，しいたけは100℃でそれぞれ3～5分加熱する。みつばは加熱後，急冷しておく。②鶏肉も穴あきパンに入れ，中心温度90℃で加熱してせん切りにしておく。③釜に米と水を入れ，鍋の蓋をし，強火にかける。煮立ったら蓋を少しあけてごく弱火にし，約1時間，ゆっくりと煮る。④③の火を止め，塩，スープの素，酒で味付けをする。器に鶏，しいたけを盛りつけ，かゆを入れてみつばを散らす。

中国料理

かゆの調理について

　米は洗ってから厚手の鍋あるいは土鍋に入れ，水を加えて30分おく。これを強火で加熱し，沸騰したところで一度蓋をあけ，焦げを防ぐため，鍋底のねばりをこそげとるように攪拌する。混ぜるのはこのときだけとなる。再度蓋をし，煮立ったら弱火に落としてふきこぼれないように蓋を少しずらし，約1時間，やわらかくふっくらと煮る。粘り気のないサラッとしたかゆにしたいときは，煮ている途中でかき混ぜない。かゆは，でき上がり重量に対する米の割合により全がゆ，七分がゆ，五分がゆ，三分がゆなどに分類される。

　中国料理では，米と水の割合は米重量に対して10～12倍の水が適量で，日本の全がゆより水気が多いのが特徴である。

表Ⅲ-9　かゆの水加減とでき上がり量

種　類	米 (カップ)	加水量 (カップ)	でき上がり容量		でき上がり重量	
			(カップ)	倍　率	(g)	倍　率
全がゆ　（20％がゆ）	1	5	4	4	850	5
七分がゆ（15％がゆ）	1	7	5 3/5	5.6	1,190	7
五分がゆ（10％がゆ）	1	10	8	8	1,700	10
三分がゆ（ 5 ％がゆ）	1	20	10	10	3,400	20

1) 米1カップ（200ml）＝170gに対して，鍋で炊く場合。
2) 浸水時間は30分以上。
3) 加水量は洗米による吸水量も含む。
4) かゆは火にかけて沸騰させた後，弱火で約1時間炊く。
資料）『食品成分表2019資料編』女子栄養大学出版部，p.94, 2019より一部抜粋

点心　主食・主菜

粽子（中華ちまき）／（給中華おこわ）
（ツォンヅ）

中国の戦国時代の楚代の「屈原の故事」に由来し，5月5日の命日に悪竜の嫌う楝樹の葉で米を包み，五色の糸で結んで邪気を祓ったのが，この料理の起源とされる。

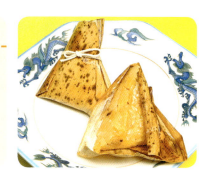

材　料	基本調理（1人分）調味％ ほか		材　料	給食への展開（1人分）調味％ ほか	
もち米	75g		もち米	75g	
豚肉（かた）	25g		豚肉（かた）	25g	
たけのこ	10g	ゆでたもの	たけのこ	15g	ゆでたもの
干ししいたけ	1.5g	戻すと4～5倍	干ししいたけ	1g	戻すと4～5倍
たまねぎ	20g		たまねぎ	20g	
しょうが	1g		にんじん	7.5g	
にんじん	8g		サラダ油	3g	炒め用
サラダ油	4g(5ml)	炒め用	水＋干ししいたけの戻し汁	45g	
A 湯（タン）*	50～60g		減塩スープの素	1g	
塩	0.3g(0.25ml)	米の1.4～1.5％塩分	A 塩	0.3g	米の1.4～1.5％塩分
濃口醤油	5g(4.2ml)	〔塩分比〕塩：醤油＝1：2	濃口醤油	3.5g	〔塩分比〕塩：醤油＝1：2
砂糖	1g(1.7ml)	〃　1.3％糖分	砂糖	1g	〃　1.3％糖分
酒	3g	〃　4％	酒	1.5g	

＊ p.202，表Ⅲ－8参照

基本調理の作り方	給食への展開・作り方
①湯（タン）＊をとっておく。 ②もち米は洗い，たっぷりの水に2時間以上浸水させ，ザルに上げて水気をきる。 ③干ししいたけは，水に戻しておく。 ④たまねぎは粗みじん切り，豚肉，たけのこ，にんじん，しいたけは5mmの角切り，しょうがは薄切りにする。 ⑤具を炒め煮する。中華鍋にサラダ油を熱し，しょうがを炒め，さらに，豚肉，たまねぎ，しいたけとたけのこを加えて炒め，Aの湯（タン）＊と調味料を加える。沸騰後，もち米を加えて汁がなくなるまで中火で炒め煮する。 ⑥湯通しした竹の皮は水気をふいて折り曲げ，⑤を三角に包み込み，たこ糸でしばる＊＊。または，薄くサラダ油を塗ったアルミホイルや，クッキングシートで平らに包み，竹串でまんべんなく穴を開けておいてもよい。 ⑦蒸気の上がった蒸籠に⑥を並べ，強火で約20分蒸す。	**下調理**：もち米は2時間以上浸漬して水気をきっておく。ふり水は，米のつけ水ではなく新しい水を用いる。豚肉は一口大に切っておく。干ししいたけは水に戻し，軸を除く。具の切り方は㊄と同じ。 **調理手順**：㊄使用。①釜に油を熱し，豚肉を炒めたら，野菜を火の通りにくいものから順に炒め，もち米を加えてさらに炒める。全体に油がまわり，汁気がなくなったら，Aの調味料とスープを加え，汁気がなくなるまで，ときどき混ぜながら煮る。②これを蒸し器に入れ，約30分蒸す（ふり水：10分後に1回目，さらに10分ごとに玉じゃくしで全体にふり水をする）。蒸し上がったら，全体を均一に混ぜて器に盛る。 **別法**：㊎スチーム機能使用。穴あきパンにクッキングシートを敷き，②を入れて蓋をして100℃で30分加熱する。

＊ p.202，表Ⅲ－8参照
＊＊ p.236，図Ⅲ－9参照

ちまきの包み方

①竹の皮は,斜めに折り曲げる。
②じょうご型にし,下の部分は中身がこぼれないように余裕をもたせる。先端は,皮の中央の線にぴったり合うようにする。
③じょうご状になった部分に,もち米と具を入れる。
④上部が平らになるように詰めたもち米の上に皮をかぶせて蓋をする。
⑤かぶせた皮を縦半分に折り曲げる。
⑥⑤で折り曲げた部分をサイドに倒して包んでいく。
⑦皮の筋と垂直になるように,たこ糸でしばる。

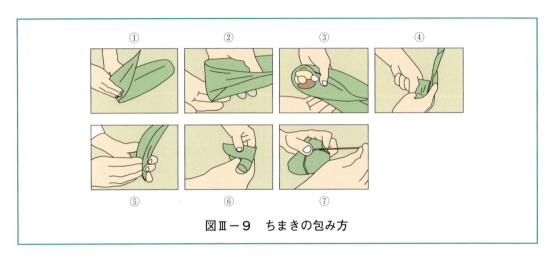

図Ⅲ-9　ちまきの包み方

もち米の料理（強飯,p.47参照）

　もち米のでんぷんはアミロペクチンで構成されており,うるち米に対して糊化しやすく,粘りも強いうえ,老化も起こりにくい。したがって,もち米のみを加熱する場合には,蒸す方法をとることが多い。

点心　主食・主菜

鍋貼餃子（焼きぎょうざ）
（グオティエヂャオヅ）

ぎょうざには，焼きぎょうざ（鍋貼餃子），蒸しぎょうざ（蒸餃子），ゆでぎょうざ（水餃子）などの種類がある。鍋貼とは，「鍋に貼り付けて焼く」という意味。

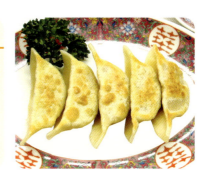

中国料理

材　料	基本調理（1人分）調味％ ほか		材　料	給食への展開（1人分）調味％ ほか		備　考
強力粉	30g（50ml）	⎫ 強力粉：薄力粉＝3：1	ぎょうざの皮	30g	6g×5枚　φ7cm	基 キャベツは，はくさい75gに替えてもよい。
薄力粉	10g（17ml）	⎭	豚ひき肉	30g		
ラード	0.5g（0.6ml）		はくさい	60g		
熱湯	18g	粉の体積の1/4	長ねぎ	12g		
塩	0.5g	粉の1％	にんにく	1.2g		
小麦粉	少々	打ち粉用	しょうが	1.2g		給 はくさいは，キャベツ60gに替えてもよい。
豚ひき肉	30g		濃口醤油	1.2g	⎫材料の0.6％塩分	
キャベツ	60g	ゆでてしぼると30g	塩	0.4g	⎭〔塩分比〕塩：醤油＝2：1	
長ねぎ	10g		ごま油	2g		
にんにく	1.2g		酒	2g		
しょうが	1.2g		サラダ油	2g		
濃口醤油	1.6g（1.3ml）	⎫肉＋しぼったキャベツの	つけだれ			
塩	0.25g（0.2ml）	⎭0.8％塩分 〔塩分比〕塩：醤油＝1：1	酢	7g		
			濃口醤油	7g	⎫つけだれの7％塩分	
ごま油	2g（2.5ml）		ラー油	0.6g	⎭	
酒	2.5g					
サラダ油	4g（5ml）					
つけだれ						
濃口醤油	8g（6.6ml）	つけだれの7％塩分				
酢	8g					
練り辛子	適量					
ラー油	適量					

基本調理の作り方

①ボウルに強力粉と薄力粉を合わせてふるっておく。
②熱湯に塩とラードを入れてとかす。
③①の小麦粉に②の熱湯を少しずつ加えながら混ぜ，生地のかたさをみながら水分量を調節して耳たぶくらいのやわらかさにし，よくこねる。この生地を丸くまとめ，かたくしぼったぬれ布巾をかけて30分くらい寝かす。これを，さらによくこね，直径3cmの棒状に伸ばしたら5等分に切り，手のひらで軽く押さえて円形にする。めん棒で中心部は厚めに，ふちの部分は2mm厚さになるように，7～8cmの円形に伸ばす。
④キャベツは熱湯に入れてさっとゆで，みじん切りにする。これを布巾に包み，水気を50％にしぼる。
⑤長ねぎ，しょうが，にんにくはみじん切りにする。
⑥ひき肉はよく練り，塩，濃口醤油，酒を入れてさらに練る。ここに，キャベツ，長ねぎ，しょうが，にんにく，ごま油を合わせ5等分にする。
⑦③の皮に⑥の具をのせ，包む*。
⑧ぎょうざを焼く。テフロン加工のフライパンにぎょうざを並べて，ぎょうざの半分の高さまで熱湯（記載外）を加える。蓋をして中火で3分間加熱する。お湯をすてて油を皮の上からかけ入れ，焼き色がつくまで加熱する。焼き目を上にして盛り付ける。辛子酢醤油にラー油を入れたつけだれとともに供する。

給食への展開・作り方

調理手順：㋜スチーム機能使用。㋵使用。
①はくさいはみじん切りにしてから穴あきパンに入れ，100℃で5～10分加熱して急冷し，水分をしっかりしぼっておく。②ひき肉はよく練り，塩，濃口醤油，酒を入れてさらに練り，①のはくさいと，みじん切りにした長ねぎ，しょうが，にんにく，ごま油を合わせて分量に分け，皮で包む。③フライパンにたっぷりの油をひき，煙が立つくらいに熱し，ぎょうざを並べて焼く。熱湯をぎょうざの高さの1/3くらいまで加えたら蓋をして火を弱め，水がなくなるまで蒸し焼きにする。ときどきフライパンをゆすって焦げつかないようにする。
※給食への展開の場合，蒸しぎょうざにすると作業工程が楽になる。また，材料のみじん切りは，フードカッターを用いてもよい。

別法：ティルティングパンや㋜のコンビ機能で焼く方法もある。

*p.238, 図Ⅲ−10

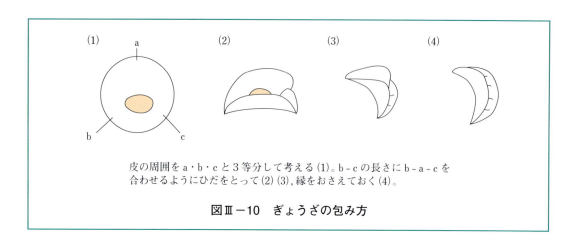

皮の周囲を a・b・c と3等分して考える(1)。b-c の長さに b-a-c を合わせるようにひだをとって(2)(3)，縁をおさえておく(4)。

図Ⅲ-10　ぎょうざの包み方

中国料理

点心 汁

餛飩（ワンタンスープ）
（フントゥン）

"餛飩"は北方，南方では"雲吞（ワンタン）"，四川省では"抄手（チャオショウ）"と書く。"餛飩"とは，混沌とした宇宙の創成期の姿をどんぶりの中の状態に見立てたもの。冬至や正月によく食べられる。

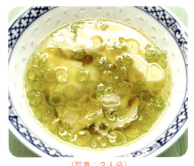

（写真：2人分）

材　料	基本調理（1人分）調味％ ほか		材　料	給食への展開（1人分）調味％ ほか		備　考
強力粉	20g	皮5枚分	ワンタンの皮	25g		給 冷凍ワンタンを用いてもよい。
微温湯	9g	粉の45％，40℃位	豚ひき肉	20g		
卵	3g	〃 15％	長ねぎ	5g		
塩	0.3g(0.25ml)	〃 1.5％	しょうが	0.5g		
小麦粉	少々	打ち粉用	塩	0.1g	肉の0.5％塩分	
豚ひき肉	20g		酒	1g		
長ねぎ	5g		ごま油	1g		
しょうが	0.5g		かたくり粉	2g		
塩	0.1g(0.08ml)	肉の0.6％塩分	水	150g		
酒	1g	〃 5％	減塩スープの素	1g	水の0.6％塩分〔塩分比〕塩：醤油＝1：1	
ごま油	1g(1.3ml)		塩	0.3g		
かたくり粉	2g	〃 10％	濃口醬油	2g		
湯（タン）*	160g		ごま油	0.5g		
塩	0.5g(0.4ml)	湯（タン）*の0.6％塩分〔塩分比〕塩：醤油＝1：1	長ねぎ	10g		
濃口醬油	3.5g(2.9ml)					
ごま油	1g(1.3ml)					
長ねぎ	8g					

* p.202，表Ⅲ－8参照

中国料理

基本調理の作り方	給食への展開・作り方
①湯（タン）*をとっておく。 ②強力粉はふるって，卵，微温湯，塩を加えて十分に練ってまとめ，ぬれ布巾に包んで20分程度，寝かす。1～1.5mm厚さくらいに，できるだけ薄く伸ばし，7cm角に切る（1人5枚）。これを，ぬれ布巾に包んでおく。 ③あん用のねぎ，しょうがはみじん切りにする。ボウルにひき肉を入れてよく練り，ねぎ，しょうが，調味料を合わせて混ぜる。 ④割り箸の先に③のあんを少しつけて，皮で包む**。 ⑤熱湯の中でワンタンをゆでる。中まで火が通ったら，水気をきって海碗に入れる。 ⑥湯（タン）*を鍋に入れ，あらかじめ調味しておく。これを⑤の海碗にそそぎ，湯用の小口切りにしたねぎを散らす。仕上げにごま油を回しかける。 応用：スープワンタンのほかに，揚げワンタン，蒸しワンタン，焼きワンタンなどにしてもよい。	下調理：あん用の長ねぎ，しょうがは，みじん切りにする。スープ用の長ねぎは小口切りにする。 調理手順：給使用。①ひき肉とあん用の野菜，調味料を合わせてあんを作り，ワンタンの皮で包む。②たっぷりの湯で①をゆでて火を通し，水をきって器に盛り付けておく。③スープに長ねぎを入れてから調味し，ごま油を回し入れる。②の器に盛る。

* p.202，表Ⅲ－8参照
** p.240，図Ⅲ－11参照

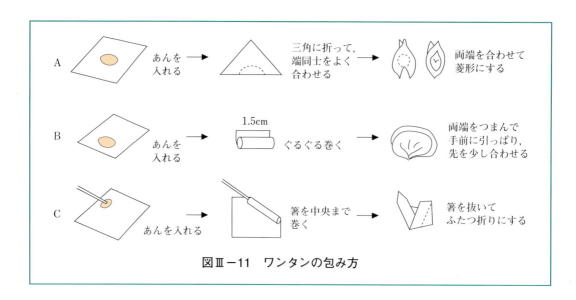

図Ⅲ-11　ワンタンの包み方

点心　主食

包子（肉包子・豆沙包子）
（ロウパオズ・トウシャーパオズ）

包子には塩味のあんと甘味のあんの2種類がある。北方の小麦地帯の主食。中国では，行事によって，いろいろな形の包子を作る。

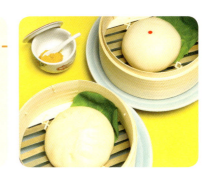

材　料	基本調理（2個分）	調味％ ほか	作　り　方
A 皮			A 皮の作り方
小麦粉（中力粉）	70g(117ml)		①小麦粉にベーキングパウダーを入れて2回ふるい，ラードを入れて手でさらさらする位まで混ぜ込む。
ベーキングパウダー	2.8g	粉の4％	②分量の砂糖，塩をとかした水を加えて手早くこねてまとめ，ラップをかけて30分寝かせる。
砂糖	2.0g(3.3ml)	〃 3％ 糖分	③②のドウを等分し，切り分けた1個をさらに手でこねて丸め，短いめん棒で周囲が薄く，中央部が厚くなるように直径10cmぐらいの円形に伸ばす。
ラード	3.5g(4.4ml)	〃 5％	
塩	0.2g(0.2ml)	〃 0.3％ 塩分	
水	42g	〃 60％	
B 皮：イーストを使う場合			B 皮の作り方：イーストを使う場合
小麦粉（中力粉）	70g(117ml)		①半量のぬるま湯にドライイースト，砂糖を入れて10分おく。
ぬるま湯（30℃）	35g	粉の45〜50％	②残りのぬるま湯にラード，塩を入れてとかす。
ドライイースト	1.7g	〃 2.5％	③中力粉に①，②を合わせて，だいたいまとまったら，打ち粉をふったまな板にとり，なめらかになるまでよくこね，ひとまとめにしてボウルに入れる。ぬれ布巾をかけて，30℃くらいのところに90分おいて寝かせる。
ラード	2g(2.5ml)	〃 3％	
砂糖	2.0g(3.3ml)	〃 3％ 糖分	
塩	0.2g(0.2ml)	〃 0.3％ 塩分	④③を手で押してガス抜きし，粉をふってなめらかになるまでこね，直径4cmの棒状にして，等分に切り分ける。以下，Aの③と同じ。
小麦粉（中力粉）		打ち粉用	
C 肉あん	（1個分）		C 肉あん
豚ひき肉	20g		①干ししいたけは水に戻して，みじん切りにする。キャベツはゆでて水気をしぼり，みじん切りにする。たけのこ，長ねぎもみじん切り。はるさめは熱湯で戻して1cm長さくらいに切る。
干ししいたけ	0.5g	戻すと4〜5倍	
キャベツ	20g	ゆでてしぼると12g 生の重量の55〜60％	
たけのこ	3g	ゆでたもの	②ひき肉をボウルに入れて十分練り，調味料を入れてよく混ぜ，次に切った干ししいたけ，キャベツ，たけのこ，長ねぎ，はるさめを入れてよく混ぜる。できた肉あんを等分する。
長ねぎ	5g		
はるさめ	0.5g	戻すと3倍	
しょうが汁	少々		
濃口醤油	0.7g(0.6ml)	肉＋野菜の0.5％塩分	
塩	0.1g(0.1ml)	〔塩分比〕塩：醤油＝1：1	D あずきあん
ごま油	1g(1.3ml)		①黒ごまは炒ってすっておく。
辛子醤油	適量		②鍋に生あん，砂糖，塩，水を入れて加熱し，練りあんを作る。これにごま油，①の黒ごまを加えて，ねっとりするまで練り上げ，丸める。
D あずきあん	（1個分）		
生あん（こし）	40g		
砂糖	15g(25ml)	生あんの37％ 糖分	包子の作り方
塩	0.01g(0.01ml)		①片手に皮をのせ，真ん中にあんを置いて，もう片方の手で細かいひだをとりながら包んでひねる。肉包子はひだを上部にまとめて，豆沙包子はひだを下にし腰高に作る。オーブンペーパーを敷いた蒸籠に間隔をあけて並べ，15〜20分蒸す。
水	10g		
ごま油	1.5g(1.9ml)		
黒ごま	0.8g		
青菜		飾り用	②肉包子には，辛子醤油を添えて供する。

イースト発酵
→ピッツァ・マルゲリータ，p.154 参照

中国料理

点心　主菜

春捲（揚げ春巻き）
（チュンヂュアン）

"春捲"は，春がいつまでも続くように，若さがいつまでも保てるようにと，立春・節分に食べる習わしの点心。中国料理の点心であり，春餅を揚げたものが，この料理の原型といわれてる。

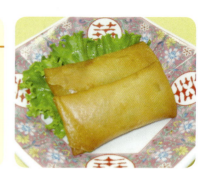

材料	基本調理（1人分）	調味％ほか	材料	給食への展開（1人分）	調味％ほか
豚ひき肉	30g		豚ひき肉	30g	
にら	6g		にら	6g	
干ししいたけ	1g	戻すと4～5倍	干ししいたけ	1g	戻すと4～5倍
たけのこ	5g	ゆでたもの	たけのこ	6g	ゆでたもの
緑豆はるさめ	2g	戻すと3.5倍	はるさめ	6g	戻すと4倍
しょうが汁	1g		しょうが汁	1g	
塩	0.1g(0.1ml)	材料の0.6％塩分	塩	0.2g	材料の0.6％塩分
濃口醤油	1.4g(1.2ml)	〔塩分比〕塩:醤油＝1:2	濃口醤油	1.4g	〔塩分比〕塩:醤油＝1:1
酒	1.5g		酒	1.5g	
ごま油	2g(2.5ml)		ごま油	2g	
春巻きの皮	30g	2枚（19cm×19cm）	春巻きの皮	30g	2枚（19cm×19cm）
小麦粉:水	0.6g:1g	のり用	小麦粉:水	0.6g:1g	のり用
揚げ油	適量		揚げ油	適量	吸油率12％
辛子醤油			辛子醤油		
練り辛子	適量	醤油＋酢の10％	練り辛子	0.4g	
酢醤油		醤油:酢＝2:1～2	濃口醤油	2g	
サニーレタス	6g		酢	1g	

基本調理の作り方

①にらは2cm長さに切る。干ししいたけは水に戻し，軸を除いてせん切りにする。たけのこも2cm長さのせん切りにする。はるさめは，沸騰湯で1分ゆでてから5分おき，ザルにあげ，3cm長さに切る。このとき，縦方向に切ったら，必ず横方向にも切る。

②ボウルにひき肉を入れ，粘りが出るまで混ぜ，しょうが汁と調味料を混ぜる。にら，しいたけ，たけのこ，はるさめを混ぜてごま油を加え，2等分する。

③春巻きの皮をザラザラした方が上になるようにして広げ，②の具を手前から5cmくらいのところに横長に置き，手前，左右の順に折りたたみ，向こう側へクルクルと巻く*。巻き終わりを水でといた小麦粉をつけて貼り合わせ，合わせ目を下にして少し落ち着かせる。

④揚げ油を160℃に熱し，③の春巻きの合わせ目を下にして，鍋肌から静かにすべらせるようにして入れる。合わせ目が落ち着いたところで返しながら，全体が均一のきつね色になるまで，5分程，カラリと揚げる。引き上げる直前に温度を175℃くらいまで上げて，カリッと仕上げる。サニーレタスを敷いた器に盛って，辛子醤油を添える。

別法：豚の薄切り肉をせん切りにし，みじん切りにしたしょうがと炒め，そのほかの材料を加えてさらに炒める。はるさめは炒めたときに出る水分を吸収してくれるが，それでも水っぽいときにはかたくり粉を加えるとよい。冷めてから皮に包む。

*同じ長さ，同じ太さに巻き上げないと均一に熱がまわらない。

給食への展開・作り方

下調理：にらは2cm長さに切り，戻した干ししいたけ，たけのこはせん切りにする。はるさめは戻して3cm長さに切る。

調理手順：㊇②～③の通り。一度に油層に投入する量と時間を設定する。油温160℃で4分，その後175℃にする。油重量に対する投入量は，5～7％を目安とする。

揚げ物調理の温度（天ぷら，p.80参照）：春巻きは素揚げの一種であり，温度は160～180℃で揚げる。水分の蒸発が多く，風味や色が変化するため，揚げすぎには注意する。

中国料理

点心　菓子

鶏蛋糕（蒸しカステラ）
（ヂィタンガオ）

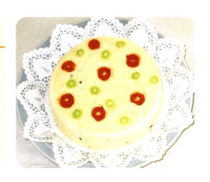

砂糖を入れて泡立てた卵に上新粉を加えて作るのが本来の方法であるが，上新粉の替わりに小麦粉を加えてもよい。上新粉を加えた場合は，生地が重く，膨らみが少なく，しっとり仕上がるのに対して，小麦粉を加えた場合は，膨らみと弾力が得られる。

材　料	基本調理（∅18cm型1個分）調味%ほか		作　り　方	備　考
卵	150g	3個	①上新粉は塩を合わせてふるっておく。	中に入れる材料，上に飾る材料は，干しあんずや干し柿，くるみやアーモンドなど，好みにあわせて変化させるとよい。
砂糖	75g (125ml)	卵の50%	②型の底にオーブンペーパーを敷き，周囲にサラダ油をぬり，上新粉をふっておく。	
上新粉（または薄力粉）	80g (133ml)	〃 55%	③レーズンはぬるま湯（記載外）で洗って細かく切り，①の上新粉の一部をまぶしておく。	
塩	0.8g (0.7ml)		④ラードは湯煎で溶かしておく。	
レーズン	15g		⑤卵は卵黄と卵白に分ける。卵白は十分に泡立て，この中に砂糖を2回に分けて加え，よく混ぜる。ここに卵黄を加え，さらによく混ぜる。これに④のラード，①の上新粉，③のレーズンを加えて軽く混合し，②の型に流し込む。型ごとトントンと軽く台に打ちつけて空気を抜く。その上に輪切りにしたドレンチェリーとアンジェリカを飾る。	
ラード	15g			
サラダ油，上新粉（または薄力粉）	各適量	型に塗る用		
アンジェリカ	適量		⑥蒸籠で20分間強火で蒸す。竹ぐしで刺してみて，生地がついてこなければでき上がり。1〜2回，トントンと型を台などに軽く打ちつけた後，型からはずす。	
ドレンチェリー	〃			
			※蒸している途中で蓋をあけるとふくらまない。また，蒸籠ではなく蒸し器を用いる場合は，蓋に布巾をかませて水滴が落ちないようにするとよい。	
			蒸籠で蒸すときの別法：蒸籠の底にクッキングペーパーを敷く。その上に，底をとり外したケーキ型をのせて生地を流し込んでから蒸す。ケーキ型の底をつけたまま蒸すと，底の中央部分に火が通りにくくなる。そのようなときには，型の底をとり外して蒸すと，どのような大きさの型でも火が通りやすくなる。	

中国料理

卵白の起泡性
→デコレーションケーキ，p.169参照

点心　菓子

炸菊花餅（菊花型揚げ）
（ヂャーヂュイホウピン）

小麦粉，ラード，水を合わせた生地をめん棒で薄く伸ばして菊の花形にととのえ，油で揚げた菓子。「餅（ピン）」とは，小麦粉の生地を平らにした点心のこと。点心のうちデザート的意味をもつ中華菓子である。

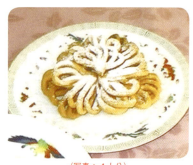

（写真：4人分）

材　料	基本調理（1人分）	調味％ ほか
小麦粉	20g	
塩	0.1g（0.08ml）	小麦粉の0.6％塩分
砂糖	5g（8ml）	〃　25％糖分
ラード	2g（2.5ml）	〃　10％
水	7g	〃　35％
揚げ油	適量	
粉砂糖	適量	

作　り　方

①小麦粉と砂糖を合わせてよくふるい，ラードを混ぜ込む。これに塩，水を加えて，なめらかになるまでよくこねる。

②①の生地を厚さ3mmに伸ばし，横7×縦11cmくらいの長方形に切る。これを，ふたつに折り，折り目を手前にして上端を0.5cmくらい残して小口から3〜5mm幅に切り目を入れ，5本目で切り離す。この生地を図Ⅲ－12のように合わせ，菊の花の形にととのえる。160℃の油で揚げ，冷めてから粉砂糖を茶こしでかける。

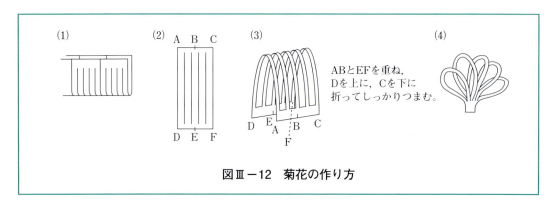

図Ⅲ－12　菊花の作り方

ラードの働き

小麦粉にラードが加わっているため，油脂の疎水性により，グルテンの形成やでんぷんの膨潤糊化が抑制される。小麦粉に水を加えてからの混合は，材料が均質化されるまでこねるとよい。

揚げ方の注意

炸菊花餅の生地には砂糖が含まれているため，油で揚げた後も余熱で焦げやすくなる。そのため，揚げすぎに注意する。

点心　菓子

奶豆腐
（ナイトウフウ）

奶豆腐（牛乳かん）は，牛乳を寒天液と混合して冷やし固めたデザート料理である。よく似たデザートに杏仁豆腐があり，こちらは杏仁霜（キョウニンソウ）という杏の種肉を粉にしたものを用いている。いずれも切り目を入れてシロップを注ぐと，シロップとの比重の差によって寒天が美しく浮き上がる。

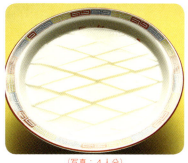

（写真：4人分）

材　料	基本調理（4人分）	調味％ ほか	材　料	給食への展開（1人分）	調味％ ほか	備　考
角寒天	3g	できあがり400g	粉寒天	0.5g	できあがり80g	給 バニラエッセンスを加えると，どの年代にも好まれる風味に仕上がる。
水	250g	できあがりの0.8％	水	30g		
砂糖	40g(67ml)	〃　10％糖分	砂糖	5g	水＋牛乳の6％糖分	
牛乳	200g(190ml)		牛乳	50g		
シロップ		できあがり200g	シロップ		できあがり20g	
水	200g		水	40g		
砂糖	80g(133ml)	水の40％糖分	砂糖	16g	水の40％糖分	
レモン汁	10g		レモン汁	2g		

基本調理の作り方	給食への展開・作り方
①寒天は洗って水（記載外）につけて30分以上おく。鍋に分量の水を入れ，寒天を細かくちぎって加える。火にかけて煮溶かし，200g（80％）まで煮つめる。 ②①を鍋に戻し入れ，寒天が完全に溶けてから砂糖を入れて溶かす。 ③②を弱火にかけ，あたためた牛乳を少しずつ加えてよく混ぜた後，火を止めてからこし，粗熱をとる。供する器に流し入れて，浮いている泡を取り除いてから冷やす。 ④シロップを作る。鍋に砂糖と水を加えて火にかけ，砂糖を煮溶かす。冷めてからレモン汁を加える。 ⑤③が固まったら，包丁を斜めに傾けてひし形の切り目を入れ，④のシロップを器のふちから静かに流し入れる。	下調理：器を水でぬらしておく。 調理手順：①粉寒天は，分量の水で1分以上沸騰させて，完全に煮とかす。②牛乳に砂糖を加えて沸騰させないように温める。③①と②を混ぜ合わせて器に流し込む。④シロップを作る。砂糖と水を合わせて加熱し，その後，冷やしてから，レモン汁を加える。⑤③が固まったらひし形に切り目を入れ，提供する直前に④のシロップをかける。

寒天の調理性　→水ようかん，p.93 参照

奶豆腐の供し方

　奶豆腐は，切らずにそのままレンゲですくって食器に盛り，シロップをかけてもよい。また，クコの実を上に散らしたり，季節の果物を切って添えるなど，供し方に変化をつけることができる。

奶豆腐が浮き上がる理由

　シロップを入れたときに奶豆腐が浮き上がってくるのは，奶豆腐の比重がシロップの比重より小さいためである。シロップの比重は，砂糖濃度を上げるほど高くなり，奶豆腐との比重差も，それにしたがって大きくなる。そのため，砂糖濃度の高いシロップを用いるほど，奶豆腐はよく浮き上がり，切れ目も鮮明になる。しかし同時に甘さも増してしまうため，シロップの砂糖濃度は50％までを限度とするとよい。

中国料理

点心 菓子

芝麻元宵（ごま揚げ団子）
（ヂーマーユアンシアオ）

白玉団子の中にあんを包んでごまをまぶし，ゆっくり揚げたもの。あずきあんは，こしあん，粒あんのいずれでもよい。こくのある味わいと，ごまの香りのよい甜点心である。

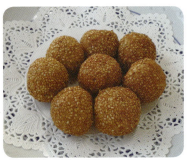

（写真：4人分）

材料	基本調理（1人分）調味％ほか		作り方
白玉粉	24g		①ボウルに白玉粉，砂糖を入れて混ぜ合わせ，ラードをとかしたぬるま湯を入れて十分にこね，耳たぶよりやや，やわらかめにととのえ，2等分する。 ②あんを練る。鍋に生あん，砂糖，塩，水を合わせて火にかけ，26〜30gくらいになるまで練り上げ，熱い中にラードと黒すりごまを入れてさらに練る。あんが冷めたら2等分し，均一の大きさに丸めておく。 ③①の白玉で②のあんを包み，球状に丸める。この表面を水（記載外）で少しぬらしてから，白ごまを広げて入れたバット上で転がして，表面全体にごまをまぶし付ける。 ④団子を揚げる。③を140℃の揚げ油に入れて，静かに転がすようにしながら約10分，とり出すときの油の温度が170℃になるように揚げる。油きりをして，器に盛り付ける。
砂糖	6g（10ml）	白玉粉の25％糖分	
ラード	0.6g（0.8ml）		
ぬるま湯	20g	〃 85％	
生あん	16g		
砂糖	8g（13ml）	生あんの40〜50％糖分	
塩	0.02g（0.02ml）	〃 0.05〜0.1％塩分	
水	8g		
黒すりごま	1.2g		
ラード	1.6g（2ml）		
白ごま	適量		
揚げ油	適量		

中国料理

白玉粉の特長

　白玉粉は寒ざらし粉とも呼ばれる。もち米を水にさらして十分吸水させ，水ごと粉にして沈殿させ，脱水後に切断して乾燥させたものである。そのため塊状となっているが，これを砕いた白玉粉の粒子は細かい。また，アミロペクチンが100％で構成されているため吸水しやすい性質をもつ。アミロペクチンはもち特性の粘りをもち，水と熱すると糊化がよく進行し，形成された糊化でんぷんは老化しにくい。

点心　菓子

蜜汁元宵（白玉団子のシロップがけ）
(ミーヂーユアンシアオ)

中国の元宵節（上元節）は旧暦正月の1月15日であり，新年に入って初めて迎える満月を祝う節日。元宵節のお祝いに花火を打ち上げたり，白玉だんごをお供えして食べる習慣がある。シロップは，水や砂糖を煮溶かしたものに，果汁や果実酒を加えて作られ，元宵に用いるシロップは冷やしても温めても美味しい。

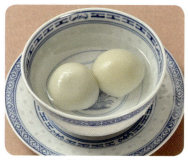

(写真：1人分)

材　料	基本調理（1人分）調味% ほか		作　り　方
白玉粉	25g		①あんにラードを加え，火にかけて練る。さらに，ごまを加えてよく練り，2個に丸める。
水	23g	白玉粉の90%	
つぶしあん	19g		②水に砂糖を加えてひと煮立ちさせ，シロップを作る。
黒すりごま	6g	煎ったもの	③白玉粉に水を加えて混ぜ，2等分して丸めて伸ばし，①のあんを包む。
ラード	1.3g(1.6ml)		
シロップ			④鍋にたっぷりの湯を沸騰させ，白玉の表面が半透明になるまで，3～5分かけてゆっくりゆでる。火力が強すぎると白玉の周囲がとけ出すので注意する。ゆで上がった白玉に，熱いシロップを注ぐ。
砂糖	3g(5ml)	できあがりの10%糖分	
水	25g		
			※冷ましたシロップの入った器に入れてもよい。

中国料理

「元宵」を作るときのポイント

　白玉の生地であんを包むときには，練り上げたあんが冷めてから丸めると，生地がしっかりして扱いやすくなる。さらに，あんを丸めた後で冷蔵庫にしばらく入れておくとラードが固まり，形もくずれにくくなる。加熱中に白玉の生地が割れてあんがはみ出さないようにするためには，あんを白玉の真中になるように包むとよい。

点心　菓子

抜絲地瓜（さつまいもの飴煮）
（パースーティーグワ）

いもを揚げて，あめをからませたもの。あめが糸を引くので手早く冷水にくぐらせて食す。砂糖で作った蜜をかけ，ごまをふりかける日本の大学いもとは異なる。

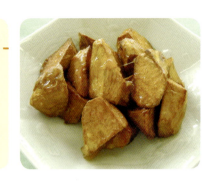

材　料	基本調理（1人分）調味％ ほか		作　り　方
さつまいも	60g		①さつまいもはきれいに洗って皮をむき，少し長めの乱切り（兎耳）にするか，5～6cm長さに切ってから三角柱に形をととのえる。これを水につけてアクを抜き，水気をきる。 ②いもを揚げる。揚げ油を140℃に熱し，①のさつまいもを入れ，中に火が通るまで4～5分かけて揚げ，油の温度を180℃にしてとり出す。 ③さつまいもが揚がる頃をみはからってあめを作る。油のなじんだ中華鍋にサラダ油と砂糖，酢を入れて火にかけ，焦がさないように混ぜて手早く溶かし，140℃になったら②の揚げたてのさつまいもを入れて，あめをからめ合わせる。皿を温めて薄く油を敷き，その上に手早く盛り付ける。小鉢に冷水を入れて添え，手早く供する。 ※食べ方：さつまいもを箸ではさみ上げ，糸を10cm位まで引っ張り，一度手を止めて，また引っ張ると糸が切れやすくなる。 **応用**：やまいも，くり，バナナを用いてあめをからめてもよい。りんごやパインアップルなどでもできるが，水分が多いので，その場合には，あらかじめ天ぷらのような衣か，卵白，小麦粉，かたくり粉で作った衣で揚げておくとよい。
揚げ油	適量		
サラダ油	1.2g(1.5ml)	いもの2％	
砂糖	9g(15ml)	〃 15％糖分	
酢	0.9g	砂糖の10％	

中国料理

抜絲（パースー）における砂糖の調理性

　抜絲は，砂糖の濃厚液を結晶化させないようにあめの状態で材料にからめる料理であり，熱いうちに食べるとあめが糸を引くことから抜絲といわれている。砂糖溶液は140℃では色付かないので，この温度で材料とからめた抜絲を銀糸（インスー）という。150℃を過ぎて160℃になるとしだいに色づいてカラメル化する。この糖衣と材料をからめたものは金糸（チンスー）という。170℃以上でカラメル化したものは撹拌しても結晶化はしないが，140℃の糖液は冷めた材料を加えて撹拌すると結晶ができる。これに酸（酢，レモン汁，クエン酸など）を加えて加熱するとショ糖が分解し，一部が転化糖に変わるため結晶化を防ぐことができる。

　抜絲を糸が引く熱いうちに食べる場合は，あめの熱により火傷（やけど）することもあるので，水に入れて温度を冷まし，あめをぱりっとさせてからいただくと歯ごたえもよくなる。

兎耳（トウ・アル）の切り方
　→切り方，p.24参照

飲み物

烏龍茶
（ウーロンチャ）

中国茶は，発酵の程度や製法，入れたお茶の色の違いから多くの種類があり，バリエーションが豊富。油脂の多い中国料理を食べながら烏龍茶を飲むと，胃がもたれない。

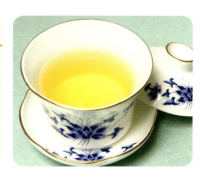

材　料	基本調理（1人分）調味％ ほか		基本調理の作り方
烏龍茶 熱湯	3〜4g 110〜130g		①茶碗と急須に沸かしたての熱湯を注ぎ，温めたら湯をすてる。 ②急須に茶葉を入れ，熱湯を適量注ぐ。すぐに湯をすて（洗茶），再び熱湯を注ぎ，蓋をする。 ③40秒〜1分程度浸出し，浸出液を茶海（ポット）に受け，濃度を均一にする。これを茶碗に注ぐ。

中国茶の歴史と種類（六大中国茶）

　中国茶の歴史は古く，神農の時代（約4,700年前）には，西南部の雲貴高原で飲まれていたといわれる。中華人民共和国建国以後，政府によってお茶の栽培が奨励され，各地でさまざまな銘茶が生まれた。日本茶，紅茶の源流も中国茶である。
　中国茶は，発酵の度合いなどにより，緑茶，白茶，黄茶，青茶，紅茶，黒茶の6つに大別される。このほかに，花茶といって，花やつぼみを乾燥させたもの，茶葉に花の香りを吸着させたもの，花をブレンドしたものがある（表Ⅲ－10）。

表Ⅲ－10　中国茶の区分と特徴

種　類	発　酵　度	香　り	代　表　的　銘　茶
緑　茶	無し	草，豆	龍井，碧螺春など
白　茶	弱発酵	果物	白毫銀針，壽眉，白牡丹など
黄　茶	弱：後発酵	果物	君山銀針など
青　茶	半発酵	花，草，果物，実，木，薬，乳	武夷岩茶，安渓鉄観音，凍頂烏龍茶，文山包種茶，高山烏龍茶など
紅　茶	全発酵	果物	祁門紅茶，滇紅など
黒　茶	後発酵	薬，木	普洱茶など
花　茶	－	吸着させた花の香り	香片，桂花毛尖，菊花茶など

資料）工藤圭治，兪向紅中国茶図鑑『中国茶図鑑』文春新書，p.13，2006に加筆

中国料理

表Ⅲ-11 中国茶の種類と入れ方の目安

茶の種類	茶葉の量(1人分)	洗茶の有無	湯の温度	浸出時間 1〜2煎目	湯量 (ml)
青 茶	2〜4g	有り	100℃	40秒〜1分	110〜130
緑 茶	2〜4g	−	80℃〜熱湯	40秒〜1分	
黒 茶	3〜5g	有り	熱湯	1〜1分30秒	
白 茶	2〜4g	−	80℃〜熱湯	1〜10分	
紅 茶	2〜4g	−	熱湯	1分	
黄 茶	2〜4g	−	80℃	1分〜5分	
花 茶	2〜4g	−	80℃〜熱湯	1分〜5分	

注) 洗茶(シィーチャ):沸騰したお湯を注いだら,すぐに湯をこぼす操作のこと。茶葉のアクをとり除いて香りを出すために行う。
注) 表に示す量や時間,温度等はあくまで目安であり,これをもとにして好みで増減するとよい。

資料) 平田公一監修『中国茶の本』永岡書店, p.73, 2004 に加筆

【参考文献】

1) 主婦の友社編『料理食材大事典』主婦の友社, p.529, 531-533, 1996
2) 川端晶子・寺元芳子編『新版調理学― Cookery Science ―』地球社, p.18-19, 1989
3) 相賀徹男『中国料理大全5 総合料理編』小学館, p.121, 1986
4) 相川 方『文部省認定 栄養と調理専門講座教科書「中国料理」』女子栄養大学社会通信教育部, p.131, 1973
5) 山崎清子, 島田キミエ, 渋川祥子, 下村道子『新版 調理と理論』同文書院, p.263, 2003
6) 島田淳子, 今井悦子『調理とおいしさの科学』放送大学教育振興会, p.107, 1998
7) 松本秀夫, 辻調理師専門学校中国料理研究室『プロのためのわかりやすい中国料理』柴田書店, p.190-191, 1998
8) 相川 方『新・中国料理』女子栄養大学出版部, p.156, 1980
9) 粟津原宏子, 成田美代, 水谷令子, 南 廣子, 森下比出子『たのしい調理』医歯薬出版, p.200, 1997
10) 主婦の友社, 四川省蔬菜飲食服務公司『中国名菜集錦 四川Ⅱ』主婦の友社, p.193, 1982
11) 主婦の友社, 上海市飲食服務公司『中国名菜集錦 上海Ⅱ』主婦の友社, p.123, 131, 142, 153, 184, 1982
12) 主婦の友社, 北京市友誼商行服務公司『中国名菜集錦 北京Ⅰ』主婦の友社, p.177, p.195-196, 1982
13) 全国調理師養成施設協会『総合調理用語辞典』p.36, 2013
14) 松本仲子『下ごしらえと調理のコツ便利帳』成美堂出版, p.155, 2013
15) 全国調理師養成施設協会編『改訂調理用語辞典』1999

食材名索引

あ

アーモンド…158
アーモンドエッセンス…181
合びき肉…143, 145, 151, 159
青じそ…30, 32, 40, 54, 81, 82, 83, 89
赤唐辛子…82, 90, 91, 160, 197, 198, 199, 200
赤ピーマン…134, 138, 167
赤ワイン…116, 142, 145, 147, 150, 159, 179, 182
あさり（殻付）…38, 160
あじ…32, 72, 135, 138
あずき…47, 48
アスパラガス…123, 127, 145, 153, 162, 163, 225
油揚げ…37, 39, 40, 42, 44, 53, 60
アプリコットソース…182
甘酢しょうが…45, 51, 52, 53, 72, 77
いか…31, 40, 56, 76, 80, 88, 222, 223, 225, 229
いちご…168, 169, 183
いんげん…58
インスタントコーヒー…179, 180, 185
烏龍茶…249
うずら卵…203, 222
うど…40, 113
梅干し…112
うるち米…47, 48, 191, 236
えだまめ…43
えび…51, 52, 70, 80, 120, 157, 189, 213
オイルサーディン…153
黄桃…172
オリーブ油…166
オレガノ…125, 154

か

角型ハム…152
果汁…93, 95, 180, 182, 183
柏の葉…97
カスタードクリーム…176
数の子…101, 102, 106
かたくり粉…23, 33, 36, 59, 75, 83, 204, 205, 206, 207, 208, 209, 213, 215, 216, 217, 218, 219, 220, 221, 222, 223, 224, 225, 226, 228, 229, 239
かつお節…25, 33, 39, 46, 51, 53, 54, 58, 59, 60, 61, 62, 63, 64, 65, 67, 68, 69, 70, 72, 75, 79, 80, 82, 84, 85, 86, 87, 88, 106, 108
カットトマト…154, 155, 159
角寒天…93, 94, 95, 245
かに…120, 152, 153, 205, 219, 232
かぶ…40, 74, 77, 90, 91, 101, 129
かぼちゃ…59, 62, 80, 112, 192
かまぼこ…70, 101, 103
辛子…152, 153, 162, 192, 194, 209, 230
辛子醤油…215, 241, 242
辛子酢醤油…213
ガラムマサラ…158
カリフラワー…123, 138, 153, 167
カレー粉…23, 158
かれい…55
かんぴょう…49, 50, 51, 52, 55, 107
キウイフルーツ…172, 183
菊の葉…83, 91
きくらげ…87, 191, 197, 198, 204, 218, 225, 229
きな粉…48
絹ごし豆腐…204
木の芽…35, 36, 38, 40, 44, 86
キャベツ…40, 89, 113, 125, 127, 151, 164, 176, 197, 198, 237, 241
牛赤身肉…224
牛すね肉…120
牛肉…142, 144, 190
牛肉（ばら）…150
牛乳…23, 71, 115, 121, 122, 123, 124, 130, 133, 135, 143, 145, 146, 147, 149, 151, 161, 169, 171, 176, 178, 180, 181, 182, 186
牛ひき肉…145, 151, 159
きゅうり…40, 54, 85, 88, 89, 92, 101, 112, 113, 152, 153, 162, 163, 164, 165, 195, 196, 197, 198, 199, 200, 225, 230
きゅうりピクルス…153
強力粉…154, 169, 175, 237, 239, 243
玉露…99, 100
切りもち…103
ぎんなん…70
くず粉…97
くちなしの実…109
クリーム…118, 120, 123, 153, 168, 169, 173, 174, 186
栗…109
くるまえび…54
グリンピース…60, 218, 219, 232
黒ごま…47, 48, 53
黒すりごま…247
黒豆…101, 102, 104, 112, 113
けしの実…75, 76
玄米茶…100
黄菊…113
紅茶…100, 183, 185, 186, 187, 249
高野豆腐…40, 50, 51, 52, 55, 56, 68, 112, 113
こかぶ…40
コンソメ…119, 120, 121
こしあん…48, 98, 246
小たまねぎ…153
粉辛子…45, 148
粉寒天…93, 95, 245
粉さんしょう…111, 226
粉ゼラチン…23, 179, 181, 182

251

粉チーズ…23，125，159，161
粉唐辛子…204
こねぎ…31，124
ごぼう…61，113
こまつな…103，113
ごま…23，61，86，163，246，248
ごま油…195，197，198，199，208，220，221，222，223，224，225，229，230，231，233，237，239，242
ごまめ…56，105
小麦粉…23，80，82，98，122，123，124，135，139，143，146，147，149，150，154，158，159，161，167，169，173，175，176，189，190，192，237，239，241，242，244，248
米…41，42，43，44，45，46，47，49，51，53，156，157，232
米酢…32
米みそ…40
コンソメ…23，119，120，121
こんにゃく…42，58，60，65，87，101，112
こんぶ…25，33，38，49，51，53，69，89，90，92，101，107

さ

魚切り身…74
桜の葉…98
ささげ…47
さつまいも…40，81，105，109，248
さといも…40，58，62，63，101，102，112
サニーレタス…162，242
サフラン…156，158
さやいんげん…40，113，127
さやえんどう…45，51，52，58，60，67，87，121，222
サラダ菜…162，165
サラミソーセージ…154
さんま…82，139
しいたけ…25，40，49，52，55，56，190
シーフードミックス…138
塩数の子…106
塩くらげ…195
ししとう…55，80
七味唐辛子…37，105
シナモン…177
しばえび…51，153，207，222，229
じゃがいも…40，81，125，130，131，134，149，150，153，165
ジャム…23，153，172，181，182
しょうが…31，32，36，51，53，54，55，57，59，72，75，80，85，89，158，192，194，200，201，204，205，207，208，209，210，211，212，216，217，220，222，224，226，230，233，235，237，239，242
上新粉…23，97，190，243
上新粉または薄力粉…243
食パン…152，153，154，228

しらす干し…85
白玉粉…246，247
白ごま…86，105，110，246
白身魚…51，52，77，108，136，212，213
白ワイン…116，125，136，138，139，146，149，160，167，182
スイートコーン…122
寿司飯…49，50，52，53
ストック…119，120
スパイス…158
スパゲッティ…121，125，159，160
スポンジケーキ…172
スモークサーモン…138，152
スライスチーズ…152，153
すりごま…86，163，246
セロリ…119，120，121，125，138，140，150，153，154，155，159，162，163，165
煎茶…99，100
そうめん…40，54，81
そぼろ…45，51，52，59，113，144

た

たい…30
だいこん…30，31，37，39，40，61，69，80，83，102，103，110
タイム…154
たけのこ…35，40，44，58，190，191，201，204，205，212，215，216，217，218，219，220，221，222，223，224，225，229，232，235，241，242
タバスコ…159
卵…49，51，52，70，71，75，79，80，108，121，132，133，134，143，145，147，148，151，152，153，168，169，171，172，173，174，176，178，190，194，204，205，206，213，215，216，217，219，230，231，232，239，243，248
たまねぎ…46，82，119，120，122，124，125，134，136，138，139，140，143，144，145，146，148，149，150，151，152，153，154，155，156，157，158，159，161，163，164，165，166，207，216，217，220，221，229，235
チキンコンソメ…23
チーズ…153，154，155，165
チャツネ…158
中華めん…230
チンゲンサイ…209，210，229
ツナ缶詰…152
唐辛子…61，189，192
道明寺粉…98
とうもろこし…122
とき辛子…195
トマト…123，124，125，134，153，163，166，190，226，230，231
トマトケチャップ…23，145，148，151，190，207，216，217
トマトピューレ…23，124，147，150，151，158，190

ドライイースト…154, 241
鶏がら…119, 120, 201, 202
鶏肉…26, 45, 140, 180, 190, 226
鶏肉（ささみ）…33, 70, 103, 204
鶏肉（むね）…42, 46, 70, 161, 204, 230, 233
鶏肉（もも）…58, 83, 149, 158, 200, 222
鶏ひき肉…45, 59, 75, 228
鶏骨付きもも肉…202

な

長ねぎ…32, 37, 192, 194, 200, 201, 202, 205, 207, 208, 209, 210, 211, 212, 215, 219, 222, 223, 230, 231, 232, 233, 237, 239, 241
なす…40, 89, 158, 193, 197, 198
ナツメグ…143, 145, 151
生あん…48, 93, 96, 97, 241, 246
生あん（こし）…241
生いか…30
生クリーム…23, 121, 122, 124, 134, 149, 170, 172, 177, 179, 180, 182, 218
生さけ…135
生さば…57
生しいたけ…33, 37, 46, 70, 71, 80, 103, 136, 233
生パン粉…23, 143, 144, 145, 147, 148, 151, 161
生わかめ…35, 85
なめこ…39, 40
にら…242
にんじん…30, 37, 40, 42, 51, 52, 58, 60, 61, 64, 70, 87, 89, 103, 110, 119, 120, 121, 125, 126, 136, 138, 139, 140, 145, 149, 150, 153, 157, 158, 159, 163, 164, 165, 197, 198, 203, 206, 213, 214, 216, 217, 220, 221, 222, 223, 225, 229, 232, 235
にんにく…31, 134, 146, 147, 154, 155, 158, 159, 160, 189, 192, 197, 198, 200, 207, 208, 216, 217, 224, 225, 226, 237
ねぎ…36, 54, 189, 202
練りうに…76
練り辛子…39, 194, 230, 237
のり…27, 50

は

パインアップル…153, 172, 248
はくさい…40, 201, 218, 237
薄力粉…96, 147, 149, 150, 154, 155, 168, 169, 171, 172, 173, 174, 175, 176, 237, 243
バジルの葉（生）…154, 166
パスタ…116, 123, 125, 159, 160
パセリ…122, 124, 133, 135, 136, 142, 148, 152, 153, 157, 160, 161, 163, 166, 167, 206, 211, 226, 228, 230, 231
パセリの茎…150

バター…23, 115, 116, 117, 120, 121, 122, 123, 124, 126, 127, 130, 133, 135, 136, 137, 140, 142, 143, 145, 146, 147, 149, 150, 152, 153, 156, 157, 158, 161, 168, 171, 173, 174, 175, 176, 178
バタークリーム…170
はちみつ…23, 164
バナナ…183
バニラエッセンス…168, 169, 171, 172, 173, 174, 176, 178, 181, 182
パプリカ（赤）…138, 139
はまぐり…38, 112
ハム…138, 153, 165, 195, 203, 213, 223, 231, 232
はるさめ…81, 201, 202, 241, 242
春巻きの皮…242
番茶…99
はんぺん…108
ピータン…191, 194
ビーフン…191
ピーマン…40, 139, 154, 155, 216, 217, 220, 221, 224
ピザ生地…154
ひじき…40, 56, 60
日高こんぶ…107
ブイヨン…23, 123
ふき…40, 56, 63, 112, 113
福神漬け…158
豚肉（かた）…235
豚肉（バラ）…209
豚肉（もも）…111, 200, 211
豚肉（ロース）…146, 147, 216, 220, 229
豚ひき肉…145, 151, 208, 237, 239, 241, 242
筆しょうが…77, 113
ぶなしめじ…136, 139
ブランデー…168, 169
ブロッコリー…67, 127, 149, 167
B・P…96
ベーキングパウダー…23, 96, 171, 241
ベーコン…125, 134, 145, 154, 155, 163, 167
紅しょうが…49, 86
紅たで…30
ホイップ…168
ほうじ茶…99
ほうれん草…67, 84, 86, 112, 113, 127, 163, 213, 214
ホールトマト…159
干し貝柱…203
干しいたけ…50, 51, 52, 54, 58, 66, 191, 204, 205, 206, 212, 215, 216, 218, 219, 220, 221, 222, 223, 229, 232, 235, 241, 242

ま

マーガリン…23, 152, 154
マーマレード…153, 181

マカロニ…121, 123, 125, 159, 161
まぐろ…30, 74
マッシュルーム…136, 145, 146, 149, 150, 154, 155, 157, 159, 161
抹茶…23, 100
マヨネーズ…23, 123, 148, 152, 153, 162, 163, 164, 165, 167
マヨネーズソース…153
みつば…33, 36, 38, 39, 40, 46, 49, 70, 81, 103, 203, 204, 233
ミルク…185
ミントの葉…177, 179, 180, 181, 182, 183
無塩バター…171, 172, 173, 174, 175, 176
むきえび…51, 54, 70, 157, 222, 228
蒸し中華めん…229
芽キャベツ…127
飯…25, 26, 27, 28, 112, 113, 157, 158, 190, 232
メレンゲ…94
もち米…48
モッツァレラチーズ…154, 166
木綿豆腐…37, 87, 208
もやし…40, 190, 200, 230, 231

や

焼き豚…189, 211
焼きのり…42, 45, 46, 49, 51, 52
焼きみょうばん…89, 109
ゆず…34, 36, 39, 40, 62, 69, 90, 96, 103, 110, 113
ゆでたけのこ…44, 58
洋辛子…162
洋酒…177, 181
ヨーグルト…167

ら

ラード…23, 205, 208, 216, 217, 219, 224, 225, 229, 232, 237, 241, 243, 244, 246, 247
卵黄…69, 71, 76, 86, 88, 123, 132, 134, 162, 163, 164, 169, 176, 182, 194, 213, 243
卵白…71, 94, 119, 132, 133, 134, 164, 169, 190, 194, 202, 213, 214, 228, 243, 248
緑茶…23, 99, 101, 187, 249
緑豆はるさめ…201, 242
りんご…113, 146, 153, 177, 183, 248
りんご（紅玉）…177
レタス…162, 207
レモン…32, 135, 136, 138, 139, 140, 177, 186, 226
レモン汁…31, 94, 135, 136, 142, 146, 164, 165, 166, 167, 179, 181, 182, 183
レーズン…163, 243
ロースハム…203, 218, 222, 230
ローリエ…119, 120, 121, 125, 139, 149, 150, 151, 154, 158, 159, 160

わ

わさび…30, 36, 163

新 調理学実習

2009年4月15日　第一版第1刷発行
2016年4月15日　第二版第1刷発行
2017年4月1日　第二版第2刷発行
2021年3月1日　第二版第3刷発行
2022年3月31日　第二版第4刷発行
2023年3月31日　第二版第5刷発行

編著者　宮下朋子・村元美代
著　者　菊池節子・津田和加子
　　　　菊地和美・新海シズ
発行者　宇野文博
発行所　株式会社 同文書院
　　　　〒112-0002
　　　　東京都文京区小石川5-24-3
　　　　TEL (03)3812-7777
　　　　FAX (03)3812-7792
　　　　振替 00100-4-1316

装　幀　清原一隆（KIYO DESIGN）
料理撮影　和泉浩之
DTP　内田幸子／スウィープ・デザイン／新後閑
印刷・製本　中央精版印刷株式会社

Ⓒ Tomoko Miyashita et al, 2009
Printed in Japan　ISBN978-4-8103-1457-1
●乱丁・落丁本はお取り替えいたします